U0397834

# 新机械通气手册

## Manual of Mechanical Ventilation

主　编　张翔宇　庄育刚　王启星

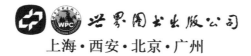

世界图书出版公司

上海·西安·北京·广州

图书在版编目(CIP)数据

新机械通气手册 / 张翔宇,庄育刚,王启星主编.
—上海：上海世界图书出版公司,2020.3(2022.8重印)
ISBN 978-7-5192-7072-8

Ⅰ.①新… Ⅱ.①张… ②庄… ③王… Ⅲ.①呼吸器
—手册 Ⅳ.①R459.6-62

中国版本图书馆 CIP 数据核字(2019)第 289266 号

| 书　　名 | 新机械通气手册 |
| --- | --- |
| | Xin Jixie Tongqi Shouce |
| 主　　编 | 张翔宇　庄育刚　王启星 |
| 责任编辑 | 陈寅莹 |
| 出版发行 | 上海世界图书出版公司 |
| 地　　址 | 上海市广中路 88 号 9-10 楼 |
| 邮　　编 | 200083 |
| 网　　址 | http://www.wpcsh.com |
| 经　　销 | 新华书店 |
| 印　　刷 | 杭州锦鸿数码印刷有限公司 |
| 开　　本 | 889 mm×1194 mm　1/32 |
| 印　　张 | 13.5 |
| 字　　数 | 320 千字 |
| 版　　次 | 2020 年 3 月第 1 版　2022 年 8 月第 2 次印刷 |
| 书　　号 | ISBN 978-7-5192-7072-8/ R·534 |
| 定　　价 | 90.00 元 |

# 编者名单

主　　编　张翔宇　庄育刚　王启星

副 主 编　景　欣　陈远卓　严姝英　温建利

编　　者　(按姓氏拼音排序)

巴文天(北京中日友好医院呼吸内科)

陈远卓(同济大学附属第十人民医院急诊科)

樊海蓉(同济大学附属第十人民医院重症医学科)

葛慧青(浙江大学医学院附属邵逸夫医院呼吸治疗科)

郭　强(厦门长庚医院呼吸治疗组)

韩一娇(浙江大学医学院附属第一医院内科)

何国军(浙江大学医学院附属第一医院危重病学科)

侯　明(青海大学附属医院急诊危重症科)

江波杰(上海交通大学医学院附属新华医院)

姜　维(同济大学附属第十人民医院重症医学科)

景　欣(同济大学附属第十人民医院重症医学科)

李丛烨(同济大学附属第十人民医院重症医学科)

李文龙(郑州大学附属中心医院呼吸内科)

刘金蓉(台湾中国医药大学附属医院呼吸治疗科)

刘勇超(同济大学附属第十人民医院重症医学科)

马利杰(同济大学附属第十人民医院重症医学科)

欧阳彬(中山大学附属第一医院重症医学科)

彭　沪(同济大学附属第十人民医院急诊科)

浦其斌(浙江大学医学院附属第一医院危重病学科)

秦　欣(同济大学附属第十人民医院重症医学科)

瞿洪平(上海交通大学医学院附属瑞金医院重症医学科)

石　斌(上海交通大学附属第一人民医院松江分院急诊危重病科)

王启星(同济大学附属第十人民医院重症医学科)

王瑞兰(上海交通大学附属第一人民医院重症医学科)

王胜昱(西安医学院附属医院呼吸内科)

温建利(贵州省遵义市第一人民医院重症医学科)

夏金根(北京中日友好医院呼吸内科)

徐　磊(天津市第三中心医院重症医学科)

严姝英(上海建工医院重症医学科)

于　鹏(北京医院呼吸与危重病医学科)

袁月华(浙江大学医学院附属邵逸夫医院呼吸治疗科)

张翔宇(同济大学附属第十人民医院重症医学科)

张中琳(同济大学附属第十人民医院重症医学科)

章守琴(同济大学附属第十人民医院重症医学科)

周　锋(同济大学附属第十人民医院重症医学科)

郑嘉瑶(同济大学附属第十人民医院重症医学科)

朱云楼(同济大学附属第十人民医院重症医学科)

朱正方(同济大学附属第十人民医院重症医学科)

诸杜明(复旦大学附属中山医院重症医学科)

庄育刚(同济大学附属第十人民医院急诊科)

**编辑助理**

王启星　景　欣　朱正方　孔蓉蓉　郑嘉瑶

# 序

近年来,随着人民生活水平的提高和医疗科技的发展,人类平均年龄不断提高,老年危重患者也同步增加,各种导致严重呼吸功能衰竭的疾病发生率不断增加,累及呼吸功能的突发公共卫生事件时有发生,作为治疗呼吸功能衰竭的主要手段,机械通气是 ICU 中治疗危重患者的常规工作之一。

医学的发展与其他科学发展一样,可以说是"日新月异",每天、每年都有大量的文献、专著发表,不断更新、补充和完善着既有内容,机械通气的理念也一样。

这本《新机械通气手册》更多是从一个呼吸治疗师的角度介绍对有关疾病的认识,对疾病的治疗手段、诊治理念等。这本书强调精简实用:全书篇幅不大,没有过多的理论阐述,更多的是与临床紧密结合、具有高度可操作性的方法论述,对临床实践具有很好的指导作用,非常适合年轻医生和呼吸治疗师等群体作为工具书随手翻阅。

　　本书在编写工作中,大胆启用年轻学者,他们对最新机械通气理念和实践最敏感,最热情,也最愿意接受,相信张翔宇教授主编的这本书在出版后定会因其特色鲜明而得到广大读者认可。

诸杜明

2019 年 4 月

# 目　录

# 第一章
# 机械通气的基本概念

## 第一节　氧合和酸碱评估

本节要点：

一个动脉血气值只代表那个时间点的情况。

临床医生应该看患者血气值的动态趋势。

机械通气参数设置需参考动脉血气分析。

呼吸的主要功能是从外界摄取氧气（$O_2$），通过肺泡-毛细血管转运系统将氧气运送到组织供细胞生物氧化代谢使用。如果没有氧气，细胞的代谢将受严重影响，进而引起机体器官的功能障碍，及至死亡。同时，氧在组织细胞和肺之间的转运是血液和心脏功能的一个反映。由此可见，熟悉并掌握氧从肺泡的转运和摄取，并能进行详细的评估是临床工作中非常重要的一部分。

### 一、评估氧从肺泡的转运和摄取

（一）概述

体外的氧经肺的通气、换气，进入血液中，主要通过两种形式存在：① 物理溶解在血浆中，通过氧分压（partial pressure of oxygen，$PaCO_2$）反映；② 与血红蛋白化学结合，通过氧合血红蛋白（oxyhemoglobin，$O_2Hb$）、血红蛋白氧饱和度（oxygen saturation，$SaO_2$）、氧含量（contento of oxygenation，$CaO_2$）等反映。在这两种存在形式中，物理溶解的氧量非常少，在正常体温下，每 100 ml 血液中，每 1 mmHg 的 $PaO_2$ 只能溶解约 0.003 ml 的氧气，一般表示为 0.3 vol%。

由此可见在氧转运到组织细胞的过程中，只有很少的一部分氧是通过物理作用溶解的，而氧的主要转运形式是通过与血红蛋白结合，在健康个体中，超过 98% 的氧以化学结合形式存在。每 1 g 血红蛋白可以携带 1.34 ml 的氧，以健康成年男性每 100 ml 血液中含 14～16 g 血红蛋白计算，每 100 ml 血液中化学结合的氧量为 18.76～21.44 ml，用 18.76～21.44 vol% 氧表示。但是，因人体在生理情况下，肺内存在一部分静脉血经支气管静脉和极少的肺内动-静脉交通支直接流入肺静脉，掺入动脉血等正常的生理性分流，故健康个体的动脉血中血红蛋白氧饱和度只有约 97%。

值得注意的是，虽然物理溶解的氧量少，但是由于氧与血红蛋白发生化学结合前必须先物理溶解，所以氧的物理溶解在氧和血红蛋白进行化学结合的过程中起着非常重要的桥梁作用。这也就解释了为什么在机械通气过程中要频繁监测动脉血气中的氧分压，而不是单一仅看监护仪上的脉搏氧饱和度（$SpO_2$）来评估患者的氧合状态。

（二）关于氧合和呼吸衰竭的几个概念

1. **呼吸衰竭**　首先明确呼吸衰竭不是一个疾病，是一个过程。评价机体是否存在有呼吸衰竭的客观指标是动脉血气分析，当动脉血氧分压 $PaO_2 < 60$ mmHg 和/或动脉血二氧化碳分压 $PaCO_2 > 50$ mmHg（COPD 患者 > 55 mmHg）时，即可定义为呼吸衰竭。

呼吸衰竭一般分为两种类型,即低氧型呼吸衰竭和高碳酸血症型呼吸衰竭。两种类型可以同时存在。只要 $PaO_2<$ 60 mmHg 即可定义为低氧型呼吸衰竭;高碳酸血症型呼吸衰竭又分为慢性高碳酸血症型呼吸衰竭和慢性基础上的急性加重型高碳酸血症型呼吸衰竭(A on C 型)。具体的鉴别和分型方法在本章中将进行详细的介绍。

2. 缺氧(hypoxia)和低氧(hypoxemia)

(1) 缺氧(hypoxia):主要描述组织细胞的氧状态。当组织得不到充足的氧,或不能充分利用氧时,组织的代谢、功能、甚至形态结构都可能发生异常变化,这一病理过程称为缺氧。评价机体是否缺氧的客观指标是动脉血气分析,当动脉血氧分压 $PaO_2<60$ mmHg 和/或动脉血二氧化碳分压 $PaCO_2>$ 50 mmHg(COPD 患者$>55$ mmHg)时,即可定义为缺氧。

缺氧的类型和原因包括以下几个方面:

1) 低氧型缺氧低于正常 $PaO_2$。

2) 贫血型缺氧(低于正常红细胞计数,异常血红蛋白,碳氧血红蛋白)。

3) 循环型缺氧(心排量的减少,组织灌注的减少)。

4) 组织型缺氧(氰化物中毒)。

5) 亲和型缺氧(氧从血红蛋白释放至组织的量减少,如胎儿血红蛋白)。

(2) 低氧血症(hypoxemia):指动脉氧分压较低,小于 80 mmHg。一般临床上可以依据动脉血气中的 $PaO_2$ 把低氧分为三级(表 1-1-1)。

在临床中常见的引起低氧的原因有主要三大类:分流、

译者注:mmHg、cmH$_2$O 非法定国际单位,1 mmHg = 0. 133 kPa,1 cmH$_2$O=0.098 kPa。

通气/血流比失调和肺泡低通气,也可见于弥散障碍、扩散障碍等,具体如下:

表 1-1-1　低氧的分级及动脉血气指标

| 分　级 | $PaO_2$ 范围 |
| --- | --- |
| 轻度低氧 | 60～79 mmHg |
| 中度低氧 | 40～59 mmHg |
| 重度低氧 | <40 mmHg 或<60 mmHg($FiO_2$>0.5 时) |

1) 低通气(神经肌肉疾病导致的二氧化碳的增加,慢性呼吸功的增加,呼吸中枢的抑制)。

2) 吸入氧浓度或压力的减少(如高海拔时,$PiO_2$ 的降低)。

3) 分流(如肺不张、肺水肿、肺炎、ARDS 等)。

4) 弥散能力的受损(如肺减容术后、肺气肿、肺纤维化等)。

5) 通气量降低(如气道受阻、支气管痉挛等)。

| 标准 | $PaO_2$ | $PaO_2$范围 | 氧饱和($SaO_2$) |
| --- | --- | --- | --- |
| 轻度血氧不足 | <80 mmHg | 60～79 mmHg | 90%～94% |
| 中度血氧不足 | <60 mmHg | 40～59 mmHg | 75%～89% |
| 重度低氧血症 | <40 mmHg | <40 mmHg | <75% |

(三) 评估氧从肺泡的转运和摄取的指标意义及其正常值范围

自 19 世纪 60 年代左右至今,评估氧从肺泡的转运和摄取的指标有近 20 个,本章主要介绍目前对临床使用价值较大的 13 个指标,包括:肺泡氧分压($P_AO_2$)、动脉血氧分压($PaO_2$)、肺泡-动脉氧分压差[$P(A-a)O_2$]、动脉-肺泡氧分压比($PaO_2/PaO_2$)、氧合分数($PaO_2/FiO_2$)、氧合指数(OI)、动脉血氧含量($CaO_2$)、动静脉氧含量差[$C(a-\bar{v})O_2$]、肺分流分数($Qs/Qt$)、氧输送总量($DO_2$)、氧饱和度($SO_2$)、P50、氧解离曲线等,表 1-1-2 总结了各指标的正常值范围。

**表 1-1-2　评估氧合各指标的正常值范围**

| | 正 常 值 范 围 |
|---|---|
| $PaO_2$ | 80～100 mmHg |
| $P(A-a)O_2$ | 10～15 mmHg(吸入空气);25～65 mmHg(吸入纯氧) |
| a/A | 0.74～0.9 |
| $PaO_2/FiO_2$ | 350～450 |
| OI | 0～25 |
| $CaO_2$ | 17～24 vol% |
| $C(a-\bar{v})O_2$ | <5 vol% |
| Qs/Qt | <5% |
| $DO_2$ | 460～650 ml/min/m² |
| $SO_2$ | 动脉:>95%;静脉:60%～85% |
| P50 | 26.6 mmHg |

1. 肺泡氧分压 $P_AO_2$

(1)定义:肺泡氧分压(partial pressure of oxygen in the alveolar gas,$PaO_2$),是指肺泡中氧气的压力,可以用吸入气体的氧分压减去机体代谢消耗的氧气量。单位是 mmHg。

(2)计算公式:

$$PaO_2 = 吸入气体的氧分压 - 氧耗量$$
$$= (P_b - 47) \times F_i(O_2) - P_a(CO_2) \times 1.25$$

注:公式中 $P_b$ 指当地的大气压;$FiO_2$ 指吸入氧浓度,用小数表示;$PaCO_2$ 指动脉二氧化碳分压。

(3)临床运用:计算 $PaO_2$ 可以推算出其他氧合指标,此外,$P_AO_2$ 大于 $PaO_2$,如果动脉血气分析的结果显示 $PaO_2$ 大于 $P_AO_2$,则说明测定的结果有误,需要寻找错误原因。

2. 动脉血氧分压($PaO_2$)

(1)定义:动脉血氧分压(arterial oxygen tension,$PaO_2$),是指物理溶解在动脉血液中的氧压力。

(2)动脉血气分析直接测定。

(3) 正常值范围：年龄影响，60 岁以下正常值范围是 80～100 mmHg；60 岁以上正常值可用以下公式估算：80－(年龄－60)；例如：年龄 80 岁，$PaO_2$ 的正常值约为：80－(80－60)＝60 mmHg。因此年龄越大，$PaO_2$ 正常值越小。

(4) 临床应用：$PaO_2$ 在临床评估氧合状态时非常重要，反映了氧转运的结果，很多评价指标的计算均与 $PaO_2$ 的值相关，但同时 $PaO_2$ 受很多生理因素的影响。当吸入空气时，存在低氧，若 $PaO_2＋PaCO_2$ 的总和为 110～130 mmHg，则引起低氧的原因是肺泡低通气。若 $PaO_2＋PaCO_2$ 的总和低于 110 mmHg，则低氧原因就与肺氧合血液的功能受损有关。若 $PaO_2＋PaCO_2$ 的总和高于 130 mmHg，患者可能吸入的不是空气而是额外氧气吸入，或者 $PaO_2$ 测定有误。

3. **肺泡-动脉氧分压差[$P(A-a)O_2$]**

(1) 定义：肺泡-动脉氧分压差(alveolar-arterial oxygen tension difference，$P(A-a)O_2$ 或 $(A-a)O_2$ gradient)，是指肺泡氧分压与动脉血氧分压的差，受吸入氧浓度和年龄影响。单位是 mmHg。

(2) 计算公式：

$$P(A-a)O_2＝P_AO_2－PaO_2$$
$$＝(P_B－47)×FiO_2－PaCO_2×1.25－PaO_2$$

简单的预估公式：

$$P(A-a)O_2＝(年龄/4)＋4 \text{ 或年龄}×0.4$$

注：年龄单位是年。

(3) 正常值范围：10～15 mmHg(吸入空气)；25～65 mmHg(吸入纯氧)。正常 $P(A-a)O_2$ 是随着年龄而增长的，大约年龄 20 岁时为 5 mmHg。如计算 $PaO_2$ 的公式所示，$PaO_2$ 随 $FiO_2$ 的改变而变化。

（4）临床运用：肺部的改变可以减少氧从肺泡到肺毛细血管的转运能力，从而引起 $PaO_2$ 下降与一定的 $P_AO_2$ 相关，正如 $P(A-a)O_2$ 在异常条件下会增加，例如通气/血流比异常、分流和弥散障碍。

4. 动脉-肺泡氧分压比（$PaO_2/P_AO_2$）

（1）定义：动脉-肺泡氧分压比（arterial/alveolar oxygen tension ratio，$PaO_2/P_AO_2$ 或 a/A 比），用小数表示。

（2）计算公式：　$a/A=PaO_2/P_AO_2$

（3）正常值范围：随 $FiO_2$ 的变化较 $P(A-a)O_2$ 略稳定。正常值范围是：0.74～0.9。从中我们可以看出肺泡中 90% 的氧转移到毛细血管中。当 a/A 比小于 0.6 时，提示有通气/血流比不匹配。当 a/A 比小于 0.15 时，提示有分流存在。

（4）临床运用：a/A 比是 20 世纪 60 年代提出的，它在评价重症患者肺的通气/血流比方面有一定的意义。a/A 比不仅可以预估动脉氧分压，而且可以用来选择合适的氧疗方式。

5. 氧合分数（$PaO_2/FiO_2$）

（1）定义：氧合分数（$PaO_2/FiO_2$ 或称 P/F 比），动脉氧分压与吸入氧浓度的比值。该比值不需要计算 $PaO_2$，但是仍能描述氧输送到血液的量与 $FiO_2$ 的量有关。

（2）计算公式：

$$P/F=PaO_2/FiO_2（FiO_2 用小数表示）$$

（3）正常值范围：350～450

（4）临床运用：氧合分数常被用于 ARDS 严重程度的分级，当氧合分数 200～300 时，提示轻度；当氧合分数小于 200 时，提示中度；当氧合分数小于 100 时，提示重度。

6. 氧合指数（OI）

（1）定义：氧合指数（oxygenation index，OI），指单位氧

分压下,吸入氧浓度和平均气道压的乘积大小。综合考虑了吸入氧浓度和气道压力。

(2) 计算公式:

$$OI=(FiO_2 \times MAP)/PaO_2$$

注:公式中 $FiO_2$ 用百分比表示,而非小数;MAP 指平均气道压。

(3) 正常值范围:0~25。

(4) 临床运用:氧合指数最早提出是用于人的肺泡表面活性物质实验中评估通气-氧合的支持程度。随后氧合指数被引入婴幼儿,以此评估需要体外膜肺或体外膜氧合(extracorporeal membrane oxygenation,ECMO)治疗的可能性。当 $25 \leqslant OI \leqslant 40$ 时,提示死亡概率大于 $40\%$;当 $30 \leqslant OI \leqslant 1\ 000$ 时,大于 4 h,增加死亡的概率;当 $40 \leqslant OI \leqslant 1\ 000$ 时,可考虑使用 ECMO 治疗。

7. 动脉氧含量($CaO_2$)

(1) 定义:动脉氧含量(arterial oxygen content,$CaO_2$),指每 100 ml 动脉血中氧气的含量。单位:vol%。

(2) 计算公式:

$$CaO_2=1.34 \times Hb \times SaO_2 + PaO_2 \times 0.003$$

注:Hb 指血红蛋白量;$SaO_2$ 指动脉氧饱和度,用小数表示。

(3) 正常值范围:17~24 vol%。

(4) 临床意义:$CaO_2$ 是评价氧合状态的最重要指标,可以从血细胞计数或碳氧血氧仪(co oximeter)获得该指标。因在本章第一节中讲到,氧主要是以 $O_2Hb$ 的形式存在,所以血红蛋白量对 $CaO_2$ 的影响非常大,当血红蛋白量减少时,$CaO_2$ 必然降低。除了低氧和贫血,$CaO_2$ 的降低还可见于一氧化碳中毒,一氧化碳中毒时,$SaO_2$ 和 $CaO_2$ 显著降低,而实

测的 $PaO_2$ 比根据 $SaO_2$ 估计的 $PaO_2$ 要高。如果没有碳氧血氧仪测定,单从动脉血气分析的结果或监护仪监测的脉搏氧饱和度很难确定一氧化碳中毒与否。尤其是当患者处于昏迷状态或没有提供相应的一氧化碳中毒的病史。

8. **动静脉氧含量差 $C(a-\bar{v})O_2$**

(1)定义:动静脉氧含量差(arterial-venous oxygen content difference, $C(a-\bar{v})O_2$),是指动脉氧含量与混合静脉血氧含量的差值。

(2)计算公式:

$$C(a-\bar{v})O_2 = CaO_2 - C\bar{v}O_2$$
$$= 1.34 \times Hb \times SaO_2 + PaO_2 \times 0.003 -$$
$$(1.34 \times Hb + PaO_2 \times 0.003)$$

(3)正常值范围: $<5$ vol%

(4)临床运用: $C(a-\bar{v})O_2 > 5$ vol%时提示存在组织缺氧。

9. **肺分流分数($Qs/Qt$)**

(1)定义:肺分流分数(pulmonary shunt fraction, $Qs/Qt$),是指分流血流量占总心排血量的比例。用百分比表示。

(2)计算公式:

$$Qs/Qt = (CcO_2 - CaO_2)/(CcO_2 - C\bar{v}O_2)$$

注: $CcO_2$ 指肺泡毛细血管氧含量; $C\bar{v}O_2$ 指混合静脉血氧含量。两者计算公式如下:

$$CcO_2 = 1.34 \times Hb \times S_AO_2 + PaO_2 \times 0.003$$

(注: $_A$ 为肺泡, $S_AO_2 = 1$)

$$C\bar{v}O_2 = 1.34 \times Hb \times S\bar{v}O_2 + P\bar{v}O_2 \times 0.003$$

（3）正常值范围：<5%

（4）临床运用：可以用来评估肺内分流的严重程度，20%以下为轻度分流；20%为中度分流；>30%为严重分流。当分流量>15%时提示有机械通气的指征。

10. 氧输送量（$DO_2$）

（1）定义：氧输送量（total oxygen delivery，$DO_2$），是指单位时间里（每分钟）心脏通过血液向外周组织输送的氧总量。单位：ml/(min·m²)

（2）计算公式：

$$DO_2 = CO \times CaO_2$$
$$= CO \times (1.34 \times Hb \times SaO_2 + PaO_2 \times 0.003)$$

（3）正常值范围：460～650 ml/min/m²

（4）临床运用：由计算公式可见，$DO_2$ 受 CO、Hb、$SaO_2$ 和 $PaO_2$ 影响，四者中任一因素发生变化均会影响心脏向外周组织输送氧的量。通过计算 $DO_2$ 的大小可以很好地反映外周组织氧的状态。

11. 氧饱和度（$SO_2$）

（1）定义：氧饱和度（oxygen saturation，$SO_2$），指血红蛋白与氧结合达到饱和程度的比例。可以分为：动脉血氧饱和度（$SaO_2$）、静脉血氧饱和度（$SvO_2$）、混合静脉血氧饱和度（$S\bar{v}O_2$）和脉搏氧饱和度（$SpO_2$）等。

（2）计算公式：可以通过氧解离曲线估算，也可以通过碳氧血氧仪实际测定获得。

（3）正常值范围：动脉：>95%；静脉：60%～85%，混合静脉血：约 75%。

（4）临床运用：动脉血氧饱和度（$SaO_2$）通过动脉血气分析获得，以评估动脉氧状态，临床运用较广泛；混合静脉血氧饱和度($S\bar{v}O_2$)可以通过中心静脉抽取标本进行血气分析获得,也可以通过 SWAN‐GANZ 导管直接测定,主要反映了全身组织的供氧、动脉血氧含量与机体氧耗量等状态,一定程度上反映了心排血量的大小;脉搏氧饱和度($SpO_2$)是临床运用最广泛的、无创的评估患者氧状态的指标。

12. 氧解离曲线(OHDC)

定义:氧解离曲线(oxyhemoglobin dissociation curve, OHDC)也称氧合血红蛋白解离曲线,用来描述动脉中氧分压 $PO_2$ 与血红蛋白氧饱和度关系的曲线,图 1‐1‐1 显示了 OHDC 和随 $PO_2$ 的变化各种可以影响血红蛋白摄取氧的因素。

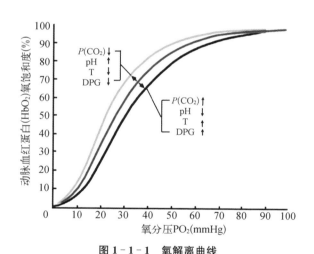

**图 1‐1‐1　氧解离曲线**

描述了氧分压 $PO_2$ 与血红蛋白氧饱和度变化的关系

该曲线呈 S 形,横坐标是 $PO_2$,纵坐标是 $SO_2$,它表示在不同的 $PO_2$ 下氧与血红蛋白的解离和结合两种情况。根据氧解离曲线的 S 形变化趋势和功能意义,可将曲线分为三段。氧解离曲线的上段,相当于 $PO_2$ 在 $60\sim100$ mmHg 之间的

Hb 氧饱和度,可认为它是反映血红蛋白与氧结合的部分。这段曲线的特点是比较平坦,表明在这个范围内 $PO_2$ 的变化对血红蛋白氧饱和度或血液氧含量影响不大。因此,即使在高原、高空或某些呼吸系统疾病时,吸入气或肺泡气 $PO_2$ 有所下降,但只要不低于 60 mmHg,血红蛋白氧饱和度不会有急剧的降低。

OHDC 曲线的右移降低了血红蛋白与氧的亲和力,促进了氧的释放。左移增加了血红蛋白与氧的亲和力,促进了氧的结合,不利于组织氧的利用。

为方便记忆,氧离曲线的偏移可概括为以下几点:

表 1-1-3　临床中有很多状况会影响氧离曲线的移动,
即左移或右移,常见原因如下

| 引起 OHDC 曲线左移的影响因素 | 引起 OHDC 曲线右移的影响因素 |
|---|---|
| (1) 低体温(温度降低); | (1)高热(温度增加); |
| (2) 低碳酸血症($PCO_2$ 降低); | (2) 高碳酸血症($PCO_2$ 增加); |
| (3) 碱中毒(氢离子减少); | (3) 酸中毒(氢离子浓度增加); |
| (4) 2,3-DPG 减少; | (4) 2,3-DPG 增加; |
| (5) 一氧化碳中毒; | (5) 某些异常的血红蛋白。 |
| (6) 胎儿血红蛋白等。 | |

1) 影响氧离曲线移动的因素有 $CO_2$、$H^+$、pH、温度、2,3-DPG 和异常血红蛋白等。

2) $CO_2$、$H^+$、温度、2,3-DPG 等增减影响氧离曲线的移动方向是一致,pH 和是一致。

3) $CO_2$、$H^+$、温度、2,3-DPG 等增加时,氧离曲线往 $X$ 轴 $PaO_2$ 数值增加的方向移动,即同向移动,也称为氧离曲线右移。同理,二氧化碳、$H^+$、温度、2,3-DPG 等减少时,氧离曲线往 $X$ 轴 $PaO_2$ 数值减小的方向移动,也称为氧离曲线左移。

4）pH 等增加时,氧离曲线往 $X$ 轴 $PaO_2$ 数值减小的方向移动,即反向移动,也称为氧离曲线左移。

13. P50

（1）定义：有 50% 血红蛋白通过化学结合氧气时,物理溶解氧的压力。单位：mmHg。

（2）正常值：26.6 mmHg。

（3）临床运用：P50 的增减变化与氧离曲线同向移动,当氧离曲线右移时,$X$ 轴的值不断增加,P50 值随着增加。反之,左移,P50 减小。临床上通过 P50 的大小可以反映氧离曲线的偏移情况和氧与血红蛋白亲和力的大小。

## 二、肺泡通气

（一）概述

与人体呼吸有效性密切相关的是肺泡通气量大小,是潮气量减去无效的不参与交换的无效腔量。因此在机械通气过程中,不能单一只看潮气量的大小,而应系统地考虑肺泡通气量大小,以及无效腔量所占潮气量的比例（简称"残总比",$V_D/V_T$）。

（二）肺泡通气相关的计算公式

1. 理想体重（ideal body weight，IBW）

男性：IBW(kg)＝［身高(cm)－154］×0.9＋50

女性：IBW(kg)＝［身高(cm)－154］×0.9＋45.5

有些国外文献中使用磅(lb)计算理想体重,此时身高单位为英寸(in),公式如下：

男性：IBW(lb)＝［身高(in)－60］×6＋106

女性：IBW(lb)＝［身高(in)－60］×5＋105

2. 无效腔通气量（deadspace）的计算

（1）如使用 kg 计算 IBW,则 $V_D$＝IBW(kg)×2.2,单

位：ml。

（2）如使用 lb 计算 IBW，则 $V_D = IBW(lb)$，单位：ml。

3. 单次呼吸肺泡通气量（alveolar ventilation，AV，$V_a$）的计算

$V_a = V_T - V_D$，单位：均为 ml。

4. 分钟肺泡通气量（minute alveolar ventilation，MAV）

一般如不做特殊说明，肺泡通气量即为分钟肺泡通气量。

$$V_a = R_r \times (V_T - V_D)$$

注：呼吸频率（respiratory rate，RR，$R_r$）。

（三）临床运用

细胞代谢产生二氧化碳，肺是排出二氧化碳的主要器官，因此肺泡通气量（$V_a$）的大小与动脉二氧化碳分压（$PaCO_2$）、二氧化碳产生量（$VCO_2$）密切相关。在患者机械通气过程中，$PaCO_2$）的升高与降低与 $V_a$ 成反比，因此可以通过增加 $V_a$ 来达到排除二氧化碳，降低 $PaCO_2$ 的目的。通过下面的二氧化碳压力计算公式可以更加形象地理解： $PaCO_2 = (0.863 \times VCO_2)/V_a$。

$PaCO_2$ 的单位是 mmHg，$VCO_2$ 的单位是 ml/min，$V_a$ 的单位是 L/min，0.863 是在体温、压力、饱和（BTPS）状态下，$V_a$ 每分钟产生多少 L 和在标准体温和压力、干燥（STPD）的环境中 $VCO_2$ 每分钟产生多少毫升的修正因子。

举例说明，如果 $V_a$ 是 4.5 L/min，$V(CO_2)$ 正常（200 ml/min），则 $PaCO_2 = (0.863 \times 200)/4.5$，即约为 38 mmHg。如果肺泡通气减半，即 2.25 L/min，$VCO_2$ 仍为正常，同样代入上述公式计算，$PaCO_2$ 为 76.7 mmHg。因此，当肺泡通气减半时，$PaCO_2$ 则加倍增加。

为方便临床使用，在无效腔量保持恒定的情况下，分钟通

气量和肺泡通气量对 $PaCO_2$ 的影响是相似的,可以使用分钟通气量的预估和调节 $PaCO_2$ 水平。

## 三、因 $PaCO_2$ 改变引起的 pH 变化

### (一) 概述

正常人体维持稳态主要依靠三个系统完成:化学缓冲、呼吸调节和肾脏调节。

三者调节时间依次增加,即肾脏调节发生最慢,一般需要 24 h 以上。在呼吸调节过程中,与 pH 关系最密切的是 $PaCO_2$,且成反比关系。

对于确定的动脉血气分析结果,首先根据碳酸氢根确定 pH 的改变是由呼吸因素 $PaCO_2$ 变化的引起还是代谢性因素的变化引起,如是 $PaCO_2$,则可以运用以下的公式。

### (二) 相关的计算公式

急性呼吸衰竭时,预估

$$PaCO_2 = [(7.40 - pH)/0.08] \times 10 + 40 \text{ (mmHg)}$$

慢性呼吸衰竭急性加重时,预估

$$PaCO_2 = [(7.40 - pH)/0.03] \times 10 + 40 \text{(mmHg)}$$

### (三) 临床运用

根据上述相关公式,也可以确定患者呼吸衰竭是急性变化还是慢性基础上的急性加重。

举例说明,一患者动脉血气分析显示:pH 7.12,$PaCO_2$ 76 mmHg。根据公式,$7.40 - 7.12 = 0.28$;如果急性呼吸衰竭,预估 $PaCO_2 = (0.28/0.08) \times 10 + 40 = 75$ mmHg;如果是慢性呼吸衰竭的急性加重,预估 $PaCO_2 = (0.28/0.03) \times 10 + 40 = 133$ mmHg。由此可以判断该患者是急性呼吸衰竭。

## 四、因 $PaCO_2$ 改变引起的血浆碳酸氢钠变化

**（一）概述**

人体动脉血中 $PaCO_2$ 的升高或降低会通过以下的化学反应进行代偿：

$$CO_2 + H_2O \leftrightarrow H_2CO_3 \leftrightarrow H^+ + HCO_3^-$$

从而引起血浆 $HCO_3^-$ 相应的改变，具体改变量可以通过下列的计算公式估算。

**（二）相关的计算公式**

急性呼吸酸中毒时，实际

$$HCO_3^- = 0.1 \times (PaCO_2 - 40) + 24$$

急性呼吸性碱中毒，实际

$$HCO_3^- = 24 - 0.2 \times (40 - PaCO_2)$$

慢性呼吸性酸中毒，实际

$$HCO_3^- = 0.35 \times (PaCO_2 - 40) + 24$$

慢性呼吸性碱中毒，实际

$$HCO_3^- = 24 - 0.5 \times (40 - PaCO_2)$$

注：24 代表正常状态下，$HCO_3^-$ 为 24 mmol/L；40 指正常状态下，$PaCO_2$ 为 40 mmHg。

**（三）临床运用**

1. 急性呼吸性酸中毒：当急性肺泡低通气时，若呼吸频率 RR 保持不变，通气不足，血中的二氧化碳就无法完成足够的气体交换从而排出体外，$PaCO_2$ 增加。根据上述相关公式，$PaCO_2$ 每增加 10 mmHg，$HCO_3^-$ 大约增加 1 mmol/L。

举例说明,正常状态下,$PaCO_2$ 是 40 mmHg,$HCO_3^-$ 为 24 mmol/L。但当 $PaCO_2$ 增加至 50 mmHg,实际 $HCO_3^- = 0.1 \times (50-40) + 24 = 25$ mmol/L。

2. 急性呼吸性碱中毒:主要见于急性肺泡过度通气,此时 $PaCO_2$ 每下降 10 mmHg,$HCO_3^-$ 大约下降 2 mmol/L。

举例说明,正常状态下,$PaCO_2$ 是 40 mmHg,$HCO_3^-$ 为 24 mmol/L。如果 $PaCO_2$ 降低至 20 mmHg,则根据上述公式,实际 $HCO_3^- = 24 - 0.2 \times (40-20) = 20$ mmol/L。

3. 慢性呼吸性酸中毒:当肺泡低通气或过度通气持续 2~3 d,在肾脏功能正常情况下,肾脏通过保留或排除 $HCO_3^-$ 来代偿,以维持 pH 在正常范围。

举例说明,在上述急性呼吸性酸中毒的例子中,当 $PaCO_2$ 为 50 mmHg 时,$HCO_3^-$ 为 25 mmol/L。当为慢性呼吸性酸中毒时,实际 $HCO_3^- = 0.35 \times (50-40) + 24 = 28.5$ mmol/L,即当发生呼吸性酸中毒,pH 降低时,肾脏发挥代偿作用以试图提高 pH 以维持其在正常范围,此时肾脏保留 $HCO_3^-$,即从 25 mmol/L 增加至 28.5 mmol/L。

4. 慢性呼吸性碱中毒:与慢性呼吸性酸中毒相似,当慢性过度通气时,机体通过肾脏代偿排除 $HCO_3^-$ 维持酸碱的平衡。

举例说明,某患者动脉血气显示 $PaCO_2$ 是 20 mmHg,$HCO_3^-$ 为 21 mmol/L,$HCO_3^-$(改变量)$= 0.5 \times (40-20) = 10$,即当几天后肾脏代偿时,$HCO_3^-$ 即从 21 mmol/L 降至 11 mmol/L。

## 五、碳酸氢钠和 pH 的代谢改变

### (一)概述

在第四节因 $PaCO_2$ 改变引起的血浆碳酸氢钠变化中,我们谈到机体酸碱代偿的公式,在此公式中我们可以看出 $H^+ + HCO_3^-$ 是反向变化的,而 $pH = -\lg[H^+]$,故 pH 与 $HCO_3^-$ 同向变化,当 pH 改变是由于代谢原因而非呼吸性原因时。

(二) 相关的计算公式

代谢性酸中毒时,实际

$$HCO_3^- = 24 - [(7.40 - pH)/0.15] \times 10 \text{ (mmHg)}$$

代谢性碱中毒时,实际

$$HCO_3^- = [(pH - 7.40)/0.15] \times 10 + 24 \text{(mmHg)}$$

(三) 临床运用

由上述公式可见:pH 每改变 0.15 时,大约碳酸氢根大约改变 10 mmol/L。

举例说明,如果 pH 因代谢性因素从 7.40 升至 7.55,碳酸氢根增加约 10 mmol/L,即从正常值 24 mmol/L 升至 34 mmol/L。

值得注意的是以上的关于 pH 与 $HCO_3$ 的变化关系的公式只适用于单纯代谢性酸碱失衡,关于因 $PaCO_2$ 改变引起的 pH 变化已经在本章第三节中进行了详细的讲述。

如何正确地评估患者的氧合状态、呼吸对人体的一系列影响,对于任何患者,尤其是机械通气患者显得更为重要。可能小的疏忽或不能很好掌握患者的氧合状态而导致病情的急剧恶化。因此在临床工作中,要系统而全面地了解评估氧合状态的这些指标及其变化的临床意义,把关注点更多地放在趋势和预估上,而不考虑单一的、孤立的数值。

(王启星)

# 第二节　机械通气基本的名词和概念

本节要点：

自主呼吸与正压机械通气时的呼吸力学。

跨肺压

肺顺应性，呼吸系统顺应性，动态顺应性，静态顺应性。

时间常数

正压机械通气时的峰压、平台压、呼气末压力。

## 一、机械通气相关的生理学名词和概念

为了更好地帮助学生了解机械通气的主要功能和如何给患者使用机械通气，本章回顾了呼吸生理学的一些基本概念。另外，本章节也回顾了与机械通气压力、肺的特性（如顺应性和阻力）相关的术语和重要的机械通气的概念（如时间常数）。

（一）自主呼吸机制

1. 通气和呼吸

自主呼吸或者自主通气就是一种气体进出肺的简单运动。通气的主要目的是吸入外界新鲜的空气用以交换肺内的二氧化碳。呼吸的定义是指气体分子穿过一层呼吸膜的运动。外呼吸——氧气从肺内进入流动的血液中，二氧化碳从流动的血液中进入肺泡中；内呼吸——在细胞的层面上二氧化碳从细胞进入血液，氧气从血液进入细胞内。

正常吸气的完成需要借助胸腔或者胸膜腔的扩张。当吸气肌收缩时，就会产生吸气动作。在吸气肌收缩时，膈肌会下降并增加胸膜腔的垂直距离。肋间内肌的收缩使肋骨轻微的上移，将会增加胸膜腔的周径。这些肌肉的活动被称为吸气。

正常的呼气是被动的,是不需要任何肌肉做功的。正常呼气时,肌肉处于放松状态,膈肌上升处于平衡位置,肋骨也回到正常位置,胸膜腔体积减少,气体从肺泡中被压缩出来。

2. 通气中气体流动和压力梯度

通气中最重要的一点就是理解气体流动的基本概念。空气从一个管道或者气道流过,起点的压力总是高于终点的压力,换句话说,气体总是从高压点流向低压点(压力梯度)。

由于压力改变产生的气流最终会导致肺容积的改变。从口腔端和鼻腔端的气道到肺泡小气道都是传导性的气道。因此当肺泡内压低于口腔端或鼻腔端压力时,气体进入肺内。相反地,当肺泡内压高于口腔端或鼻腔端压力时,气体从肺内呼出。在呼气末或吸气末,肺泡内压和口腔、鼻腔端压力相同,没有气体流过(没有压力梯度存在)。

3. 压力单位

通气压力测量的结果通常用厘米水柱表示。这一压力是以大气压为参考并以 0 作为基线值。换言之,尽管在海平面上大气压是 760 mmHg 或 1 034 cmH_2O (1 mmHg=1.36 cmH_2O),压力差仍旧被定义为 0 cmH_2O。例如呼吸时气道压力增加 20 cmH_2O,气压实际上从 1 034 cmH_2O 增加到 1 054 cmH_2O。还有一个更常用的压力单位,例如氧分压是千帕(1 kPa=7.5 mmHg)。千帕是法定计量单位。

4. 压力的定义以及其在肺内的梯度

气道开放压或者口腔内压一般称为气道压。口腔内压或气道压这一术语经常被使用,尽管这些压力也被称为上气道压力或面罩压力或邻近气道压力。压力除了应用于口腔或鼻腔,一般气道压力通常为 0(也就是大气压)。

这一测量与测体表压力是一个道理。人的体表压力为 0(大气压),除非这个人位于密闭的加压舱内(高压氧舱)或负压通气(铁肺)的环境下。

胸膜腔内的压力指的是脏层胸膜和壁层胸膜之间潜在间隙的压力。自主呼吸时正常胸膜腔内的压力,呼气末为$-5 cmH_2O$,吸气末为$-10 cmH_2O$。因为在一个患者身上很难测量胸膜腔内压力,这是一个相对测量值。在食管内放置气囊来测量食管压力,通过气囊内压力的改变可以近似估算胸膜腔内压和压力的变化。

另一个经常被测量的压力为肺泡内压。这一压力也通常称为肺内压或肺压。肺泡内的压力通常随着胸膜腔内的压力变化而变化。在吸气末肺泡内的压力大约为$-1 cmH_2O$,呼气末为$+1 cmH_2O$。

跨气道压、跨胸廓压、跨肺压、跨呼吸压——这 4 个基本的气压梯度常用来描述正常的通气。

跨气道压($P_{TA}$)是指开放气道压($P_{AWO}$)和肺泡内压($P_A$)的压力差:$P_{TA} = P_{AWO} - P_A$,在这一等式中,$P_{AWO}$ 通常称为气道压($P_{AW}$),因此 $P_{TA} = Paw - P_A$。$P_{TA}$ 在传导性气道中使气流运动,代表着气流在气道中由于阻力产生的压力(例如气流阻力)。

跨胸廓压($P_w$)是指肺泡内压($P_A$)与肺和体表之间的压力差($P_{bs}$):$P_w = P_A - P_{bs}$。它代表着在同一时间内扩张和收缩肺和胸壁需要的压力。有时可简写为 $P_{TT}$ 或 $P_{tt}$。

跨肺压($P_L$)或跨肺泡压力代表着肺泡($P_A$)和胸膜腔($P_{pl}$)之间的压力差:$P_L = P_A - P_{pl}$。跨肺压维持着肺泡的膨胀,有时也称为肺泡膨胀压。所有的机械通气的模式都会增加跨肺压,或者降低胸膜腔内压(负压通气)或者通过增加上气道的压力(正压通气)来增加肺泡内压。有时跨肺泡压和跨肺压这一名词同义。跨壁压有时也被用来描述胸膜腔压力减去体表压力。在临床应用中,直接检测胸腔内压经常没有可行性,通常用食管导管检测食管内压,并通过气道压相减来间接代表跨肺压。但这种方法需要专门的食管导管,并要求该导管气囊放置的位置准确。

注:有时候气道压力(平台压)的测量替代肺泡压,因为肺泡压通常是在屏气情况下估测的,这个数据可通过呼吸机压力计测量。这一讨论会在之后的章节讲述。

当负压通气时,体表压力变成负压,这一压力被传递到胸膜腔,跨肺压增加。在正压通气时,体表压力仍然是大气压,但是在上气道的压力在传导气管内变成正压。肺泡压这时成为正压,跨肺压增加。

跨肺压的定义在最近的文献中有所改变。有些作者将它定义为气道和胸膜腔的压力差。这一定义意味着在屏气时气道压是适用于肺部的压力而且是静态的。

跨呼吸压($P_{TR}$)是开放气道压力和体表压力的压力梯度:$P_{TR} = P_{awo} - P_{bs}$。跨呼吸压是指在正压通气时使肺和气道的同时扩张的压力。此时体表压力是大气压,通常被认为是 0,因此开放气道压力就可通过呼吸机压力计读取。

跨呼吸压由两部分组成,分别是跨胸廓压(这一压力需要克服弹性阻力)和跨气道压(这一压力需要克服气流阻力)。这就被写作等式 $P_{TR} = P_{TT} + P_{TA}$,因此$(P_{awo} - P_{bs}) = (P_A - P_{bs}) + (P_{aw} - P_A)$。

在正常情况下自主呼吸时,由于胸膜腔的体积增加,胸膜腔的压力($P_{pl}$)相对于大气压变得更负,这是根据波义耳式定律得到的预期结果。在恒温条件下,随着体积增加,压力就会下降。胸膜腔内负压会从呼气末 $-5\ cmH_2O$ 降至吸气末 $-10\ cmH_2O$。胸膜腔内的负压被传导至肺泡。肺内或肺泡内压($P_A$),相对于大气压变得更负。跨肺压($P_L$)或通过肺的压力梯度变宽。因此,在自主呼吸时肺泡内是负压。

口腔端或体表的压力仍然是大气压。这在口腔端(0)和肺泡内 $3 \sim (-5)$ $cmH_2O$ 形成了一个压力梯度。跨气道压 $(P_{TA})$ 力差接近 $0 \sim (-5)$ $cmH_2O$ 或 $5$ $cmH_2O$。气体从口腔端进入到肺泡内,肺泡扩张。当肺泡内的气体容积增加,压力变成 0,气流停止,这标志着吸气结束,气体不再进入肺内。口腔端的压力和肺泡内的压力均为 0(也就是大气压)。

在呼气时肌肉处于放松状态。胸腔容积回到平衡位,胸膜腔内的压力回到大约 $-5$ $cmH_2O$。呼气时肺泡内压力增加并且变成少许正压($+5$ $cmH_2O$)。此时口腔端压力比肺泡内压力低。跨气道压力梯度使气体从肺中排出。当肺泡内压力和口腔端压力相同时,呼气停止。

(二) 肺的生理特征

肺有两个主要特性:顺应性和阻力。机械通气时需要评估患者肺脏这两个重要的参数。一般情况下,两种阻力阻止肺脏的膨胀:弹性阻力和摩擦阻力。弹性阻力来自肺脏和胸膜腔的弹性特征,它能阻碍吸气。摩擦阻力源于两种因素:呼吸时组织和器官移动产生的阻力和气体通过气道的阻力。

1. 顺应性

顺应性是弹性阻力的倒数: $C=1/e$ 或 $e=1/C$。任何物质的顺应性均是指这种物质的可扩张性。气球容易扩张是因为它有很好的顺应性。弹性阻力是一种物质被外力扩张后其回到最初形态结构的一种趋势。

肺生理学上用顺应性来描述阻止肺扩张的弹性阻力。顺应性定义为单位压力改变下的容积变化: $C=\Delta V/\Delta P$。容积的测量一般用升或毫升表示,压力用厘米水柱表示。呼吸系统的顺应性是肺组织和胸膜腔两者顺应性的总和。在个人自主呼吸下,肺总的顺应性大约 $0.1$ $L/cmH_2O$。肺顺应性的变化很大,与个人的姿势、位置和主动呼吸有关。可以从 0.05 L/cmH$_2$O 变化为 0.17 L/cmH$_2$O (50～170 ml/cmH$_2$O)。

对于具有正常肺和胸廓的气管插管和机械通气患者,顺应性的变化幅度会很大,男性肺的顺应性可从 40 ml/cmH$_2$O 到 50 ml/cmH$_2$O 之间变化,女性肺的顺应性可从 35 ml/cmH$_2$O 到 45 ml/cmH$_2$O 之间变化,男性和女性肺顺应性最高可以高达 100 ml/cmH$_2$O。监测肺顺应性改变是评估机械通气患者病情变化的一种重要方法。因为肺顺应性的测量一般在没有气体通过的情况下,它通常被称为静态顺应性或静态有效顺应性。

非插管患者的顺应性正常范围:0.05～0.17 L/cmH$_2$O 或 50～170 ml/cmH$_2$O。

气管插管患者的顺应性正常范围:

男性:40～50 ml/cmH$_2$O ,多达 100 ml/cmH$_2$O。

女性:35～45 ml/cmH$_2$O ,多达 100 ml/cmH$_2$O。

肺或胸廓的改变或者两者一起变化都会影响呼吸系统的顺应性和肺膨胀需要的压力。很多疾病降低了肺和胸廓的顺应性,增加了肺膨胀所需要的压力,ARDS 就是这样的例子。相反的,肺气肿是一种会导致顺应性增加的疾病。对于肺气肿的患者,其肺膨胀所需要的压力相对较小。

对于机械通气的患者,肺顺应性的计算需要以下条件:静态时测的平台压、无气流、呼气末压。然后,呼出的潮气量通过靠近患者的连接头确定(图 1-2-1)。机械通气患者计算肺静态顺应性的公式在。这种计算包含了胸廓的弹性回缩力,因此顺应性包含了肺和胸廓的总顺应性。然而,胸廓的顺应性对于机械通气的患者一般是不变的。当患者在测量平台压时有主动吸气或主动呼气,结果将不准确。

如果不能监测患者的跨肺压,而是直接用峰压或平台压

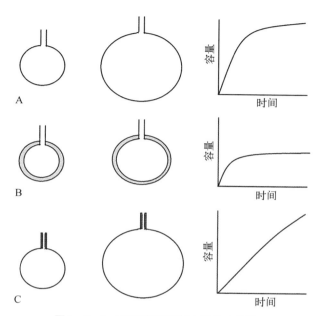

**图 1-2-1 不同肺顺应性时,肺泡充盈情况**

A 为正常肺单位的充盈。

B 为顺应性很低的肺单位,充盈很快,但是容量很小。

C 为阻力增加,肺单位充盈很慢,但是如果时间足够长,还是能够达到与 A 相同的容量。

计算顺应性,这时的监测和计算结果应该是呼吸系统顺应性（$C_{RS}$）。

　　动态顺应性：$C_{dyn} = V_t / (P_{peak} - PEEP)$

　　静态顺应性：$C_{st} = V_t / (P_{plateau} - PEEP)$

　　峰压与平台压将在下面介绍。

　　2. 阻力

　　与机械通气相关的阻力或弹性阻力,是由可传导气道解剖结构和肺以及邻近器官的组织黏滞性阻力导致的。

　　机械通气时随着肺和胸廓的起伏,有些组织例如肺、腹部器官、胸廓、膈肌的不断换位产生了呼吸的阻力。肺组织黏滞性阻力在大多数情况下不会改变。例如：一个肥胖患者或肺纤维化患者其肺组织黏滞性阻力会增加，但是，当这些患者机械通气时，这些阻力是不会显著改变的。另一方面，当一个患者发展为腹水，或腹腔有流动性液体时，肺组织黏滞性阻力增加。

机械通气时，气道阻力是最经常被评估的因素。气体进入可传导气道的能力与气体黏滞性、气体密度、管道的长度和直径以及气体通过管道的流动速率有关。临床上，气体的黏滞性、密度、管道或气道的长度基本不变，因此一定要注意气道内腔的直径和气体流动的速率。气道内腔的直径以及气体进入肺组织的流速在以下因素时会降低，诸如：支气管痉挛、分泌物增加、黏膜水肿，或气管内插管扭结。大部分呼吸机具有控制进入肺组织气流速率的功能。

在呼气循环结束时，呼吸机送气之前，肺泡和口腔端的压力相同，一般没有气流发生。既然没有气体流过，气流阻力也是不存在的。当机械通气时开始时，上气道会形成一个正压，气体试图进入到压力比较低的肺泡内。然而，这种运动被气管内插管和上部传导性气道阻碍甚至阻挡。当一些气体分子碰撞气管或支气管壁时，气流速度变缓慢，为此它们需要能量（压力）来对抗气道。结果使得气道扩张，使得一些气体分子处于气道内而无法进入肺泡内，另外，随着气体分子在气道流动和气流相互分层，阻碍气体流动，这被称作黏性阻力。

气流速率、气压以及气道内阻力之间的关系可以用一个等式描述：$R_{aw} = P_{TA} / flow$，$R_{aw}$ 代表气道阻力，$P_{TA}$ 代表口腔端和肺泡之间或跨气道压力差。flow 指的是吸气时的气流速率，阻力通常用 $cmH_2O/L \cdot s^{-1}$ 表示。正常情况下，清醒的个人吸气流速是 0.5 L/s，阻力大概是 $0.6 \sim 2.4\ cmH_2O/L \cdot s^{-1}$。

实际的数据在整个呼吸循环中是变化的,这是因为在自主通气下气流速率通常开始和结束时缓慢,在中间增快。

$$R_{aw} = (PIP - P_{plateau})/flow \quad 或 \quad R_{aw} = P_{TA}/flow;$$

例如　$R_{aw} = \dfrac{(40 - 25 \text{ cmH}_2\text{O})}{1 \text{ L/s}} = 15 \text{ cmH}_2\text{O/L} \cdot \text{s}^{-1}$

（1）正常阻力评估

放置人工气道,正常气道阻力是增加的。气流通过内直径较小的管道时阻力会增加(阻力可以增加到 $5 \sim 7 \text{ cmH}_2\text{O/L} \cdot \text{s}^{-1}$)。气道的疾病也可以增加阻力。清醒患者像肺气肿和哮喘疾病,即便不插管,气道阻力可以升至 $13 \sim 18 \text{ cmH}_2\text{O/L} \cdot \text{s}^{-1}$。更严重的阻塞性疾病可以使阻力更高。

呼吸时气道阻力增高明显是有坏处的。阻力越高,气体需要更高的压力进入气道而不是肺泡。肺泡内压力越低,用于交换的气体就越少。

高气道阻力的另外一个弊端是,需要消耗更多的能量使气流进入阻塞气道。为了获得能量,自主呼吸的患者需要使用附属肌来呼吸,从而使胸膜腔负压变得更负,在上气道和胸膜腔之间产生更大的压力梯度促使气体流动。这在机械通气时是一样的,呼吸机产生更大的压力使得气体进入患者阻塞的气道或较小的气管内导管。

（2）气道阻力的测量

气道阻力的压力是不容易被测量的,然而,跨气道压可以用公式来计算：$PIP - P_A = P_{TA}$,这个公式可以计算需要多少压力使气体进入具有气体交换功能的气道和肺泡。

例如：在机械通气时气道峰压是 $25 \text{ cmH}_2\text{O}$,平台压(屏住呼吸吸气末的压力)是 $20 \text{ cmH}_2\text{O}$。为克服气道阻力压力损失了 $25 \text{ cmH}_2\text{O} - 20 \text{ cmH}_2\text{O} = 5 \text{ cmH}_2\text{O}$。实际上,$5 \text{ cmH}_2\text{O}$

为对于放置合适管径的气管插管患者为克服气道阻力需要消耗的正常压力。再如：机械通气时气道峰压是 40 cmH$_2$O，平台压(屏住呼吸吸气末的压力)是 25 cmH$_2$O。为克服气道阻力压力损失了 40 cmH$_2$O－25 cmH$_2$O＝15 cmH$_2$O，数值更高说明气道阻力增加。

呼吸机一般都会显示它提供的具体气流的设置和监测实际气流的数值。通过这些信息，在假设气流流速是恒定的情况下气道阻力可以被计算。例如：气流流速是 60 L/min，用之前的气压读数 P$_{TA}$(15 cmH$_2$O)。首先，气流的单位应该从 L/min，变为 L/s(60 L/min＝60 L/60 s＝1 L/s)。气道阻力可以用以下等式来计算：R$_{aw}$＝(PIP－P$_{plateau}$)/flow。

对于气管插管的患者，气道阻力这个数值偏高，这一结果可能由于分泌物、黏膜水肿、支气管痉挛或者气管内插管管径过小。一个呼吸治疗师应更仔细地听呼吸音并且决定可能导致增加气道阻力的原因。一些具有更新的微型处理器的呼吸机可以计算气道阻力。

机械通气时压力和流速的测量也是很重要的。比起在开放气道处测量获得的数据，在呼吸机内部测量的数据不够精确。例如：在呼气阀处测量的流速和呼吸机吸气端测量的压力，这些数值包含了气体通过呼吸机管道的阻力，不仅仅只包含患者气道的阻力，因此，临床医生必须知道呼吸机显示的测量值是如何获取的。

(三) 时间常数

肺的不同部分有不同的气道阻力和顺应性。从一个肺单位到另一个肺单位的顺应性和气道阻力的数值可能完全不同。因此肺的特性是异质性而不是同质性。一些肺单位是正常的，然而另一些肺单位可以因为气道阻力增加和顺应性降低或者两者均有而受到影响。肺的病理生理学特征影响了这些特点。

气道阻力和顺应性的不同影响肺单位如何迅速地充盈和排空。每一个小的肺单位都可以被想象成为一个小的、带着吸管的可扩张的气球。假设在别的条件都相同的情况下(例如：胸膜腔内压和肺单位的位置与不同的肺区域有关)气球所获得的容积与它的顺应性和气道阻力有关,正常肺单位在正常时间内充满可达到正常的容积。如果肺单位硬化(低顺应性),充满时间就会缩短。例如：一个新的玩具气球第一次膨胀时,需要很大的力量使其开始膨胀。高压需要克服允许气球开始膨胀的临界压力点,当气球最后膨胀起来,就会很快,也会很快地回缩。如果在相同的时间内,相同的压力作用在硬化的肺单位上和正常的肺单位上,前者会产生较小的体积(顺应性＝ΔV/ΔP)。同等的压力下,如果顺应性降低,导致体积变化比正常肺单位小。

如果气球(肺单位)是正常的但是吸管(气道)很狭窄(高气道阻力),气球(肺单位)充满会很慢。气体需要更长时间才能穿过狭窄的通道,到达气球(腺泡)。如果在正常的情况下同等时间内,会导致气球体积比正常肺单位小。

(图1-2-1,A),正如上述,显示了正常的肺单位。在呼气开始前完全充满。一个僵硬的肺单位(图1-2-1,B),充满和排空迅速但是不能在相同时间下获得与正常的肺单位一样大的体积。与正常肺单位相比僵硬的肺单位充满需要更大的压力。一个高阻力肺单位(图1-2-1,C)充满缓慢。需要更多的时间来让这个肺单位达到正常的容量。如果时间是一定的,高阻力肺单位将会获得更小的体积。

肺单位充满和排空的时间是可以计算的。顺应性和气道阻力的乘积称为时间常数。对于任何顺应性和气道阻力的数值,时间常数总是等于肺膨胀或肺回缩到一定体积时(百分

比)所需时间的长度。计算肺顺应性为 $0.1\,L/cmH_2O$ 和气道
阻力为 $1\,cmH_2O/L/s$ 的一个肺单位的时间常数。时间常数
是指肺充满或排空一定体积需要的时间。一个时间常数允许
63％的气体体积被呼出(或吸入),2 个时间常数允许 86％的
气体体积被呼出(或吸入),3 个时间常数允许 95％的气体体
积被呼出(或吸入),4 个时间常数允许 98％的气体体积被呼
出(或吸入)(图 1-2-2)。例如,一个具有 $0.1\,s$ 的时间常数
的患者,在 3 个时间常数或 $0.3\,s$ 内,98％的气体体积被呼出
(或吸入)。

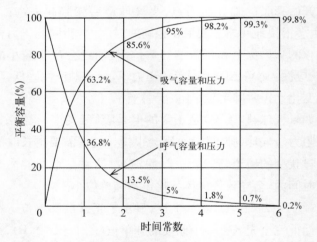

**图 1-2-2 时间常数(TC)**

时间常数(顺应性×阻力)是测量呼吸系统需要多长时间完成被动呼气。

在 5 个时间常数后肺部被认为呼出了 99.3％(接近
100％)的潮气量或 100％的潮气量被吸入。5 个时间常数等
于 $5×0.1\,s$ 或 $0.5\,s$,相当于在半秒时一个正常的肺单位将会
被排空。

计算时间常数对于设置呼吸机的呼气和吸气时间非常重
要。吸气时间少于 3 个时间常数有可能导致不足够的潮气量

被传送。延长吸气时间会允许足够的潮气量被传送，并均匀地分布通气。吸气时间应该被设置为 5 个时间常数，尤其是在压力通气模式下，这样可以确保足够的容量被传送。如果吸气时间太长，呼吸频率可能变得太慢而没有足够的分钟通气量。

呼气时间少于 3 个时间常数，可能会导致肺不完全的排空。这可以增加功能残气量（FRC）和导致气体在肺内残留。一些临床医生认为使用 95％到 98％的容积排空水平（3～4 个时间常数）对于呼气是足够的。准确的时间设置需要仔细观察患者和测量呼气末压力来确定哪个时间有更好的耐受性。

肺单位可以被描述成快肺单位或慢肺单位。快肺单位有很短的时间常数。短时间常数是因为肺单位有正常或低的气道阻力或低的顺应性，例如：发生肺纤维化的患者。快肺单位会在短时间内被充满和排空。然而，他们需要更高的压力来获得正常的肺容积。慢肺单位有长的时间常数，因为气道阻力增加或者顺应性增加，或两者同时增加，例如：肺气肿的患者。这些肺单位需要更长的时间被排空和充满。

必须要记住肺是一种少见地均匀混合的通气单位。一些肺单位排空和充满很快，然而其他肺单位却很缓慢。临床医生应该根据大部分肺的功能和患者对治疗的反应来决定基本的治疗方案。

## 二、呼吸机类型和机械通气术语

这一部分回顾了现在使用机械通气类型相关的资料和应用于机械通气的基本术语。

（一）机械通气的类型

三种基本的方法来模拟或替代正常的呼吸机制：负压通

气、正压通气、高频通气。

1. 负压通气

负压通气试图模仿呼吸肌的实际功能用正常生理学机制维持呼吸。一个关于负压通气的很好的例子是铁肺。该装置患者的头暴露于大气压力下,胸廓或者整个身体被密闭包含在负压的容器内(例如:压力低于大气压)在胸廓周围产生的负压被传递到胸壁进入胸膜腔内,最终进入肺泡内。历史描述的是最早期的负压通气机。

在负压通气下,胸膜腔成为负压,相对于口腔端的大气压肺泡内的负压逐渐增加。这一压力梯度的结果是气体进入肺内。这种负压通气方法类似正常肺的机械通气。当围绕着胸壁的负压去除时呼气就发生了。肺和胸壁正常的弹性回缩力使气体被动地从肺排出。

负压通气有一定的优势。上气道可以不用气管插管或气管切开。患者可以说话或吃东西。同时,比起正压通气,负压通气几乎没有生理学劣势。然而在血容量减少的患者,一个正常的心血管反应并不总是存在,以补偿其腹部的负压。结果是,血液大量积聚在患者的腹部,减少了回心血量。另外,复杂的护理对于这类的患者将变得困难(例如:沐浴、翻身)。

负压通气在19世纪70年代和80年代早期逐渐衰败,现在几乎不用。产生负压的其他方法(例如:肺衣)和穿戴胸甲偶尔在19世纪90年代早期使用。这个时期这些装置被用于治疗神经系统引起的慢性呼吸衰竭。(例如:小儿麻痹或肌萎缩性脊髓侧索硬化症)。然而,他们大部分已经被面罩、鼻罩或气管切开术等正压通气替代。

2. 正压通气

正压通气就是指通过气管内插管或面罩的方法使空气进入患者的肺部。例如:如果口腔端或上气道的压力是$+15\,cmH_2O$,

肺泡内的压力是 0 时(呼气末)口腔端和肺内的压力梯度是 $P_{TA} = P_{awo} - P_A$,$= 15 - (0)$,$= 15\ cmH_2O$。因此气体将会进入肺内。

吸气时上气道任何一点膨胀的压力近乎等于需要克服肺和胸壁顺应性以及气道阻力的总和。在吸气时,肺泡内的压力逐步增加为正压,肺泡内正压通过脏层胸膜传递。结果是吸气末胸膜腔内是正压。

在吸气末,呼吸机停止传送正压,口腔端的压力又恢复为周围压力(0 或大气压)。肺泡内压力仍然是正压。这在口腔端和肺泡内建立了一个压力梯度,气体被呼出。(表 1 - 2 - 2)比较了被动自主通气过程气道压力梯度的改变。

3. 高频通气

高频通气是指用高于正常的通气频率和低于正常的潮气量进行机械通气。高频通气的三个基本模式是高频正压通气(HFPPV),它使用了 60～100 次/min 的通气频率;高频喷射通气(HFJV),它使用了 100～400 到 600 次/min 的通气频率;以及高频振荡通气(HFOV),它使用的通气频率上千,甚至可高达大约 4 000 次/min。它们是通过呼吸机的型号定义的而不是每一台呼吸机具体的通气频率。

HFPPV 使用传统的正压通气设置了高的频率以及低于正常的潮气量。HFPPV 在 20 世纪 70 年代和 80 年代经常被使用,现在并不常用。HFJV 呼吸机使用了一个喷射嘴,小直径的管道产生高速率的喷气直达肺内。呼气是被动的。HFOV 呼吸机使用了小的活塞或类似于立体声喇叭的装置来回反复地传送气体,吸气时推送气体进,呼气时抽出气体。高频振荡通气最初使用于呼吸窘迫的婴儿和成人以及支气管胸膜漏的婴儿。二十二、二十三章提供这种模式通气的更多细节。

（二）正压通气的压力定义

在机械通气中一个呼吸循环的任何一点，临床医生都可以用测压计来读取呼吸机目前压力的数值。这一读数要么在很接近于口腔端（近乎气道压）被测量，要么在接近于呼吸机内部被测量，它可以评估口腔端的压力或者气道开放压。绘制一个曲线图，它代表一个呼吸循环中每一个时间点的压力。接下来，将会对压力/时间曲线的每一部分评估。在监测患者时这些压力点用来描述通气模式以及计算各种参数和监测机械通气的患者。

1. 基线压力

可以从基线值读取压力。基线压力是 0（或大气压），表示在呼气时和吸气前气道内没有额外的压力。

有时基线值大于 0，例如高于基线的压力存在于呼气时，这称为呼气末正压，或 PEEP。当 PEEP 设定时，呼吸机阻止患者呼气末压力为 0（或大气压）。PEEP 增加正常呼气末存留在肺内的气体容量，也就是 PEEP 增加功能残气量。被外加的 PEEP 称作外源性 PEEP。自动 PEEP（或内源性 PEEP），正压通气时的一个并发症，是指气体意外的储留于肺部。它通常发生于呼吸机传送下一次呼吸前患者没有足够的时间呼气。

2. 峰压

在正压通气时，压力计渐渐的升到峰值（$P_{peak}$）。这记录了吸气末最高的压力。$P_{peak}$ 也被称为吸气峰压或者峰气道压。

吸气时测量的压力是两个压力的总和：迫使气体通过气道阻力的压力（$P_{TA}$）；当气体充满肺泡时气体容量产生的压力（$P_A$）。PIP 是指在吸气末克服气道阻力的压力和肺泡压的总和。注意：在吸气的任何一点，压力表的测量等于 $P_{TA}+P_A$。

3. 平台压

另外一个有测量价值的压力是平台压（$P_{plateau}$）。平台压是在一次呼吸传送到患者后下一次呼气开始前测量的压力值。

呼气被呼吸机短暂的阻断（0.5～1.5 s）。为了获得这一测量值，呼吸机操作者应常规选择一个标记了"吸气保持"或"吸气终止"的控制。

平台压的测量类似于在吸气末屏住呼吸。在呼吸被屏住的这一刻，肺泡内部的压力和口腔端的压力是相等的（没有气体流动）。然而，呼吸肌的松弛以及肺组织弹性回缩力与膨胀的肺相平衡。这产生了正压并且能在压力计上读出正压。因为它发生于呼吸保持或暂停时，读数是稳定的；它稳定于一个数值。

平台压经常被用来当作肺泡压和肺内压。虽然他们相关但是并不完全相同。平台压反映了弹性回缩力在肺泡内气体容积的作用和呼吸机管道中容量产生的压力对回缩整体环路的影响。

4. 呼气末压

先前提到过，机械通气时如果没有足够的时间呼气，气体会潴留在肺内。最有效阻止这一并发症的方法是监测呼吸机在呼气末的压力。如果没有外源性 PEEP 被增加，基线压力比正常基线高，说明出现气体储留，或者内源性 PEEP 存在。

（王胜昱　张翔宇）

# 第三节　呼吸机送气原理

本节要点：

呼吸机用来控制吸气的控制变量是压力和容量。

呼吸的四个阶段和各阶段的变量。

吸气与呼气开始的触发。

呼吸机能够按照我们预设的参数为患者输送气体。那么它是通过什么机制来实现的呢？为了能更好地理解呼吸机的送气原理，我们首先需要来探讨以下三个问题：① 呼吸的动力来源；② 呼吸机需要控制的参数；③ 一个完整的呼吸周期的组成。同时，本章还将讨论临床常见的呼吸类型，如指令通气、辅助通气、自主呼吸等。

## 一、肺通气吸气时的基本模型

机械通气的原理可以通过一个模型来进行描述，临床医生可以通过这个模型来理解呼吸机是如何工作的。这个模型包含了诸多变量间的相互关系，最重要的变量是压力的变化。一个常用而简单的模型是将呼吸系统看作是一个导管与有弹性的气球相连接，气体通过导管进出气球从而完成呼吸。在自主呼吸和机械通气时，有两种类型的压力作用于呼吸系统，即呼吸肌收缩产生的压力变化（肌肉压力）和呼吸机送气提供的压力（呼吸机压力）。这些压力导致了气体的运动，从而给肺提供了一定容量的气体。送入气体容量的多少取决于肺的物理特性，主要是顺应性和阻力。压力、流量和容量之间的相互变化关系可以通过一个运动方程进行描述。即 $P_{vent} + P_{muscles} = C/V + R_{aw} \times V$。等式左边，$P_{vent}$ 是呼吸机提供的压力，$P_{muscles}$ 是患者自主吸气时由呼吸肌（主要为膈肌）产生的压力。等式的右边，C 是指呼吸系统顺应性，V 是指提供的容量；$R_{aw}$ 主要包括气道阻力，V 是指吸气时的气体流量。在这个方程中，压力、容量和流量是变量，而阻力和顺应性是常数。运动方程能很好地描述机械通气过程，如在机械正压通气时，如患者没有自主呼吸，$P_{muscles}$ 为 0，呼吸机提供一个正压假设是 20 $cmH_2O$，患者肺泡内的压力是 0，压力差等于 20 $cmH_2O$。此压力差克服气道阻力导致气体流动，克服肺弹性阻力导致容量的输出，从而完成送气过程。

## 二、吸气时呼吸机控制和测定因素

呼吸机最重要的功能是能借助其本身的设计原理和医务人员的设置来输送吸入气体的量（潮气量）。临床上常通过预设吸入潮气量和吸气压力来实现，这就是我们常说的容量控制通气（VCV）和压力控制通气（PCV）。呼吸机的控制参数包括以下四类：容量（V）、压力（P）、流量（F）和时间（T），但是它不能同时控制两类（含）以上的参数。当流量或容量固定时，压力可变；当压力固定时，容量和流量之间是相互制约的，均受呼吸系统力学因素的影响，比如顺应性和气道阻力等。

（一）压力控制呼吸

呼吸机送气时压力波形维持固定的形态，此种送气方式称为压力控制呼吸，也称为压力限制或者压力目标呼吸。呼吸系统力学改变不影响压力波形。

（二）容量控制呼吸/流量控制呼吸

当呼吸机在吸气阶段单次输送的气体容量（通常为潮气量）保持不变时，就称为容量控制呼吸，也称为容量限制或容量目标呼吸。其预设参数通常为潮气量和流量。当呼吸系统力学发生改变时，容量和流量保持不变，气道和肺泡内压力则发生相应变化。顺应性（C）越好，气道压力越低；气道阻力（R）越低，压力越小。由于容量控制呼吸时，每次送气的流量固定，所以容量控制呼吸相当于是流量控制呼吸。一些呼吸机通过直接设置流量和吸气时间而自动得出潮气量，这种设置称为流量控制呼吸似乎更为合适。

（三）时间控制呼吸

当容量和压力均随呼吸系统力学改变而改变，就称为时间控制呼吸。这种通气方式一般用于高频喷射呼吸机当中，且很难将吸气相和呼气相区分开来。时间控制通气相对于容量和压力控制通气，临床上较为少见。

### 三、吸气波形控制概况

机械通气时的不同送气方式可以通过观察呼吸机显示的压力-时间、容量-时间和流量-时间波形来明确。如呼吸机显示的压力-时间波形不随肺的顺应性或气道阻力的改变而变化，则是压力型送气方式；反之，如压力-时间波形随肺的顺应性或气道阻力的改变而变化，而潮气量保持恒定，则是容量型送气方式。波形通常有四种形态：方波、减速波、正弦波和指数型递增或递减波。呼吸机进行数据监测的部位通常有以下几个：① 患者气道和呼吸机的连接处（Y形管）；② 吸气端（近呼吸机送气出口端）；③ 呼气端（近呼气阀处）。呼吸机将监测到的数据进行描记成为曲线，再通过显示屏展示给医务人员。微机控制的呼吸机大多能将数据及波形显示出来，有些呼吸机有内建的显示屏（DrägerEvita 等），有些呼吸机（Servo 300）则可通过外接显示器来实现数据和图形的展示。

### 四、呼吸的四个阶段和各阶段的变量

呼吸周期是指从吸气开始到下一次吸气开始的时间间隔。一个完整的呼吸周期通常由四个阶段组成，它们分别是：① 从呼气相切换到吸气相；② 吸气相；③ 从吸气相切换到呼气相；④ 呼气相。呼吸机通过监测某些参数来执行各阶段之间的转换。如通过监测触发参数来实现呼吸周期第一阶段的开始（吸气的开始），限制参数来控制吸气阶段的维持，而切换

参数则决定了吸气在什么时候结束,呼气在什么时候开始(吸气向呼气的切换)。

(一) 吸气的开始:触发变量

触发变量决定了呼气在什么时间结束、吸气在什么时候开始,是一个非常重要的参数。吸气开始可以由呼吸机决定,通常称为时间触发;也可以由患者触发呼吸机送气,患者触发通常是基于患者自主吸气努力时发生的压力、流量或容量等的变化,呼吸机通过监测其中一个参数的变化而开始送气。许多呼吸机还允许操作者手动触发呼吸机送气。

1. 时间触发

时间触发是指当经过一段相对固定的时间之后,呼吸机开始自动向患者输送气体。时间触发送气时,送气的频率完全由呼吸机控制,所以有时称其为控制通气模式。此类送气是强制性的,因为这完全由呼吸机决定送气的开始。在呼吸机的发展史上,曾经有呼吸机是完全的时间触发送气。呼吸机按照操作者设置的呼吸频率,定时的开始送气,患者的吸气努力并不能触发呼吸机送气,所以控制通气模式指的就是这类通气方式。对于没有自主呼吸的患者或呼吸肌完全无力的患者,可以很好地耐受这种通气模式。对于其他更多的有自主呼吸的患者,在这种通气方式下,患者出现自主呼吸时可能发生严重的人机对抗。所以,当前的呼吸机已经没有这种模式设置。现代呼吸机通过设置呼吸频率来决定时间触发的开始,但患者的吸气努力可以随时提早呼吸机的送气。如设置呼吸频率 12 次/min,则每个呼吸周期是 5 s。呼吸机两次送气的最大间隔应该是 5 s。如患者没有触发送气,则每间隔 5 s 强制送气一次。如有一次患者触发送气,则呼吸机计算从这一次患者触发送气后的 5 s,如没有患者触发,则在第 5 s 时开始送气。所以时间触发是通过呼吸频率的设置来实现,在某种意义上可以称作为最低或"背景"频率。

2. 患者触发

患者有足够的自主呼吸努力,并能驱使呼吸机在需要的时候随时启动送气程序,该种方式称为患者触发。在临床上,呼吸机常通过监测流量、压力和容量的变化量来感知患者的吸气努力并开始送气。其中流量触发和压力触发是最常用的触发方式,当呼吸机在呼气相监测到呼吸机管路内一定程度的压力下降或流量变化的时候,吸气相开始。

现代的呼吸机均有触发参数的设置,通常其设置的变化幅度越小越灵敏;也就是说,$-0.5\ cmH_2O$ 较 $-1\ cmH_2O$ 更为灵敏。大部分呼吸机(Dräger、PB 等)的触发参数监测设备位呼吸机内部,也有部分位于外部管路(拉斐尔等)。一般而言,外部监测数据较准确但稳定性较差。临床医生在设置触发灵敏度时,必须考虑患者的真实需求,如果设置过于灵敏,容易产生误触发(并非患者自身吸气需求,比如管路积水、管路泄漏等)。如果灵敏度过低,则患者需要额外的吸气努力才能触发送气,加重患者吸气负担。

3. 压力触发

压力触发是最早被使用和最简单的触发方式。患者自主呼吸努力导致呼吸环路内压力降低,呼吸机通过压力传感器感知到压力的降低,达到一定的阈值后开始触发送气。此阈值即是压力触发灵敏度的设置值。常用压力触发水平为 $-0.5\ cmH_2O\sim-1.5\ cmH_2O$,即当压力降至基线压下 $-1.5\ cmH_2O\sim-0.5\ cmH_2O$ 时呼吸机开始送气。例如,PEEP 为 0 时基线压为 0,设置压力触发灵敏度值是 $-1.0\ cmH_2O$。

当压力降至 $-1.0\ cmH_2O$ 时呼吸机被触发并开始送气;当设置 PEEP 为 5 时基线压为 5,压力降至 $4.0\ cmH_2O$ 时呼吸机被触发并开始送气。

4. 流量触发

流量触发是在 20 世纪 80 年代早期由 Engstrom 首先介绍的,但直到 1988 年由 Puritan Bennett 再次介绍才被广泛应用。其触发方式为:当呼吸机在呼气相监测到的呼气管路内流量下降一定程度时启动吸气程序。具备该种触发方式的呼吸机通常有一基础流量(base flow),该流量不因呼吸流程而变化,为一恒定值。比如,某一呼吸机的基础流量为 6 L/min,那么在呼气相结束时呼气管路内能监测到的流量大小为 6 L/min;如果此时吸气管路内的流量也为 6 L/min,则表明患者没有吸气动作。如果设置触发流量为 2 L/min,则当呼气端监测到的流量为 4 L/min(6 L/min－2 L/min＝4 L/min)时,呼吸机启动辅助送气程序,患者吸气相开始。目前的临床实践显示,当合理设置流量触发灵敏度时,流量触发较压力触发更能降低患者的吸气做功,人机同步性更好。

5. 容量触发

容量触发在成人呼吸机中较少被使用。当呼气相呼吸管路内容量下降一定程度时触发呼吸机送气,患者吸气开始。使用此方式触发的呼吸机有 Dräger Babylog 等。

6. 手动触发

手动触发属于另外一种不常使用的触发方式,具备此种触发方式的呼吸机通常有一"手动触发"按钮(如 Puritan Bennett 84 呼吸机),操作者通过此按钮实施手动触发,每按下该按钮一次,呼吸机按照设置的参数给予一次送气,属于控制通气的一种。

7. 阻抗触发和动力触发

由于新生儿呼吸频率快、呼吸时压力和流量变化较小以及气管插管内径小,故监测新生儿吸气努力开始后的压力、流量等参数的轻微变化较为困难,易发生新生儿吸气和呼吸机送气的不同步。有研究者寻求其他更好的触发方式来替代传统的触发方式。胸壁阻抗触发使用标准的心电图(ECG)电极,吸气时胸壁扩张,导致胸壁阻抗发生变化,从而触发呼吸机开始送气。动力触发在(infrasonics infant rtar)呼吸机上被使用。将一个充气柔软胶囊作为传感器绑在新生儿腹部的肚脐和剑突之间。吸气时腹部隆起,胶囊受压,产生的压力信号被转换成电信号触发呼吸机送气,触发的反应时间约为47 ms。

8. 神经电触发(NAVA)

通过膈肌肌电图(EMG)触发呼吸机送气称为神经电触发。呼吸机使用通过插入含有一系列电极的食道导管,它能滤除心肌电活动,感知膈肌收缩时电活动并触发呼吸机送气。由于它是直接通过膈肌电活动感知患者吸气,相对于其他触发方式要更灵敏,反应时间更短,受环路漏气、内源性 PEEP 等的影响更小。西门子(Servo i)呼吸机具有 NAVA 功能。

在临床上常能观察到一种现象,虽然患者有足够的自主呼吸努力,但其呼吸频率仍然有较大起伏变化,呼吸周期时长时短(常见于颅脑损伤等中枢疾病),在这种情况下,我们通常需要设置一最低呼吸频率以保证患者的最低通气。也就是说某一次呼吸机送气可能是时间触发的(控制通气),也可能是流量或压力触发(辅助通气)的,取决于患者自身的呼吸节律和强度的变化。在这种模式下,监测到的呼吸频率通常较设置频率高。这种通气方式就是我们通常所说的辅助/控制通气模式,当呼吸频率较慢时,呼吸机按照设置频率通气为控制通气;当频率较快时,按照患者自身频率通气为辅助通气。

(二) 吸气因素:限制变量

以上讨论的是吸气开始时候的触发变量,那么从送气开始到送气结束这段时间,又是靠什么参数来规范整个过程的呢? 这就是我们接下来要讨论的内容:限制参数。限制参数在整个吸气期起至关重要的作用。在生理条件下,吸气开始后的流量或容量完全由人体自身需求决定;当有呼吸机介入时,由于大多数通气参数需要预设,那么采用何种限制参数,则需要重点考虑。如果设置的限制参数不恰当,那么在大多数时候,呼吸机和人体之间就会出现不协调(人机对抗)的问题。如果我们给患者预设了容量控制通气的方式,我们首先预设一定的容量(潮气量),那么从理论上来讲,患者每一次呼吸最终获得的潮气量应该是恒定不变的。

一般情况下,限制参数是指在吸气期该变量能达到的最大值,它不会影响吸气在什么时候结束。限制变量包括压力限制、容量限制和流量限制。

1. 压力限制

压力限制是指在吸气相压力上升至一定值并不超过它,但压力的达到并不意味着吸气的结束。例如,送气过程是压力限制,呼吸设置压力为 20 $cmH_2O$,那么当吸气开始气道压力上升至 20 $cmH_2O$ 后压力不再上升,并且维持 20 $cmH_2O$,呼吸机何时结束吸气转向呼气由其他参数(切换变量)决定。压力控制模式(PC)、压力支持模式(PSV)都属于压力限制通气方式。

2. 容量限制/流量限制

呼吸机通过控制流量和流量持续的时间得到容量值(流量×时间=容量)。通常是在呼吸机上直接设置容量,此容量就是在整个吸气过程中呼吸机能够输送给患者的最大容量限值。必须明确的是容量目标的达到并不一定意味着吸气结束。由于容量限制时呼吸机送出容量固定,而容量=流量×时间,所以容量限制从某种意义上可以认为等同于流量限制。

当今大部分智能呼吸机均提供容量限制的设置,一些呼吸机如 Servo i 能在患者吸气努力增加时提供更多的容量,在这种状态下呼吸机送气就不是容量限制,而容量的改变是通过流量的变化来实现的。

3. 最大安全压:压力限制与压力切换

此前已经详细讨论了压力限制的工作原理。这里要讨论的压力切换则有所不同。当今的大部分呼吸机,均配备有一个最高压力限制参数,其常用设置值在平均监测压力峰值以上 10 cmH$_2$O 的水平。在通气过程中如果由于某种原因使得气道峰压上升至最高压力限制水平时,呼吸机将执行吸气向呼气的切换动作,而并不维持压力。我们通常将该压力称为安全压,这种吸气向呼气的切换方式称为压力切换。常见的高压报警参数即具备此功能。

大部分呼吸机都是按照达到切换压力执行切换的方式,但也并不尽然。在某些婴儿呼吸机,当压力到达高限时,吸气持续,气体通过安全阀释放到大气中以维持气道压力在限制水平。不同的呼吸机其压力切换名称各异,有些称为高压限制,有些则称为压力上限等,医务人员需要根据其实际工作方式来判断。有些呼吸机高压限制是内置的,不需要医务人员设置,其通常被设置在 120 cmH$_2$O,呼吸机工作过程中的压力不能超过该水平,该装置我们称其为安全阀。

(三)吸气阶段的中止:切换机制

呼吸机监测某一特定参数,当该参数达到一定水平时,呼吸机执行吸气向呼气的切换,吸气中止,呼气阀开放,这种工作方式称为切换方式。一旦执行切换机制,患者肺内气体便开始向肺外呼出,排出二氧化碳。目前常用的切换参数有以下四类:时间、压力、流量和容量,医务人员可以通过设置以上任一参数来设定吸气向呼气的切换机制,呼吸机通过监测该参数来决定什么时候该结束吸气阶段。

1. 时间切换

时间切换通气是指决定吸气向呼气的切换参数为时间参数的通气方式,该时间是预设并绝对固定的,不受其他因素影响。当达到预设时间后,呼吸机的呼气阀开放,患者肺内气体经过呼气阀流出。临床上我们使用容量控制通气时,通常使用流量恒定的通气方式,如果容量和流量大小已知,那么就可以通过以下公式计算切换时间(吸气时间):流量×时间=容量(潮气量)。大多数智能呼吸机能根据以上公式,通过设置的容量、时间、流量中任意两个自动计算出第三个参数。例如:当预设潮气量 500 ml、吸气流量 30 L/min、流速波形为方波时,呼吸机可以计算出吸气时间为 1 s,当呼吸机给予 30 L/min流量开始送气并经过 1 s 时间后,吸气中止,呼气开始。

需要注意的是,使用容量控制时间切换通气时,呼吸机的输送流量和容量不会因肺顺应性或气道阻力的变化而变化,而气道压力则会有相应变动;当顺应性降低、阻力增加时,气道压力增高;反之,气道压力降低,它属于容量恒定、压力可变的通气方式。而时间切换压力控制通气则不然,呼吸机输送的流量和容量会随着呼吸力学或患者的自身吸气努力的改变而改变,我们通常称为压力控制通气(PCV),属于压力恒定、容量可变的通气方式,其最大优势在于可以防止气道压力异常增高,降低肺压力伤的发生,但需高度关注其容量的不恒定导致的通气不足或过度。

2. 压力切换

当压力达到预设值,呼吸机中止送气、呼气阀开放、患者开始呼气的切换方式称为压力切换通气。呼吸机能输送的潮气量受预设压力、吸气流量大小、吸气持续的时间、呼吸力学影响。压力切换呼吸机(如 Bird Mark 7)的缺点是当患者肺顺应性下降或气道阻力增高时,可导致通气不足。其优点是能有效控制气道峰压,最大限度降低肺损伤的可能性。这类呼吸机可使用在需要机械通气时间较短、肺力学相对正常的患者,如手术后患者的短期呼吸支持,但必须合理设置报警系统。另外,使用容量控制通气时,当气道压力超过设置的最高压力限制值时,吸气中止转为呼气相。此时将出现高压报警,并且设置的潮气量并没有全部送出。

3. 流量切换

流量切换一般用在自主呼吸模式下(PSV、PAV 等),其实际上也是时间切换,区别在于它的切换时间是可变的,并非绝对固定;切换的早晚可受患者吸气努力、肺顺应性、气道阻力、压力高低等影响;所以属于相对的时间切换,较时间切换更注重患者自身的吸气需求的变异。

设置参数一般为一百分比数据,比如设置值 20%,其意义是指:吸气开始后当吸气流量下降到吸气流量峰值的 20%时切换到呼气相。呼吸机输送的容量、流量、吸气时间受呼吸力学的影响。大部分呼吸机的切换流量百分比是可调的,比如 Puritan Bennett 840 等;有些则不可调整,比如 Dräger 内定 25%,PB 7200 则设定在 5 L/min。

4. 容量切换

其工作原理为:当呼吸机输送完预设的潮气量后,吸气结束,呼气开始。在大多数情况下,呼吸系统力学特性的改变并不会影响输送的潮气量的大小。如当肺部炎症时,通常肺顺应性降低、气道阻力增高,此时呼吸机输送的潮气量保持原设定水平,但气道压力则会相应增高。在有些呼吸机,比如 Puritan Bennett 840,当选择容量控制通气并采用恒定流量(方波流量)方式时,可以设置吸气暂停参数,此时其工作方式并非容量切换,而是时间切换;当容量输送完毕并达到吸气暂停时间之后,呼吸机才中止送气过程。

呼吸机和患者通常需要通过呼吸管路来连接,由于管路有一定的顺应性,因此,呼吸机输送的设置容量和实际输送容量之间会有一定差别。正压通气会使得呼吸管路发生一定程度的膨胀,膨胀导致的管路容量的增加会将一部分呼吸机输送的气体储存起来(称为压缩气量),这样一来患者真正获得的容量就是两者之间的差值,而并非预设容量。大部分呼吸管路的顺应性在 $2\sim3$ ml/cmH$_2$O,也就是说管路压力每增加 $1$ cmH$_2$O,患者获得的实际容量将比预设值减少 $2\sim3$ ml。压力越高,患者获得的气体量将越少;患者肺部顺应性越好,损失的容量越少。新生婴儿肺顺应性较成人差,潮气量低,为了保证一定通气,需要使用专用的小儿管路也是基于此原理。

使用容量控制通气时,实际吸入容量监测显得尤为重要。我们可以通过监测呼气相经人工气道流出的容量来测定实际吸入气量。现代呼吸机已经不需要我们手动去校准压缩气量。比如 PuritanBennett 840 呼吸机就能在进行自检时测定整套呼吸管路的顺应性和阻力,在通气时通过监测管路压力并计算压缩气量,在下次通气时给予相应容量补偿。

呼吸管路中的气体泄漏也是导致实际输送容量和预设容量不一致的常见原因之一。可以通过比较吸入和呼出潮气量来明确有无泄漏发生。泄漏发生的地方可以是环路的任何位置,常见的位置有:湿化罐接口、感温探头、呼吸机延长管负压吸引口等。当有气体泄漏时,在呼吸波形上可发生相应的变化,比如容量控制通气时容量波形不能归零、气道压力较前明显降低等,甚至发生低压、低容量报警。较高的泄漏量不仅导致输送气量减少,而且可能引起误触发,需要仔细识别、寻找并予以解决。

5. 吸气暂停

吸气暂停是指当达到切换条件时,呼吸机停止送气,但呼气阀仍处于关闭状态,此时肺内气体不会被释放出来;它实际上意味着肺内气体的重新分布,这种状态称为"吸气暂停",某些呼吸机上又称为"吸气保持"。这种状态持续的时间,称为"吸气暂停时间",可在大部分呼吸机上见到此参数。吸气暂停期的气道压力称为"平台压"。它通常是一恒定值(没有自主呼吸的干扰),我们可以通过监测平台压和呼吸机输送的实际潮气量来计算肺静态顺应性。吸气保持通常用于增加肺内气体的交换时间(高压时间),以改善肺气体交换。

(四) 呼吸形式

临床常见的机械通气呼吸类型有两类,分别是指令呼吸和自主呼吸。指令通气时,呼吸机决定吸气的开始(时间触发)或潮气量(或两者一起)。换而言之,呼吸机决定呼吸的触发和/或切换。自主呼吸则由患者触发呼吸机开始送气,输送潮气量的多少受患者吸气努力影响。自主呼吸时,呼吸机压力或容量的输出更多的基于患者需求而不是呼吸机的设置参数。

(五) 呼气阶段:基线变量

呼气相是指两次吸气相之间的阶段。在呼气时间内控制的机械通气变量即为基线变量。在机械通气时,吸气气流的停止、呼气阀开放意味着呼气相的开始。当应用吸气暂停时,吸气气流停止而呼气阀并未开放,此时肺内气体并未呼出;当暂停时间结束,呼气相才真正开始。

在机械通气应用的早些时候,大多数人认为对呼气的辅助和对吸气辅助有着同样重要的意义,于是常使用各种方法来对呼气相进行干预,其中常用的方式有两种:一种是呼气末负压(NEEP),即在呼气相开始时,使用某种负压装置作用于口腔或上呼吸道,将肺内气体依靠负压抽吸到肺外。另一种方式则是通过另一个装置将正压作用于腹部膈肌以下部位,将肺内气体挤压出肺部。在生理条件下,气体的呼出通常是被动的,它依靠胸廓和肺的被动回缩将气体呼出。显然,以上两种方式均是反生理的方法。近10年来,越来越多的医务人员开始关注"呼气相",临床上常见的问题通常不是吸气时间不足或通气量不够,而是呼气时间不够,由此导致肺内气体不能完全呼出体外,引起肺功能残气量增加,胸腔内压力增加,进而引起一系列的并发症。因此,我们在设置通气参数时,应认真考虑呼气时间足够与否。目前呼吸机通常使用吸气时间(Ti)和后备频率(RR)来限定通气过程中的时间参数。某些呼吸机(例如:Puritan Bennett 840)也可以设置呼气时间(Te)和吸呼比(I∶E),但需要注意的是实际上它仍然是通过 Te、I∶E 来间接设置吸气时间(Ti),最后固定吸气时间来完成通气,当患者存在自主呼吸的时候,其 I∶E 和 Te 仍然是可变的。

1. 基线压力

基线压力就是我们通常所说的呼气末正压(PEEP)。它通常作用于整个呼气相。大部分现代呼吸机采用压力作为呼气基线参数,它可以是0(ZEEP),也可以是正压(PEEP)。

2. 持续气流

持续气流存在于呼气相。目前大多数呼吸机在呼气相的后半程提供一恒定流量的气流。在 Bear 1000 呼吸机,持续气流的大小可以自主设置,大小不能小于2倍触发流量;而在 Puritan Bennett、Maquet 等呼吸机,其持续气流大小是内置的,医务人员无法更改。

3. 呼气保持(呼气暂停)

呼气开始时,首先允许肺内气体完全呼出,在呼气流量结束时,呼吸机关闭吸气阀和呼气阀,直到下次吸气开始;呼气流量结束到下次吸气开始的时间段,称为呼气保持(呼气暂停)。该操作使得下次吸气开始延迟,其目的为测量内源性PEEP和陷闭气量的大小。当有自主呼吸存在时,执行"呼气保持"非常困难;即使成功执行,其显示的"内源性PEEP"的准确度也不够,但是可以通过该操作来粗略判断"内源性PEEP"是否存在。我们也可以通过观察流量-时间波形来判断是否存在"内源性PEEP",当呼气流量波形不能回到基线,那么就有存在"内源性PEEP"的可能性。

4. 呼气延迟

某些疾病(如肺气肿)通常会导致患者在呼气相早期发生小气道塌陷的问题,从而延长呼气时间。为缓解症状,患者习惯使用缩唇呼吸;而在有人工气道的患者,不能进行缩唇呼吸,可通过设置一定水平的PEEP来实现类似功能。

呼吸机上的某些设备也会导致呼气阻力增加、呼气时间加长,比如呼气管路、细菌过滤器、呼气阀等。特别是细菌过滤器,常会因为冷凝水而导致呼气阻力增加,延长呼气时间。临床医生和护理人员需要经常倾倒积水杯内的积水、检查过滤器,以防此类状况发生。

5. 持续气道正压和 PEEP

在低氧血症的患者,常需使用持续气道正压(CPAP)和PEEP来改善氧合。CPAP是指使用恒定的高于大气压的压力持续作用于患者上呼吸道来改善氧合的方式。在早期,CPAP被广泛应用于睡眠呼吸暂停的患者,因其能保持患者在睡眠状态下气道的开放获得了良好的疗效。

PEEP称为呼气末正压,实际指整个呼气相的上呼吸道压力。无论自主呼吸还是指令呼吸,当使用PEEP时,呼气末的气道压力均高于大气压。此时的机械通气基线参数即为

PEEP。

PEEP 通过增加功能残气量来防止呼气末的早期气道塌陷和肺泡气体陷闭,并能有效改善患者氧合状况。临床医生需要很好地理解 CPAP 和 PEEP 的功能,它们能改善氧合但并不提供通气动力。

（何国军　浦其斌）

# 第二章

# 人 工 气 道

## 第一节　人工气道的分类和进展

*本节要点：*
*建立人工气道的适应证。*
*气管插管、气管切开的操作流程和注意事项。*
*特殊人工气道。*

### 一、人工气道的概念

人工气道（artifical airway）是为了保持气道通畅而在生理气道与其他气源之间建立的有效连接，此方式有利于呼吸道分泌物的清除及机械通气。临床可分为简易人工气道、气管插管及气管切开。人工气道的应用指征取决于患者呼吸循环和中枢神经系统功能状况，临床应结合患者的病情需要选择适当的人工气道。

简易人工气道主要分为口咽通气道（oral pharyngeal airway, OPA）、鼻咽通气道（nasal pharyngeal airway, NPA），喉罩（laryngeal mask airway, LMA）。喉罩主要运用于门诊及短小手术全麻患者，对于需要长期行机械通气的患者，通常进行气管插管或气管切开。

## 二、气管插管

气管插管是指将一特制的气管内导管经声门置入气管的技术。此项操作可改善气道通畅、通气供氧及防止误吸的发生。气管插管术是各种疾病导致呼吸衰竭、心肺复苏时最常见的抢救措施之一。根据途径不同可分为经鼻气管插管术和经口气管插管术。

（一）物品

现在常用气管导管是带低压高容积套囊的聚氯乙烯管。导管通常依据气管内径的大小来区分，气管导管的外径取决于气管导管的内径和管壁的厚度，因制造者而各异。在成人，气管导管外径通常依据声门裂的大小选择，而儿童则依据声门下面积来选择。导管的型号不同，内径也不同，通常从2.5 mm 到 9.0 mm 不等。法氏型号反映的是周径，所以同样内径号的气管导管管壁厚者法氏号高于管壁薄者。少部分患者因气管长度的高度变异性将会需要更长或更短的导管。

导管的材料的使用依据 Z-79（美国国家标准研究院麻醉器械 Z-79 委员会）和 IT（人体植入试验）标识，表示导管在检测能力限度内是无毒无刺激的。管壁内有一条 X 光不能透过的线性物质以助定位。多数管壁有一个相对于斜面开口的小孔，这个小孔被称作 Muphy 孔，在斜面内腔被堵塞时可以允许气体通过。导管经过无菌处理，现在大多数是一次性使用。导管口应能与 15 mm 接头很好地紧接。

成年男子适用 ID：8.0 mm 导管，成年女性通常适用 ID：7.0 mm 导管，考虑到个体差异，插管时大一号或小一号的导管都要提前准备好。通常妇女的喉部较小，在成人，声门的大小限制导管的大小。在幼童传统上都使用没有套囊的导管。应当准备好比预先确定的管号大小相差 0.5 mm 的导管。儿童导管的大小可以通过公式(16＋年龄)/4 计算出,但是考虑到个体的差异需要准备好各种型号的导管。如果怀疑有喉及气管疾病,不管是哪个年龄都应选择较小的导管,比如成人用 6 mm 导管可以帮助解决困难插管。

如今导管末端的套囊是高容量低压力的。柔软的套管顺应性好,可大容量充气而压力不至于过高。套囊内过高的压力可以压迫气管黏膜而致缺血损伤,这在麻醉期间并不常见,是气管插管远期局部并发症的一部分。这种大容量低压力的套囊已经应用了多年,近年来发现这种套囊可能的缺点是在气管内可能出现很多皱褶缝隙,套囊上部的液体可以从这些缝隙流入气管并导致肺炎。所以,新近推出的锥形套囊可以有效减少呼吸机相关性肺炎(Ventilator associated pneumonia, VAP)的发生。

在使用气管导管箭,应充气膨胀套囊以检查套囊是否对称或者漏气,并移除注射器以检查其单向阀门功能。插入气管导管后,应给套囊充气,确保正压通气时没有气体漏出,这将保护气道,防止误吸及侧壁压力过高。套囊内压最好维持在 20～25 mmHg,以低于气管黏膜的灌注压(25～35 mmHg)。虽然指示气囊不能确切显示套囊压力,但是如果套囊压力过高,少量的气体会从套囊中逸出。临床医师要警惕局部黏膜缺血与否。

8 岁以下的儿童过去常使用不带套囊的气管导管。儿童狭窄的声门下区限制了导管的大小。儿童使用无套囊导管时可以将发生漏气时的气道压作为判断导管选择是否合适的衡量指标,气道压 15～20 $cmH_2O$ 时发生漏气是可以接受的。

管芯是另外一种较常用的设备,由柔韧的金属做成,插管时可以插进导管腔中以获得需要的形状。当声门可以显示但导管顶端不能直接进入声门时,或者当声门显示范围因较小或无法显示而需要半盲插或盲插时,管芯可帮助导管进入声门。通常应用的形状像曲棍球棒,但是当盲插或困难插管时需要更大的弯曲度。当需要快速插管时,或者需要减少血流动力学变化时(如心脏外科麻醉或神经外科麻醉时)也需要使用管芯。管芯应润滑以便撤出导管时较容易。不应让管芯的尖端超过导管尖端。当导管进入声门时应将管芯拔出避免损伤。

一些临床医师在导管顶端涂上局部麻醉软膏,这是没有必要的,而且会增加咽喉痛的发生率。而且油腻的软膏会影响握住导管的手感。麻醉软膏在经鼻操作时(如通气道、气管导管、胃管)及润滑管芯时有一定作用。

插管后需要胶带固定导管,为避免胶带的撕裂,应多在导管上缠绕几道加固,可更有效地防止导管移动。一些情况下应特别注意导管的固定,如外科手术体位致呼吸道管理不便(如俯卧位的神经外科手术,使用头架使麻醉医生远离头部);较易发生脱管的手术(如腭裂修补);布带更适合外伤出血的患者,因为血会使纸胶带失效,对于胡须浓密患者也比较合适。

(二) 技术

1. 经口气管插管适应证、禁忌证、优点、缺点

适应证:① 患者神志不清或昏迷者;② 自主咳痰能力差或无的患者;③ 需长时间应用呼吸机而又不考虑气管切开者;④ 需紧急建立人工气道者等。禁忌证:严重的喉头水肿,急性喉炎、喉黏膜下水肿;头部无法后仰。优点:插管容易、适合急救,较少无效腔,气道阻力小,利于吸痰,不易漏气等。缺点:对咽喉部刺激强,清醒患者不能长时间耐受,不利于口腔护理,长时间应用可损伤牙齿、口腔、咽喉、会厌等部位,一般留置不超过 7 d,但临床上加强气道管理和口腔护理,留置时

间可以相对延长。总的来说优点多于缺点。

明视下气管插管的步骤：①摆好体位：患者取"去枕仰卧位"，用抬颏压额法，以寰枕关节为转折点，使头部尽量后仰，让口轴线、咽轴线、喉轴线三线尽量平行，三轴线平行得越好，插管就越顺利，术者站于患者头侧，视线应与喉轴线平行。②开放气道：术者用双手托患者双下颌（拇指放置于鼻翼两侧），以右手拇指和示指作为开口器打开口腔，检查并清除口腔内异物，尤其是有无活动假牙或者松脱的牙齿。③插管全程应始终保持患者头部后仰，以简易呼吸器面罩加压给氧（100%纯氧 2～3 min），以防插管过程中引发患者心搏骤停。④保护口唇：用右手拇指和示指交叉推开下唇及下颌，拇指抵住门齿，保护好口唇。⑤咽喉镜置入口腔：术者左手持弯形喉镜，沿右侧口角垂直进入口腔，压住舌背，然后将舌体推向左侧，镜片得以移至口腔正中线上，注意喉镜的位置要居中，否则将导致声门裂暴露不充分，喉镜进入口腔后，保护下唇的右手应及时移至患者前额，用虎口往下压额头以利声门显露。⑥以解剖标志为引导深入喉镜，喉镜在口腔居中可见到第一解剖标志：悬雍垂，再循咽部自然弧度慢推镜片，使其顶端抵达舌根，即可见第二解剖标志：会厌。⑦上提喉镜暴露声门裂：待喉镜尖端抵达会厌根部后，即须向前上方用力提喉镜（沿 45°角的合力），一定要用手提，切忌以上切齿为杠杆支点去撬门牙。用力上提喉镜即可使会厌随之而抬起，暴露其下方的声门，即可见到左、右声带及其之间的声门裂，为气管开口的标志。上提喉镜的三个前提条件是：a. 喉镜必须居中；b. 喉镜必须在会厌的上方；c. 喉镜尖端必须抵达会厌根部。只有同时满足以上三个条件才能做"上提喉镜"的动作。⑧直视下气管插管：右手握持导管的中后 1/3 段交界处，以握毛笔手势，把带管芯的气管导管的斜口端朝右对准声门裂,双目经过镜片与管壁间的狭窄间隙监视导管前进方向即沿着喉镜的镜片凹槽面在直视下送入导管;在声门裂处轻柔旋转导管,使导管能顺利地一次性通过声门裂成功进入气管内。⑨拔出插管芯使导管前进到位:气管导管通过声门裂1 cm后,要拔出插管芯再向前推送,严禁带着插管芯暴力向前推送到位。准确的插管深度为:一般成年男性导管刻度距门齿 23～25 cm,女性 22～24 cm,导管远端与隆突的距离为 2～4 cm。小于 1 岁的:经口(鼻)插管深度(cm)=1/2 体重+8(9),大于 1 岁的:经口插管深度(cm)=1/2 年龄+12,导管在气管内的深度为 2～3 cm。⑩ 调整好插管深度后,要先置入牙垫后再退出喉镜,顺序不能颠倒,以防患者咬紧气管导管引起窒息。⑪ 尽管是在直视下插入导管,仍必须同时采用两种以上的方法确定导管是在气管内,以确保万无一失:出气法——按压患者双侧胸部,看有否湿热气流使导管雾状透明,听导管开口是否有温热气流呼出;进气法——挤压复苏球囊,观察两侧胸廓运动是否对称,同时听诊双肺野和腋下听诊呼吸音是否相同,若发现一侧呼吸音消失,可能是气管插入一侧肺,需及时调整;听诊胃部是否有气过水声,在挤压复苏球囊时若导管位于气管内则胃部无气过水声;还可以通过行纤维支气管镜检查、胸部 X 线或 CT 检查,了解导管位置是否在"气管隆嵴的上方 2～4 cm"。⑫ 确认导管在气管内后再行固定。⑬ 气管插管成功后,要对管道随时进行吸痰、湿化和护理,注意无菌操作,始终保持人工气道畅通,以防痰堵,吸痰和湿化的方法要正确。⑭ 连接好人工正压通气装置:不要急于连接人工呼吸机,主张先用简易复苏球囊手动正压通气,待调节好呼吸机参数并试运行无误后,再过渡到机械通气。

将气管导管固定在适合的深度和位置很重要,如果插管过深将导致支气管内插管,过浅将导致漏气,因为套囊会从喉头脱出,而且更可能导致意外脱管。纤维支气管镜的使用会帮助导管进入正确的位置,但这并不是经常必需的。支气管插管较意外脱管易纠正得多。在儿童的腹腔镜手术中应注意气腹时气管隆凸会向头侧偏移,导管可能深入支气管。

2. 经鼻插管适应证、禁忌证、优点、缺点

适应证:在需要解除上呼吸道梗阻,清除下呼吸道分泌物,保证呼吸道通畅和进行机械通气时,对于张口困难、严重的颌面部外伤和估计留置导管时间较长的患者均可考虑经鼻插管。禁忌证:凝血障碍、鼻功能紊乱、颅底骨折以及脑脊液漏。优点:易于耐受,留置时间长,易于固定,易于口腔护理,颜面部压疮小。缺点:管腔小,吸痰不方便,对气道阻力影响大;不宜迅速插入,不适合急救;易引发鼻窦炎、中耳炎等并发症。

3. 特别注意

插管困难时向头侧按压环状软骨可以帮助视野显露、喉镜暴露和气管插管。如果插管不成功应该在环状软骨施加压力的同时给予面罩通气。对环状软骨正确施压很重要,以保证它没有阻碍显露声门和导管通过,如果声门显示和导管通过受影响,应减轻压力或不加压并检查其他的原因。除了防止胃的反流,环状软骨施压可减少气体入胃,减轻胃胀气,胃胀气可在阻碍通气的同时诱发胃的反流。预先使用抗胆碱药物能减少分泌物,分泌物在快速插管中影响视野的暴露。

喉镜检查和插管都是强烈的有害刺激,刺激反应会不利于呼吸、神经和心血管系统,因此需要较外科手术切皮更深的麻醉来减弱喉镜检查和气管插管的反应。当计划麻醉状态下插管时这些反应应尽可能避免,特别是当患者处于高危状态时(例如伴有冠心病、哮喘、颅内压增高、脑动脉瘤等)。

4. 特殊气管插管

(1) 食管气管联合导管(ETC):1986 年奥地利维也纳

Frass 等设计,具有食管阻塞式通气管和常规气管内插管的联合功能的一种新型双腔、双囊导管,称为食管气管联合导管(ETC)。

ETC 是一塑料双腔导管。一个腔类似于传统的气管导管,其远端开放,称为气管腔;另一个腔类似于食道阻塞通气管 EOA,其远端封闭,在近端于咽喉水平有侧孔,称为食管腔。每个腔通过短管与各自的衔接器相连,气管腔衔接器短,食管腔衔接器长。ETC 远端外径为 13 mm,远端套囊为白色,可充气 10～15 ml 用来保持食管或气管与导管壁的气密性;近端套囊为蓝色,可充气 100 ml,充气后可以压迫舌根和软腭,从下咽部封闭口、鼻气道并且有助于固定导管。导管近端套囊上缘大约 8 cm 处有一标记线,该线正对上、下门齿时表示插管深度合适。

ETC 适应证:呼吸停止、心脏停止、没有咽反射和气管导管插管失败。禁忌证:咽反射存在有意识,呼吸均匀;服用腐蚀剂的患者;已知食道疾病或食道静脉曲张;16 岁以下;< 150 cm 或 >2 m 的患者;怀疑颈椎损伤或需要颈椎制动的患者。可能的并发症:食管撕裂伤或破裂、出血、颈动脉破裂、咽损伤、气胸、窒息、声带损伤。

使用方法:①仔细检查食管气管联合导气管,以确保无损坏。将食管气管联合导气管套囊充气,如果发现褪色、漏气、损伤或部分凸起,应废弃。检查无漏气后应抽尽囊内气体。②患者取合适的体位,患者平卧,头、颈置适中的位置。③插管:右手像握铅笔一样握住插管,抬高下颌,用左手拇指和食指抓住下颌上提,导管弯曲朝上插入嘴里,当上牙或牙龈位于黑圈之间时停止插入。④套囊充气:大注射器给＃1 套囊充气 100 ml,确认套囊已经适当充气。⑤将皮囊/活瓣及二氧化碳检测器与＃1 导管(esophageal)连接,通气,听胸部呼吸音,呼吸音存在,以每分钟 12～20 次的频率继续通气。如果呼吸音不存在:将皮囊/活瓣和二氧化碳检测器与♯2管连接并通气,听呼吸音。如果存在,继续通气;如不存在,两个套囊均放气,并拔除导管。用基本气道技术维持气道通畅和继续通气。

(2) 逆行插管:一般是指利用穿刺针作环甲膜穿刺,然后将引导管和/或丝经穿刺针向头侧插入呼吸道内,使引导管和/或丝逆行达到鼻腔和或鼻咽腔,在用小钩或者钳子将它们从口或者鼻孔牵出。此后将气管导管套在引导管和/或丝外,借此做引导,沿其将气管导管经过声门而插入气管内。其优点:操作简单,容易掌握;所需器械简单,安全有效,耗时短。

(3) 经纤维支气管镜气管插管:① 先行咽喉部麻醉或镇静。② 无菌气管插管套于纤维支气管镜外,纤维支镜及插管下段均涂以无菌硅油或液状石蜡,再滴 2～3 滴至插管内壁。③ 选择较通畅一侧鼻腔插管。④ 按纤维支气管镜常规操作方法,由鼻腔插入并顺序吸出鼻腔、咽喉部分泌物。⑤ 当纤维支气镜前段达气管隆突上时,助手将气管插管沿纤维支气管镜插入气管内,并距隆突 3～5 cm 处,退出纤支镜,固定导管。⑥ 气囊充气固定导管。⑦ 检查两肺呼吸音是否对称。⑧ 胶布固定导管。⑨ 连接呼吸机或雾化器、氧气。光导纤维支气管镜(纤支镜)检查可以作为所有困难插管时使用的一项技术,而且还可用于判断是否有气管内梗阻,排除插管误入食管及确认双腔管的正确位置等。

5. 短期气管插管的并发症

当喉镜使用不当、暴露特别困难或者患者有牙齿或牙周疾病时,可能会损伤牙齿。如果牙齿已经破碎或部分破碎,牙齿碎片不能贴附在正常牙齿上,碎片应该确切找到。如果整颗牙齿脱落,必须小心处理而不能接触到牙根,应该咨询牙医将牙齿复位。如果没有专业会诊,这些牙齿应当浸泡在盐水或乳液中,直到得到专业人员帮助。如果碎片或整个牙齿找不到,为了确定牙齿的位置可以拍胸片或腹片。

喉镜暴露也会损伤到软组织,一般是嘴唇和牙龈,但是接触的任何部位都可能受损伤,这些损伤在插管困难和紧急气管插管时更可能发生。损伤的细节应该很好地记录在麻醉记录单和表格中,而且应该告知患者。当在麻醉深度过浅的情况下进行喉镜检查,咳嗽、喉痉挛、支气管痉挛、呕吐(可能导致误吸)都可能会发生。在眼科开放性损伤、颅内压升高以及颅内血管异常的情况下,尤其要避免咳嗽。喉痉挛可以通过给氧、牵引下颌、轻度的面罩加压通气缓解,但是剧烈的痉挛可能需要肌松药,以防缺氧。如果有外伤性的颈椎病、先天性的颈椎病、炎症性的颈椎病以及肿瘤性疾病,需注意在移动颈部的时候,脊髓可能受到损伤。眼部可因器械或人为意外造成损伤。

当患者饱胃和伴有困难气道时误吸风险增加,但是误吸一样可以发生在无特殊困难气道且禁食的患者身上,快速诱导和清醒插管术已经被认为是防止患者误吸的保护手段。在正确使用套囊气管导管的人身上误吸的风险减少,但也应该关注误吸的可能。

喉镜暴露时的心血管反应包括高血压、心动过速、心律失常。在儿童心动过缓经常发生,但是应该把低氧血症考虑为一个最主要的因素。健康的患者可以耐受这些变化,但是冠脉供血不足或心肌储备不足的患者会发生心肌缺血或心力衰竭,当患者有血管性病变时,如颅内血管畸形或胸主动脉外伤将导致严重的后遗症。对于颅内高压可能的患者尤其要注意高血压带来的影响临床医生应当小心谨慎,避免对这些反应过度治疗。

因为气管插管时所需的最低肺泡气有效浓度(MAC)比

气管切开时的要高 30%，相对麻醉深度要加深。由于大多数患者并不能耐受较深的麻醉，应该使用一些药物来减轻气管插管时的反应或者使用抗高血压药，麻醉性镇痛药是其中一个选择。芬太尼研究证实具有较好的效果，所需有效剂量至少 $3 \sim 4\ \mu g/kg$；阿芬太尼起效更快，作用更显著；瑞芬太尼具有类似作用。静脉注射利多卡因可以用来增强麻醉药对血流动力学的作用，尽管有研究质疑利多卡因的这种作用。表面麻醉使用利多卡因对缓和心血管反应的作用不大，因为喉镜暴露先于气管内使用利多卡因。经气管表面麻醉可以减轻喉镜的刺激作用，但本身也是有创操作。舌咽神经及喉返神经阻滞可以减弱血流动力学不利的变化。多种降压药已经用来减弱插管时血压及心率变化，包括肾上腺素能受体阻断药、酚妥拉明、硝普钠、可乐定、卡托普利、硝酸甘油、肼屈嗪等，但是它们的相关效应没有被确定。一项研究报道 150 mg 艾司洛尔快速推注，预防气管插管时引起的心动过速作用优于静注大剂量利多卡因或小剂量芬太尼。三种方法均有助于减少血压的升高。在处理高血压患者时（使用除 β 受体阻断剂之外的降压药），喉镜暴露前单一静推 100 mg 艾司洛尔能更好地控制心率和血压而不导致过度的低血压。在喉镜暴露和插管时或随后出现的心律失常，通常可以通过充分给氧和足够的麻醉深度加以解决。

在敏感的个体，喉镜暴露本身可以导致支气管痉挛。在健康志愿者中，气管插管引起的气道阻力增加比通过吸氧管呼吸所致的阻力大得多，即使在气管局部麻醉下气道阻力也会倍增，说明存在导管机械刺激反射引起的支气管缩窄。在浅麻醉状态下，因气道反应更易发生支气管痉挛。在易于发生支气管痉挛的患者，丙泊酚是静脉麻醉诱导时的选择。临床上证实，预先使用抗胆碱能药物、类固醇、吸入 $\beta_2$ 受体激动药、利多卡因(表面麻醉、神经阻滞、静注)和麻醉药,都可以减少支气管痉挛的发生。气管插管后,用静脉或吸入麻醉剂加深麻醉,或者使用吸入或静注 $\beta_2$ 受体激动剂,可以帮助治疗支气管痉挛。肌松剂可以改善通气,在紧急关头,吸纯氧氧合仍不满意时,低水平的呼气末正压通气可以改善低氧血症。导管到位后,要保证听到的哮鸣音不是因为导管机械性堵塞如扭折、凝块、黏液、主动的咬合或被动的口腔紧闭、异物、气囊膨胀过度、导管斜面靠向气管壁或者支气管内插管所致。

在确认哮鸣音是由支气管痉挛引起前,也应排除一些罕见因素,如张力性气胸、胃管进入气管、心力衰竭。直视下检查或插入吸引导管(纤维支气管镜检查更好),解除气囊压力及气管导管 90°的旋转可以排除这些可能性。

颅内压增高的患者在喉镜暴露及气管插管时,因其颅内顺应性较差,事实上增加了脑疝形成及猝死的风险。气管插管的操作可以因增加了大脑的代谢活动及全身心血管的作用,导致大脑血流量的剧增。正常血压的自身调节因为疾病或者因为远远高出调节上限(通常平均动脉血压在 150 mmHg)已不奏效。咳嗽和呛咳将减少头部静脉血回流,导致颅内压增高。一些诱导药物可以使脑血管收缩,对降低颅内压有帮助,临床上常用硫喷妥钠和利多卡因,还有依托咪酯和丙泊酚,麻醉性镇痛药也有一些作用,虽然对大脑功能无直接作用但通常对降低颅内压有帮助。最好避免使用氯胺酮。另外,一些措施包括主动或被动地过度换气,甘露醇、类固醇使用以及在喉镜暴露和气管插管前进行颅内压监测等。

气管插管除了插管失败之外,最可怕的插管并发症是导管误入食管。不幸的是除了在直视下导管通过声门、纤支镜证实进入声门以及呼气末二氧化碳水平在适当的范围外,临床上常用的确定气管导管位置的方法并不十分可靠,包括双侧呼吸音存在、胸廓起伏、呼出潮气量、导管管壁气雾、上腹部听诊、贮气囊充气和顺应性变化,以及胸部 X 线摄影等。如果没有呼气末二氧化碳描计仪,可使用一次性的比色法二氧化碳试纸(FEF 呼气末二氧化碳检测试纸,Fenem, New York, NY)。如若没有呼气末二氧化碳描计仪,在气管导管位置可能发生变动的患者,可以使用食管检测器(esophageal detector device, EDD),它带有一个可自动充气的球囊,与气管导管相连,当没有气体分析仪时或在转运患者时应用该装置。此仪器的使用原理是如果进入低于大气压的食管,导管即塌陷,球囊因此也塌陷,而气管有软骨支架支撑,气体会自由进入,因此球囊会自动充气。这种监测器最初报道很有效,但是随后的研究发现在肥胖及妊娠患者中有很多问题。当没有呼末二氧化碳描计仪而判断不肯定时可以考虑使用该装置辅助判断。同样的,通过胸骨后加压感觉导管内气流来判断插管成功,也有误判的可能。

气管导管或导管芯经常机械性损伤食管、咽喉和气管。这包括钝器伤、切割伤或穿孔,喉部的精细结构(声带、杓状软骨)特别敏感,感染或气压伤紧随这些损伤出现。气管的急性损伤通常是因为硬管芯超出导管,并且进入气管。轻柔细心的操作和管芯的正确使用、在进入声门后拔出管芯将避免这些损伤。

经鼻插管并发症有鼻衄,即便在使用了血管收缩剂、润滑导管及细心操作时也会发生。如果位置恰当,膨胀的套囊将填塞压迫出血。患者如有自发出血或者药源性出血及凝血功能紊乱,临床医生应慎重判断,不应采取经鼻插管。严重出血应采用 Foley 管填塞止血,并且请耳鼻喉科医生会诊。血流至咽喉部将导致随后的经口插管困难。

鼻及鼻咽部的黏膜受到损伤可能形成假道。气管和食管的损伤均可能引起气胸、感染等严重并发症。腺体、鼻息肉、异物可能在插管时移位,引起出血甚至呼吸道梗阻。条件允许时应采取直视下鼻腔插管。

6. 长期气管插管并发症

气道阻塞、喉痉挛、误吸这些并发症前面已经讨论过。气管插管保留持续8 h或者更长时间后,气道防护功能不全可能持续4～8 h。咽喉痛作为麻醉后并发症可能有咽、喉或者气管的原因,即使没有气管插管也可能发生。影响咽喉痛的发生因素包括气管套囊接触面积(如气管炎)、利多卡因软膏以及导管型号(喉炎)和琥珀酰胆碱的应用(咽炎)。套囊和气管接触时间较长容易引起咽喉痛的发生。咽喉痛的发生率也可能与套囊内压力有关。像前面提到的利多卡因软膏可能会引起咽喉痛的发生。女性咽喉痛发生率高可能与导管大小与咽喉横断面积之间的关系有关。有研究证明无论男性或女性,导管的大小与咽喉痛的发生率及严重程度均相关。这项研究没有发现琥珀酰胆碱可以引起咽喉痛,但其他研究者报道两者有联系。非去极化肌松药可以减少咽喉痛的发生。琥珀酰胆碱和咽喉痛相关的理论是假定肌痛与咽旁肌肉的颤动有关系。咽喉痛是一项很轻微的不良反应,在72 h内得以缓解,而且不应当作为是否行气管插管的一个因素,在使用LMA时也会发生咽喉痛。声音嘶哑是另一项较轻微的不良反应,也与导管型号有关,如果持续存在,应该进一步检查。

喉头水肿在儿童是常见症状,因为他们的气道横断面积随着水肿而严重缩小。在成人,水肿只会引起声音嘶哑,而在儿童会导致喉部横断面积的显著减少。声门下水肿在儿童中也特别多见,因为在儿童气道中环状软骨是最狭窄的部分。水肿同样会发生在悬雍垂、杓状软骨后、声门上或声带。精确的诊断必须依靠纤支镜,但一般来说并不需要。喘鸣经常因胸腔外的梗阻产生而且主要是吸气型哮鸣音,哮鸣音减弱可能预示着完全的呼吸道梗阻,因此必须反复确认有无气流的流动。对喉头水肿产生的原因有些争论,一般认为与以下因素有关:导管型号不合适,喉镜暴露或插管损伤,插管及手术时过多活动颈部,过多的咳嗽和呛咳以及近期内有上呼吸道感染史。

拔管前运用类固醇预防水肿的作用还没证实,但在拔管后发生喘鸣的高危患儿经常预防性使用。喉头水肿治疗方法包括气道加温、保湿及雾化吸入肾上腺素(0.25 ml)和静注地塞米松(0.5~10 mg/kg),如果梗阻严重、持久,应考虑重新插管。

声带麻痹常由于气管导管套囊或外科损伤喉返神经所致。声带水肿伴单侧声带麻痹可出现像双侧声带麻痹一样的完全的气道梗阻。声音嘶哑的患者术前应谨慎予以耳鼻喉专科评估,不能将并发的声带方面问题完全归咎于麻醉医生。气管插管时喉镜暴露引起的杓状软骨脱位导致术后发音微弱,需要外科手术纠正。其他并发症包括声带溃疡或肉芽肿均可以导致持续的声音嘶哑。围术期短时间气管插管所导致的喉及气管狭窄非常罕见。

## 三、气管切开

气管切开术(tracheotomy)一般指切开颈段气管(一般为3级、4级气管环),插入适当的气管套管,建立新的呼吸道。气管切开具有潜在优势,易于护理并有效改善患者的舒适性,适于长时间机械通气的患者。临床上分为外科气管切开术和经皮气管切开术。两者相比,经皮气管切开可降低切口感染和出血的发生率。

(一)适应证

(1)喉阻塞:喉部炎症、肿瘤、外伤、异物等引起的严重喉阻塞。

（2）下呼吸道分泌物潴留：各种原因（颅脑外伤，胸腹外伤及脊髓灰质炎等）所致下呼吸道分泌物潴留，为了吸痰和保持气道通畅，可考虑气管切开。

（3）预防性气管切开：咽部肿瘤、脓肿伴呼吸困难；对某些口腔、鼻咽、颌面、咽、喉部大手术，为了进行全麻，防止术中及术后血液流入下呼吸道，保持术后呼吸道通畅；防止术后术区出血或局部组织肿胀阻碍呼吸，可施行气管切开。

（4）取气管异物：经内镜下钳取未成功，估计再取有窒息危险，或无施行气管镜检查设备和技术者，可经气管切开途径取出异物（很少）。

（二）禁忌证

1. 绝对禁忌证：

（1）颈椎不稳定骨折。

（2）颈前部严重感染。

（3）尚未控制的凝血功能障碍。

2. 相对禁忌证：

（1）已经控制住的局部感染。

（2）无法确定体表生理解剖位置（如过度肥胖、脖子粗短、颈部伸展能力差、甲状腺过度肿大、气管移位）。

（3）需要紧急建立人工气道的患者。

（三）优点

（1）气管切开绕过上呼吸道可改善呼吸生理，可以降低约 100 ml 的无效通气量，气管切开可以降低患者的呼吸功耗，使患者更加容易脱机。

（2）提高患者的舒适度，减少镇静药的使用。

（3）方便口腔护理和呼吸道分泌物的清理。

（4）留置气管切开管的患者有饮食和交流的能力，尤其是脱离呼吸机。

（四）技术

（1）手术前准备

1）对于病情严重的患者，应首先进行气管插管，病情稳定后，根据病情需要，再行气管切开。

2）手术器械及药品的准备：由于患者术后必须依靠气管套管进行呼吸，因此套管必须坚固耐用，而且不能生锈。根据患者的性别和年龄大小、术后是否需要人工机械呼吸等不同情况选择合适的气管套管。准备好气管切开包、光源、药品、氧气、吸引器、麻醉插管或支气管镜，以及抢救药物。

3）麻醉一般用 2%利多卡因作局部浸润麻醉，对于十分危急的患者，为了争取时间，可以在无麻醉下进行手术。

（2）手术方法

1）体位一般都选用仰卧位，头部由一助手扶住，使头颈部保持在正中位，肩下用一小枕垫高，头后仰。

2）切口有直切口和横切口两种，直切口-颈前正中切口。作横切口，则可于环状软骨下缘一横指处切开。

3）分离舌骨下诸肌用血管钳或直剪刀沿中线作钝性分离，将舌骨下诸肌自白线处向两侧分开。

4）分离甲状腺峡部。

5）确认气管分离甲状腺后，可透过气管前筋膜隐约看到气管环，用手指可摸到软骨的环状结构，小儿的气管较软，气管与颈总动脉有时难以区别，可用空针穿刺，如有空气抽出即可确认为气管。

6）切开气管一般要求在第 2～4 气管环之间，若于甲状腺峡部以上部位切开气管，易损伤环状软骨，导致喉狭窄，造成以后拔管困难。气管切开前，取 1%丁卡因 2 cm，行气管黏膜表面麻醉。切开气管时宜用尖头刀自下向上挑开，垂直切口或气管造孔，注意刀尖不直插入过深，以免刺穿气管后壁，并发气管食管瘘。

7）插入气管套管用弯血管钳或气管扩张器撑开气管切口,将事先准备好带管芯的套管用拇指顶住管芯后端顺势向切口内插入,并迅速取出管芯,此时若有分泌物自管口咳出,证实套管确已插入气管,如无分泌物咳出,可用少许纱布纤维置于管口,看其是否能随呼吸飘动,如确认套管不在气管内,应立即拨出套管,重新插入。

8）创口处理套管插入后应用带子将其牢缚于颈部,松紧要适度,以免套管脱出,止血应彻底,切口过长时,可于上、下端适当缝合1～2针,用专用切口纱布垫围好伤口。

（3）术后处理

1）保持套管通畅,应有专人护理,及时清理分泌物,内套管应定时清洗以防分泌物堵塞。

2）保持下呼吸道通畅随时吸痰。室内空气应保持一定湿度,约合湿度 70%。也可经常滴用少许抗生素溶液,如1/200 庆大霉素液等气管内滴入,使分泌物变稀而易咳出。

3）更换敷料。

4）防止套管脱落。

5）拔管堵管48 h 以上无呼吸困难者可拔管。创口可用凡士林纱布做面锥形体填塞,1～2 d 后多可自行愈合。在拔管的 48 h 内应密切注意呼吸,并准备一套同型气管套管和气管切开器械,以防万一。

（景　欣）

## 第二节　人工气道的湿化与雾化

本节要点：
人工气道的雾化或者湿化往往和氧疗是同时存在的。

湿化或雾化的同时需要对氧疗效果进行判定,氧疗效果的判定依靠患者的主观感觉,更主要的是动脉血气分析。

湿化治疗时水以水分子的形式进入气道;雾化治疗时水以水滴或者气溶胶颗粒的形式存在,并可携带一些药物粒子。

雾化和湿化都是临床中不可忽视的问题,但也不能过量。

## 一、湿化的概念

湿化治疗是增加吸入气体水分子的含量,一般我们理想的湿化目标是气体达到隆凸处的相对湿度为100%,绝对湿度约44 mg/L。湿化设备一般分成2类:主动加湿器和被动加湿器,又可分为加热和不加热两类。通常不加热的湿化器用于低流量氧疗中,加热的湿化器一般用于机械通气或者高流量氧疗中。

加热的湿化器应谨防以下几点事项:漏电的危险;湿化器温度不能超过43℃以防止气道灼伤;水位不能超过标准水位线;呼吸机回路内容易产生冷凝水;配合使用带有加热导丝的呼吸机回路可减少冷凝水;湿化罐内不可加入雾化药物,药物不会随水分子进入气道,且高温会破坏药物分子。

## 二、人工鼻

又称为湿热交换器,属于被动加热加湿装置的一种,规格各异,原理不尽相同,都是利用滤纸装置保存上一次呼气中的温度和水蒸气,在下次吸气的时候对吸入的气体进行加热加湿,通常湿热交换器会结合氧气输入,对患者进行氧疗。人工鼻使用的方法一般有两种:人工鼻与人工气道;人工鼻与呼吸机回路。

人工鼻:通常气管插管在脱机锻炼时会采用人工鼻吸

氧,来进行给患者 SBT 锻炼,一般当我们使用 SIMV 或者 PSV 再或者一些呼吸支持条件比较低的模式之后会采用人工鼻给带有气管插管的患者进行最后的锻炼。

人工鼻与气管切开:对于有血性或浓稠痰液的患者 HME 禁用,目前尚无证据显示 HME 可降低 VAP 发生率。

人工鼻可以直接接在气切导管或气管插管上,其氧浓度的大小可由通过调节连接在人工鼻的流量表来完成。

湿热交换器属于被动交换器。

### 三、高流量呼吸湿化治疗仪

高流量呼吸湿化治疗仪是高流量氧疗的一种仪器,氧疗的同时既能加热又能加湿,这就更优于大容量气雾罐的冷气治疗。

最近几年由国外引进,高流量加热加湿系统能够为患者输送高达 60 L/min 的流量,且氧浓度可达 92%,输出流量可以满足患者所有吸气量的需要,$FiO_2$ 不会随患者呼吸状态的变化而改变;其次,高流量系统可以清除鼻咽部解剖无效腔残留的 $CO_2$ 且流量越大清除率越高,使得下次吸气时,较少重吸收上次呼气末残存的二氧化碳,从而减少了无效腔量,减少了呼吸作功;其次,高流量系统可以直接向患者提供 37 ℃、绝对湿度为 44 mg/L、相对湿度为 100% 的气体,所以几乎不需要于患者的上气道再进行加热加湿,从而可以保护气道黏膜纤毛功能,还可以减少机体的能量消耗,最后,HFNC 还可产生类似于持续气道正压的效果,使肺泡相对复张,进而增加患者氧合。以上因素都是高流量的优点。相反,高流量加热加湿系统对于重度二氧化碳潴留、呼吸肌力欠佳等需要较大呼吸机压力支持的患者使用效果欠佳,对于医源性交叉感染、氧中毒、灼烧气道、气道压力伤以及湿化过度造成的气道损伤等,高流量氧疗应用的不良反应评估目前尚无定论,因此,我们在临床实践中必须在全面评估患者呼吸状况的前提下使用高流量呼吸湿化治疗仪。

## 四、大容量气雾罐

属于高流量给氧系统,在给氧的同时可提供额外的水分,降低吸入干燥气体的不良反应,人工气道的置入往往越过了上气道系统的加热加湿,湿化可帮助维持或改善黏膜纤毛功能。

大容量气雾罐是一类提供大流量气雾的装置,在氧气治疗中,它可提供超过患者分钟通气量的含氧气流,主要用来向气道提供充分的水分,它的工作原理可分解为成雾装置和形成高流量含氧气流两个环节,分别以伯努利效应和射流为原理如图 2-2-1。压缩氧气或者气体在通过雾化器喷嘴(a 点处)时会形成高速气流,由于高速气流周围产生负压,即 a 点附近存在负压,液体将会经笔直的虹吸管被由下而上吸入气流中,并在 a 点将其冲击成细小的、大小不一的雾滴,雾滴又可经过 a 点处下方的挡板筛选,较大的颗粒将会被挡板阻挡重新落到储水罐中,较小的雾滴将随气流经出口喷向患者端。而在喷嘴的外周不断喷出的同时会利用射流左右将窗口的空气不断的卷入瓶内形成混合气雾,这样也大大增加了雾化罐输入气雾的总流量,其中被卷入的空气的多少取决于压缩氧气的流量大小和窗口的大小。可以总结为当压缩氧气的流量固定不变时,窗口打开的越大被卷入的空气就越多,此时的气雾流量就会越大,但是氧浓度就会被稀释降低,因此我们可以通过调节窗口的大小来调节氧浓度和气雾流量的大小。一般氧气流量设定大于 6~7 L/min,氧浓度设定范围为 30%~100%,产生的粒子颗粒大小基本在 2~20 μm,有些产品还可通过在罐中加入加热棒来提供加热功能,目前大容量气雾罐分为一次性抛弃式的和重复使用两种。那么我们怎么使用这个装置在人工气道上面呢?

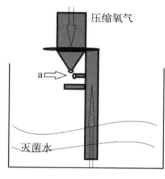

图 2 - 2 - 1a 大容积雾化罐的结构与原理

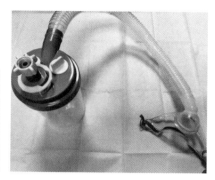

图 2 - 2 - 1b 大容量雾化罐接气切面罩

气管插管与大容积气雾罐:

T 管一个,内径为 15 mm 规格。

一次性螺纹管 100 mm 左右。

大容积雾化罐一个。

注意事项:可以在螺纹管中间增加一个积水杯,或者用 2 根呼吸机硅胶管路代替一次性螺纹管。可以使用在气管插管拔管前的脱机锻炼并可以增加气道湿化防止气道过于干燥。另外当窗口调节很大及氧浓度调节较低时,被卷入的空气较多,此时会产生较大的噪声。

气切导管和大容积气雾罐:

也可以将 T 管更换为气切面罩。

注意事项:可适用于长期气切导管脱机状态的患者,或者金属气切导管使用的患者。

若无大流量气雾罐此时也可以用小容量雾化器代替,但是气雾流量及效果有所不同。

## 五、小容量雾化器

小容量雾化器是一类以压缩气体为动力用来产生药物气雾粒子供气道内给药的一种气溶胶装置,一般压缩气体为氧气,是目前最常见的一种雾化器小容量雾化器是以空吸效应为原理,当压缩的氧气以高流速经过细小的喷嘴时会产生负压,将药物或液态的水吸入并喷射成大小不等的雾状颗粒,大的颗粒会被挡板阻挡并在重力的作用下落回到储液罐中重新雾化,小的颗粒会被喷出,一般小容量雾化器雾化时氧流量设定为 6~8 L/min,液体量为 4~6 ml,当氧气流量太大时,雾化治疗时间就会被缩短,当流量过小时,则会延长雾化治疗时间或者无法喷出理想的气雾。

小容量雾化器喷出的气雾粒子的大小一般认为和雾化器的本身,氧气流量的大小有关。

最终有 10% 的药物被送入理想的下气道。小容量雾化器有口含嘴式,而重症患者一般使用面罩式,需谨防二氧化碳潴留情况,也可经 T 管连接在吸气管路 Y 型管后,用于机械通气患者。

## 六、振动筛孔雾化器

振动筛孔雾化器(vibrating mesh nebulizers,VMN)是一种由电动控制,使液滴通过一带孔的网状结构产生气溶胶的雾化设备。与小容量雾化器等利用喷射原理的雾化器相比,振动筛孔雾化器产生的气溶胶粒径更加均一,克服了喷射雾化器增加呼吸回路中气体流速的问题,且治疗间歇期无须将装置移除,VMN 为机械通气患者首选。

振动筛孔雾化器分为被动式和主动式两类。

被动式振动筛孔雾化器通过一个超音波喇叭产生一个 180 kHz 的振动,使得液滴通过筛网产生气溶胶,被患者直接吸入。液滴粒径控制在 $3 \sim 6 \mu m$(MMAD)。

主动式振动筛孔雾化使用一包含 $1\,000 \sim 4\,000$ 个漏斗形筛孔的圆顶状筛网来产生气溶胶。这种设计使液滴与筛网接触面积更大。圆顶状的筛网包裹着漏斗形筛孔,与一装有压电陶瓷元件的平面接触,振动频率大于 128 kHz,让筛孔在 $1 \sim 2 \mu m$ 振幅下上下振动,液滴通过,被挤压成气溶胶。这种情况下,气溶胶的喷出速度更慢(<4 m/s),粒径控制在 $2 \sim 5 \mu m$(MMAD)。主动式振动筛孔雾化产生气溶胶的效率较被动式略高。

与喷射式雾化器、超音波式雾化器比,振动筛孔雾化器的残余药量更少,消耗能量更少,产生热量更少,更适合长期使用。价格上,振动筛孔雾化器与超声波雾化器差不多,比喷射式雾化器更贵,但更小、更轻、更便携,适用于绝大多数药物,粒径控制也更精确,更适合需要长期雾化或雾化药物特殊的患者。

## 七、常用雾化药物

吸入性糖皮质激素和选择性 $\beta_2$ 受体激动剂常被联合使用,主要用于气道局部抗炎及支气管舒张,例如布地奈德和特布他林,国内外很多文献提出在重度 AECOPD、COPD 导致的呼吸衰竭等疾病中布地奈德雾化的剂量可以调整为 2 mg,4 次/d。

抗胆碱能类制剂,主要用于哮喘和支气管痉挛,例如溴化异丙托品。

黏液调节剂,主要用于化痰或者治疗气道分泌物潴留,如乙酰半胱氨酸。

麻醉剂如利多卡因,主要用于局部麻醉。

不管是哪种药物,在雾化给药时都要注意药物的不良反应和气道痉挛等的发生。

(朱正方　郑嘉瑶)

# 第三章
# 机械通气的初始阶段设定

## 第一节　明确机械通气目的

*本节要点：*
*呼吸衰竭的定义与诊断标准。*
*准确判断患者是否需要有创正压通气。*
*正压机械通气治疗的临床目标。*

对于临床医师来说，能够辨别患者是否需要建立人工气道及行机械通气是一项必需的技能。他们通常非常依赖于动脉血气分析的结果来诊断呼吸衰竭，并决定是否需要建立机械通气。而患者呼吸肌的力量，氧合及通气状况也可作为参考。同时，这些指标亦可作为临床医师判断患者何时可以脱机的指标。

在机械通气的过程中，往往存在机械通气目的不明确，导致治疗缺乏个体化，使机械通气未能获得积极的疗效。因此，合理的机械通气首先必须明确机械通气的目标。明确有创机械通气的生理和临床目标，既有助于解决指征问题，以免延误治疗，同时又能使机械通气治疗实现个体化，获得最佳疗效。

## 一、机械通气目的概述

(一) 机械通气的生理目的

1. **支持肺泡通气**  使肺泡通气量达到正常水平,将动脉二氧化碳分压水平维持在基本正常的范围内;但对于颅内高压患者,往往需要肺泡通气量高于正常水平,使动脉二氧化碳水平低于正常,以降低颅内高压;而对于急性呼吸窘迫综合征患者,应采用低于正常的肺泡通气量,实施允许性高碳酸血症,以达到防止呼吸机相关肺损伤的目的。

2. **改善或维持动脉氧合**  在吸入氧浓度适当的条件下,使动脉血氧饱和度>90%(相当于动脉氧分压>8.0 kPa)。由于组织氧输送是由动脉氧分压、血红蛋白浓度和心排血量共同决定的,过分强调动脉氧分压达到正常水平对机体并无益处。

3. **维持或增加肺容积**  吸气末肺脏的充分膨胀,即维持吸气末肺容积,可预防和治疗肺不张及其相关的氧合、顺应性、防御机制异常。通过应用呼气末正压,维持或增加功能残气量,可于治疗术后低氧血症和急性呼吸窘迫综合征等。

4. **减少呼吸功**  机械通气做功使患者呼吸肌肉做功减少降低呼吸肌氧耗,改善其他重要器官或组织的氧供。

(二) 机械通气的临床目的

1. 纠正低氧血症。

2. 治疗急性呼吸性酸中毒,纠正危及生命的急性酸血症,但不必要强求恢复 $PCO_2$ 至正常范围。

3. 缓解呼吸窘迫,当原发疾病缓解和改善时,逆转患者的呼吸困难症状。

4. 纠正呼吸肌群的疲劳。

5. 手术麻醉过程中,ICU 的某些操作和疾病的治疗过程中,为安全使用镇静剂和/或神经肌肉阻断剂。

6. 降低全身或心肌的氧耗量:如心源性休克时,当呼吸肌群或其他肌群的活动,损害了全身氧释放并使心脏的负荷增加,应用机械通气可降低全身和心肌的氧耗量。

7. 降低颅内压,在特定的情况下,如急性闭合性颅外伤,可使用机械通气进行过度通气来降低已升高的颅内压。

## 二、认识呼吸衰竭

认识呼吸衰竭是深入明确机械通气目的的前提。临床上,呼吸衰竭常被定义为无法维持动脉血氧分压、动脉血二氧化碳分压及血 pH 水平在可接受的范围内。此范围是指:① 在空气环境下,患者的动脉血氧分压低于其年龄的预测值;(急性<60 mmHg,慢性<55~50 mmHg);② 动脉血二氧化碳分压高于 50 mmHg(慢性>55 mmHg)并有升高趋势;③ 血 pH 低于 7.25。

呼吸衰竭可分为两种:伴有低氧血症的肺功能衰竭及伴有高碳酸血症的泵功能衰竭。

伴有低氧的肺功能衰竭通常是由通气/血流比失调引起的,也可见于灌注减少,右向左分流,肺泡通气不足,吸入氧气不足等。可用增加吸氧浓度、呼气末正压(PEEP)及持续气道正压(CPAP)等来治疗。

伴有高碳酸血症的泵功能衰竭是指机体排出二氧化碳功能不全。呼吸泵是由呼吸肌、胸腔、神经及控制通气的中枢组成的。

(一) 识别急性呼吸衰竭

急性呼吸衰竭是以低氧血症为特征的急性起病的呼吸衰竭,是威胁患者生命的常见危重症。20 世纪 50 年代以来,机械通气逐渐成为急性呼吸衰竭最重要的支持治疗手段。

呼吸系统疾病如严重呼吸系统感染、急性呼吸道阻塞性病变、重度或者危重哮喘、各种原因引起的急性肺水肿、肺血管疾病、胸廓外伤或手术损伤、自发性气胸和急剧增加的胸腔积液等,导致肺通气或(和)换气障碍;急性颅内感染、颅脑外伤、脑血管病变(脑出血、脑梗死)等可直接或间接抑制呼吸中枢;脊髓灰质炎、重症肌无力、有机磷中毒及颈椎外伤等可损伤神经-肌肉传导系统,引起肺通气不足。上述各种原因均可造成急性呼吸衰竭。

(二) 识别呼吸窘迫

呼吸衰竭可导致患者昏迷甚至死亡,因此正确识别该症状在临床工作中显得尤为重要。医生可以通过询问一些简单的"是"或"否"的问题来获得判断病因的有效信息。

评估病情可从观察开始。首先判断患者的意识情况(清醒或嗜睡);其次观察皮肤的颜色,如有无发绀;然后,测量患者的生命体征,如血压、心率、呼吸频率、体温及氧饱和度等。

突发的呼吸困难可以伴有躯体外观的改变,如双眼圆睁,鼻翼扇动,大汗淋漓及潮红等,病患往往采取强迫坐位,可见反常呼吸,心动过速、心律失常及低血压等表现。

(三) 识别缺氧及高碳酸血症

在呼吸衰竭的患者中,$PaCO_2$ 水平通常是升高的,由此导致脑血管扩张及脑血流增加,头痛常成为患者的主诉。严重的高碳酸血症最终导致二氧化碳麻醉,脑功能抑制,昏迷及死亡。意识改变应该引起临床医师的重视。

## 三、与呼吸衰竭相关的疾病

(一) 中枢神经系统疾病

中枢神经系统相关的疾病,如:药物或创伤导致的呼吸中枢抑制,可以导致分钟通气量或肺泡通气量的显著降低,并最终导致通气不足及呼吸衰竭。在正常个体，$PaCO_2$ 升高超过 70 mmHg 时，对中枢神经系统有抑制作用，进一步减少了呼吸驱动及通气。由此导致的缺氧通过外周感受器对中枢产生刺激作用以增加通气。但由于中枢已经被抑制，因此该项反馈的作用也被减弱。

其他中枢神经系统疾病，如肿瘤、卒中、外伤等也可改变呼吸模式。比如头部外伤可能导致颅内血肿及颅内压增高。若颅内有明显出血，脑功能可出现严重抑制并导致异常呼吸模式出现，如：潮式呼吸。脑功能异常还可能导致其他反射的异常，如吞咽。在这种情况下，气管内插管可以有效地保护气道，防止窒息或反流误吸。

对于闭合颅脑创伤的患者是否需要使用控制性的过度通气技术仍然存在争议。它可以降低 $PaCO_2$ 并使 pH 升高，由此导致脑灌注减少，颅内压下降。但这一效应是暂时的，至多维持 24 h，因为机体最终通过肾脏的代谢机制来适应这一变化。尽管有些人在病患出现急性颅内压升高时仍然使用过度通气，但必须谨记，为了使用过度通气技术而对患者行气管插管和机械通气绝对不是合适的指征。并且有研究显示，不使用过度通气的外伤性颅脑创伤患者有更好的长期预后（3～6 个月）。

（二）神经肌肉疾病

神经肌肉疾病或功能不全导致的呼吸衰竭不尽相同。药物所致神经肌肉功能紊乱通常起病迅速，而疾病状态下，如：重症肌无力所致呼吸衰竭可能在数天、数年内，甚至根本不发病。不考虑病因，如果一个神经肌肉功能紊乱的患者即将出现呼吸衰竭，就有了气管插管和机械通气的指征。

对于存在神经肌肉疾病的患者来说，进行基础值的动脉血气分析及测量指尖氧饱和度是适合的。如果患者的临床情况发生显著变化,也可以进行反复的动脉血气分析。若患者情况持续恶化,应在紧急状况发生前及早干预。目前的共识是,应在急性呼吸性酸中毒发生前建立有创的正压通气。

(三) 呼吸做功增加

在静息状态下,呼吸做功占全身氧耗的 $1\%\sim4\%$。呼吸做功增加通常提示呼吸频率或幅度的增加,或两者皆有。随着呼吸做功的增加,呼吸肌肉的氧耗也增加。在呼吸窘迫的患者,呼吸做功的氧耗可以占全身氧耗的 $35\%\sim40\%$。当患者出现气道梗阻或者存在限制性因素时,产生同样的潮气量需要做更多的功。而做功增加的上限取决于呼吸肌肉能够代偿的极限。过多的呼吸做功可导致通气不足,呼吸功能不全,最终发生呼吸衰竭。

严重的胸部创伤可以导致呼吸做功增加。连枷胸、气胸及血胸可抑制呼吸机能,并影响患者的呼吸。肺泡通气减少导致通气/血流比失调,生理无效腔/潮气量增加,并最终导致低氧血症、高碳酸血症及呼吸性酸中毒。

呼吸做功增加导致某些患者出现浅快呼吸和反常呼吸。反常呼吸是指患者的腹部在呼气时鼓出而吸气时内收;反之,胸腔在呼气时凹陷而吸气时扩张。而在正常情况下,胸腔与腹部在吸气时同步扩张而呼气时同步内收。这一胸腔与腹部的不协调动作对于存在呼吸窘迫的患者来说是一个恶兆,通常预示着呼吸做功增加及发生呼吸肌疲劳。

## 四、监测急性呼吸衰竭

临床医师通常使用呼吸生理指标测定及动脉血气分析的结果来诊断呼吸衰竭。不幸的是,这些测定的阈值并未被严格验证。临床指南的缺乏使得一些新手医生很难判断何时对呼吸窘迫的患者进行气管插管及机械通气。下面简述两种临床最重要和常见的呼吸衰竭形式。

（一）通气衰竭及无效腔增加

通气不足是急性呼吸衰竭的重要先兆，而反应通气情况的最好独立指标就是 $PaCO_2$。$PaCO_2$ 超过 $50 \sim 55$ mmHg 伴有 pH 降低（<7.25）预示着急性高碳酸血症型呼吸衰竭的发生。正常的无效腔与潮气量比值在 $0.3 \sim 0.4$。若该比值超过 $0.6$，预示着无效腔容积严重增加。比如一个患者潮气量为 $1\ 000$ ml，无效腔与潮气量比值为 $0.6$，每一次呼吸，只有 $40\%$（400 ml）的气体参与了肺泡交换，另外 $60\%$（600 ml）气体进入了没有肺毛细血管床的肺组织（即只有 $40\%$ 的气体与肺血流发生了接触）。在这种情况下，患者必须增加呼吸频率及呼吸深度（即增加分钟通气量）以获取足够的气体交换量。无效腔量的增加也会导致通气/血流比失调。引起无效腔增加的原因包括：肺动脉栓塞、肺血管损伤及局部低血压等。

（二）氧合功能衰竭

患者的氧合状况也可以用来评估其呼吸窘迫的程度。假定在异常血红蛋白（如碳氧血红蛋白、高铁血红蛋白等）不存在的情况下，$PaO_2$ 是氧合情况的良好指标。在吸空气的情况下，正常的 $PaO_2$ 值在 $80 \sim 100$ mmHg，但会随着年龄及身体状况而变化。监测 $SpO_2$ 简单可行，且无创伤，对于评估患者氧合情况的变化趋势提供了非常有价值的信息。在面罩吸氧（吸入氧浓度大于 $60\%$）的情况下，若 $PaO_2 < 70$ mmHg（或 $SpO_2 < 90\%$）常提示氧合不足或呼吸功能衰竭。

为了进一步评估氧合情况，可以计算肺泡-动脉氧分压差（P[A－a]$O_2$）。在吸空气的情况下，该值范围在 $2 \sim 30$ mmHg。若在吸氧情况下该值大于 $450$ mmHg（在吸纯氧的情况下，该值范围在 $350 \sim 450$ mmHg），则提示病变严重。当出现 $PaO_2$ 值降低而 P[A－a]$O_2$ 值升高时，低氧血症通常是由以下三个原因引起的：分流、灌注缺失及通气/血流比失调。在这种情况下，$PaCO_2$ 甚至比正常值更低，提示机体为了代偿低氧血症而导致过度通气。

动脉氧分压与肺泡气氧分压比值（$PaO_2/PAO_2$）是另一评估氧合状态的指标。其正常值一般在 $0.75\sim0.95$，显示有 $75\%\sim95\%$ 肺泡内的氧气进入了动脉系统。比值小于 $0.15$ 提示病情严重。

氧合分数是动脉血氧分压与吸入氧浓度的比值（$PaO_2/FiO_2$），正常值在 $350\sim450$ mmHg。

当低氧血症伴有呼吸做功增加或/和 $PaCO_2$ 增加和 pH 降低时，需要使用机械通气。对于急性肺损伤的低氧血症患者，面罩 CPAP 或单纯吸氧通常无法有效治疗，而需要行气管插管。

## 五、机械通气的指征

窒息、临界状态的呼吸衰竭、呼吸骤停以及顽固的低氧性呼吸衰竭伴有呼吸做功增加或无效的呼吸模式是最明确的有创机械通气指征。机械通气时治疗呼吸衰竭的有效方法，但本身会对患者造成很多不利影响，尤其是有创机械通气，所以必须严格掌握有创机械通气的指征（表 3-1-1）。

表 3-1-1　成人急性呼吸衰竭行有创通气的指征

---

1. 呼吸骤停或濒临呼吸骤停
2. COPD 急性发作，并伴有呼吸急促、呼吸困难、急性呼酸并至少有以下各项中的一项：
   - 急性血流动力学不稳定
   - 精神状态改变或持续不合作
   - 气道保护功能丧失
   - 分泌物增多
   - 面部或上呼吸道形状不适合行无创正压通气

---

3. 神经肌肉疾病发生急性通气不足伴有以下各项之一：
- 急性呼吸性酸中毒
- 肺活量显著降低至 $10\sim15$ ml/kg 以下
- 最大吸气压力显著降低至 $-20\sim30$ cmH$_2$O 以下

4. 急性低氧血症型呼吸衰竭伴有呼吸急促、呼吸窘迫，在高浓度吸氧情况下持续存在低氧，或伴有以下各项之一：
- 急性血流动力学不稳定
- 精神状态改变或持续不合作
- 气道保护功能丧失

5. 气管内插管可以保护气道，吸除分泌物，但须满足以下条件：
- 气管插管内径≤7 mm，须满足分钟通气量>10 L/min
- 气管插管内径≤8 mm，须满足分钟通气量>15 L/min

下列各项情况不满足以上所述指征者，在尝试其他治疗前可能并不适于使用有创正压通气：
- 急性呼吸窘迫
- COPD 急性发作
- 哮喘急性发作
- 免疫缺陷患者发生低氧性呼吸衰竭
- 单纯出现低氧
- 颅脑外伤
- 连枷胸

医生在决定是否给患者行气管插管或机械通气时，必须考虑到方方面面的问题，包括病史、体格检查评估、动脉血气分析结果、适合的肺生理及预后等。审慎的临床判断很必需，就像需要明确机械通气患者的治疗目标一样。

## 六、有创机械通气的替代方法

机械通气并不一定需要通过气管插管来实行，无创正压通气（non-invasive positive pressure ventilation，NPPV）也是一个重要的选项。NPPV 是有创通气的可行的替代选项，对于有些患者来说可以避免由此导致的气管内插管。在排除了循环不稳定后，对于慢性呼吸功能不全急性发作的患者来说，

NPPV 是治疗的良好选择。研究显示其减少了气管插管及机械通气相关并发症的发生,缩短了住院时间,减少了住院患者死亡率。但患者必须达到 NPPV 的适应证并排除禁忌证(表3-1-2)。

**表 3-1-2　行无创正压通气患者的适应证和禁忌证**

---

适应证

需满足以下各项其中两项:

- 呼吸频率大于 25 次/min
- 中等至严重的酸中毒:pH 7.30~7.35;$PaCO_2$ 45~60 mmHg
- 中等至严重的呼吸急促,并动用呼吸辅助肌肉,伴有反常呼吸

禁忌证

绝对禁忌证

- 呼吸骤停
- 心搏骤停
- 非呼吸系统衰竭(如:严重的脑病,严重的消化道出血,血流动力学不稳定,伴有或不伴有不稳定型心绞痛)
- 上气道梗阻
- 气道保护功能丧失或存在误吸的高危因素
- 无法咳痰
- 头面部手术或外伤

相对禁忌证

- 心血管系统不稳(低血压,急性心肌梗死)
- 患者不配合(嗜睡,精神状态改变)
- 分泌物较多或较黏稠
- 鼻咽部畸形
- 极度肥胖

---

　　NPPV 对于心源性肺水肿引起的急性呼吸衰竭患者也有益处。对于慢性肌肉/骨骼疾病导致的慢性呼吸功能不全急性发作患者,NPPV 是良好的适应证。对于患有 COPD 或者肌肉骨骼疾病的患者来说,NPPV 也是 IPPV 之外的选择。尤其对于后者来说,NPPV 可以使呼吸肌肉得到充分休息并可避免有创通气。但是对于那些发展成急性呼吸衰竭或有证据表明肌肉力量迅速恶化的肌肉/骨骼疾病患者,应迅速建立

人工气道以防发生急性呼吸衰竭。

机械通气是治疗呼吸衰竭的有效手段,但不是万能的,明确机械通气的目的,准确监测和识别患者的呼吸衰竭,掌握好机械通气的适应证,才能更有效地对患者施救。

(诸杜明 彭 沪)

# 第二节 机械通气模式的选择

本节要点：

无创机械通气的优点与缺点。

完全控制机械通气的优点与缺点。

目前所使用呼吸机为正压通气(positive pressure ventilation,PPV),患者连接到呼吸机的方式主要包括两种：a:人工气道;b:面罩。人工气道包括经喉(口或鼻)气管插管(endotracheal tubes,ET)和气管切开。无创通气约占所有需PPV患者的25%,在需要有创PPV的患者中,约75%接受气管插管(其中,95%经口,5%经鼻),其余接受气管切开。

## 一、无创通气：适应证及模式的运用

### (一) NPPV 的适应证(表 3-2-1)

表 3-2-1　NPPV 的适应证

- 慢性呼吸衰竭
- 胸廓畸形
- 神经肌肉疾病
- 中枢性肺泡通气不足
- COPD 伴呼吸困难
- 囊性肺纤维化

续 表

- 支气管扩张
- 急性呼吸衰竭
- ARDS
- 肺炎
- 术后并发症
- 哮喘
- 心源性肺水肿
- 心力衰竭
- 困难脱机患者拔管后的序贯治疗
- 阻塞性睡眠呼吸暂停

使用 NPPV 能减少呼吸功能不全患者 $60\% \sim 70\%$ 的插管率,避免许多有创通气并发症(表 3-2-2)。

**表 3-2-2　NPPV 与有创通气的优缺点比较**

优点
- 避免人工气道带来的并发症
- 方便开始或停止机械通气
- 减少镇静剂应用
- 保留气道防御、吞咽机能
- 减少有创监测

缺点
- 导致腹胀,皮肤压疮,面部疼痛,鼻腔干燥,眼部刺激,不适,幽闭恐惧,睡眠减少以及面罩漏气。

## (二) NPPV 模式

### 1. CPAP

CPAP 利用增加气道平均压($P_{mean}$)改善氧合、治疗阻塞性睡眠呼吸暂停、治疗存在呼吸困难的 AECOPD 患者。

由气道阻力增加所致的呼吸功能不全患者(如 COPD、急性哮喘),应用 CPAP 对抗内源性 PEEP(PEEPi),使呼气相气道等压点外移,延长呼气时间减少功能残气量(FRC)。例如,PEEPi 为 5 $cmH_2O$,患者至少需要做功-5 $cmH_2O$ 将肺内压降到零以下,吸气才能有效。CPAP 能减少口腔和肺泡之间的压力差,降低呼吸功。将 CPAP 设置于测得 PEEPi 的 $80\%\sim90\%$ 能减少膈肌做功,改善呼吸困难,利于气体交换,但不会加重肺过度膨胀。

CPAP 对于急、慢性心力衰竭,尤其对于相对容量负荷过重的心源性肺水肿,常为首选。

2. BiPAP

BIPAP 也是常用于治疗慢、急性呼吸衰竭的方法,起到部分支持通气的作用。此模式通过由微处理器控制的阀门提供双水平压力支持,产生高流速气体。参数设置为两个压力水平:吸气正压气道压力(IPAP),呼气正压气道压力(EPAP)。吸气相通常由患者触发,若患者呼吸频率过低,也可由时间循环触发(T 模式:time),因此这种模式是以时间或流速为周期。全脸面罩是最常用的治疗设备,此外鼻罩及鼻面罩也经常使用,后两种面罩经常出现经口周或鼻背漏气现象。呼吸机应具有校正呼气口漏气及漏气补偿功能(一般漏气量补偿最大允许量$<60$ L/min)。

3. PVS

在有创通气中叙述。

应用 NPPV 需注意 3 个问题:① NPPV 不同于有创通气闭环模式,不能精确测定 PEEPi,确定 CPAP 设置是否合理,需观察动脉血气变化、呼吸做功是否改善及生命体征是否趋于平稳;② 在部分支持条件下(如:BIPAP),对于气道阻力增加所致呼吸困难患者,应给予足够呼气时间以减少 FRC;③ IPAP 设定不应超过 25 $cmH_2O$,否则很容易将气体送入食管。

无论急慢性呼吸困难患者,神智尚清且存在自主呼吸时,均可先尝试应用 NPPV,若未成功则需建立人工气道(应在

2 h 内做出判断)。

面罩的选择:目前主要有 3 种:全面罩、口鼻罩、鼻罩。面罩越大无效腔越大,气体重呼吸越多。全面罩舒适度最好并发症少;口鼻罩治疗效果好;鼻罩无效腔最小,但对鼻黏膜刺激大,患者睡眠差。面罩的舒适度也是 NPPV 是否成功的关键,应根据患者脸型及治疗需要进行选择。

NPPV 以早期识别、早期应用为佳,密切观察治疗效果,避免在血气失代偿期应用,尤其对于存在 MODS 患者,若出现胃肠衰竭,往往会失败。

## 二、有创正压通气:全部或者部分通气支持

在 ICU 中,很大比例机械通气患者需要通过人工气道来进行有创通气。这就要选择完全或者部分通气支持。

完全通气支持(FVS)和部分通气支持(PVS)指的是机械通气提供的支持程度。

• FVS 时,呼吸机提供维持有效肺泡通气所必要的能量。通常情况下,应用该模式患者自主呼吸受到抑制。[注:FVS 潮气量范围是按理想体重(IBW) 6～12 ml/kg 计算,但是对于 ARDS 患者,已经有充分依据证明潮气量应小于 6 ml/kg]。

对于急性呼吸衰竭患者,机械通气的最初目标是提供所有必需的通气(FVS),使呼吸肌得到休息,可考虑在数小时到 48 h 甚至数天内给予 FVS。许多研究证实完全控制通气 18～69 h,就可出现呼吸肌乏力或萎缩、背部肺不张,甚至出现呼吸机依赖或 HAP(医院获得性肺炎)。控制机械通气与肌松药物的应用可能造成呼吸机相关性膈肌功能不全(VIDD),所以,若患者病情得到控制,应尽早开始自主呼吸锻炼。但对于重症 ARDS 患者(P/F<120),研究证实在早期 48 h 内应用肌松药物能够降低死亡率,并显著降低气胸发

生率。

• PVS是指设定机械通气参数降低后,患者出现主动呼吸做功,PVS参与主动呼吸做功以保持有效肺泡通气。部分通气支持常是脱机前的必要阶段,通气模式包括SIMV,VS,PAV,MMV及压力模式的BIPAP等。应用PVS时,应防止因支持不足导致呼吸肌疲劳或出现较高的呼吸做功。

## 三、通气模式和呼吸输送

通气模式由呼吸类型和气流输送类型构成。模式由以下因素决定:

• 呼吸类型(强制、自主、辅助)
• 目标控制变量(容积和压力)
• 呼吸输送时间(CMV,SIMV,或者SB)

（一）呼吸输送的方式

强制呼吸:由呼吸机控制通气时间或潮气量,或者两者都被控制。

自主呼吸:患者控制呼吸时间和潮气量。容量或压力(或者两者均有)输送由患者需求和肺顺应性决定。

辅助呼吸:由强制性和自主呼吸相结合,由呼吸机产生部分通气支持,其余通气由患者完成。

（二）目标容量的控制变量

容量通气(volume ventilation,VV)不论患者肺顺应性、气道阻力、吸气努力如何变化,优点在于保证潮气量和分钟通气量,维持一定水平的$CO_2$排出。但可能会导致气道峰压和肺泡压力上升,从而导致肺泡过度膨胀。在肺部情况恶化时,VV模式的缺点变得明显。表3-2-3列出了在VV模式下导致气道压力过高的因素。肺部情况改善后,通气压力随之减低,危险因素减少。

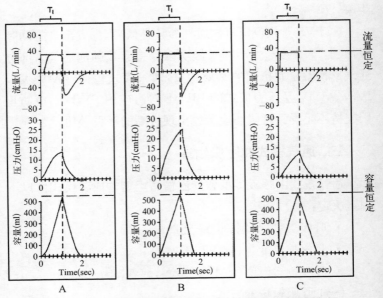

图 3-2-1 图示恒定流量、以容量为目标的通气(定容模式)

A. 顺应性正常
B. 顺应性降低
C. 顺应性增加(注意吸气流速是在 X 轴以上,呼气流速在 X 轴以下)

表 3-2-3 在容量通气中影响压力的因素

---

**患者肺部特征**
- 顺应性下降,引起较高的气道峰压和平台压(反之亦然)。
- 气道阻力增加,引起一个较高的峰压(反之亦然)。

**吸气流速模式**
- 峰压与恒定的流速呈正比,即高吸气流速产生一个较高的峰压。

**流速设置**
- 高流速产生较高的峰压和平台压(反之亦然)。

**呼气末正压**
- 增加 PEEP 增加峰压值。
- 增加自主 PEEP 增加吸气峰压(PIP)。

---

VV 模式的其他缺点同流速和敏感度的设置有关,经典的 VV 模式流速的输送为恒定输送(即恒流流速),这可能同患者

的需求不相匹配。同样,灵敏度水平的设置可能对患者而言并不是很恰当,所有这些问题能够导致人机对抗和患者的不舒适。

CMV通常是以容量为目标(又叫容量控制持续强制通气[VC-CMV])。但在吸气活跃以及设置的气体流速与患者的吸气流速需要不匹配的时候,患者会出现额外做功。这一点可以通过观测压力曲线或压力-时间曲线观察到。如果压力没有平滑地上升,并且在吸气期间很快升到峰值,流速是不足的。凹陷的压力曲线提示呼吸肌做功增加,此时,应调高吸气流速,直至达到患者需要并且曲线呈现轻度凸出的形状(图3-2-2,图3-2-3)。

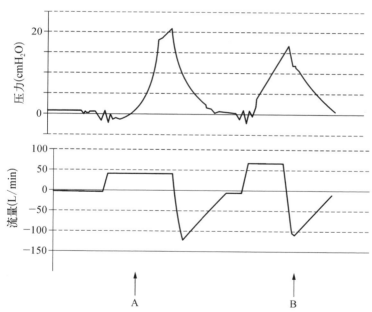

**图3-2-2、图3-2-3　容量通气曲线图显示了一个恒定的流速波形**

A这条曲线显示,流速设为50 L/min时,表明流速设定过低,记录压力曲线有凹陷。从流速初始点观察压力并不随流速曲线上升,显示反应延迟,提示呼吸机并未对患者的用力做反应。

B流速已经升至75 L/min。压力曲线是正常的,但是敏感度也必须升高以便流速和压力曲线几乎同步开始上升。

(三) 目标压力的控制变量

压力通气(pressure ventilation, PV)以压力设定为独立变量,即压力保持不变,流量输送($V_t$)随肺部特征改变而变化(图 3-2-4)。

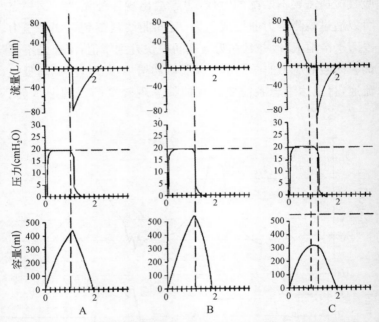

**图 3-2-4  不同肺顺应性时,压力通气(持续正压)模式下的波形曲线**
A 示正常顺应性;B 示顺应性增加;C 示顺应性降低

压力通气有数个优点:①通过设定最大压力值限制作用于肺部的压力以降低肺部过度膨胀风险;②在压力通气下,呼吸机输送递减的流量模式(图 3-2-5);③压力通气从送气开始,气体在肺内均匀分布,不会发生气体的再分布,这被认为是肺保护策略的一部分。

PV 的不利之处:

潮气量会因肺顺应性或阻力的变化而多变,肺部病变加

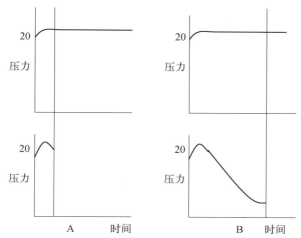

**图 3 - 2 - 5  压力控制性通气时,呼吸机输送递减波的过程**

当呼吸机开始送气时,患者上气道压力迅速到达预定设压力值。这会在上气道和肺泡间产生压力梯度(ΔP)。压力梯度在吸气开始时最高(A),压力到达肺泡后,压力梯度缓慢下降,形成减速波(B)。

重时通气下降。

以压力为目标的 CMV 也叫压力控制持续强制通气(PC - CMV)或单纯压力控制通气(PCV)。该模式所有呼吸都由时间触发、压力控制、时间循环。在吸气期间呼吸机为患者提供持续的压力(图 3 - 2 - 6)。医生设定吸气、压力水平以及通气频率。$V_t$ 建立在患者肺顺应性和阻力、呼吸努力和设置压力的基础上。减速流速曲线可以改善气体分布,并允许患者存在自主呼吸努力。另外患者的主动咳嗽会增加环路压力。

PC - CMV 主要用于 ARDS 患者,因为常规带 PEEP 的 VC - CMV 导致高的 Palv,加重肺损伤。也有研究表明,带 PEEP 的 PC - CMV 和 VC - CMV 对于 ARDS 患者效果相当,在降低呼吸功方面 PC - CMV 优于 VC - CMV。目前认

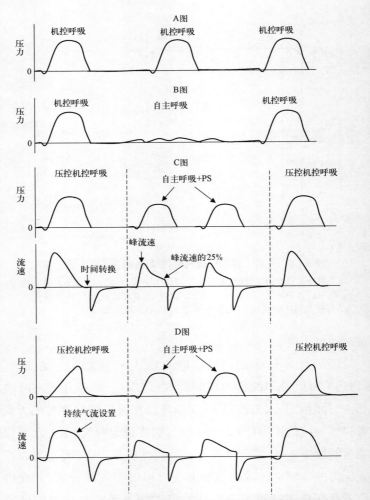

**图 3 - 2 - 6　压力控制性通气的在不同呼吸机模式下的波形表现**

　　A. PC - CMV 模式,呼吸被患者触发;

　　B. PCV 使用 SIMV 模式,在零基线上可观察到自主通气;

　　C. PCV 使用 SIMV 模式,自主呼吸时加上 PS,曲线的顶端显示压力,下面曲线为流速,峰流速值与 PCV 高压设定有关,在吸气末以前流速回到零。在 PS 呼吸中,吸气触发阈值为峰流速的 25%;

　　D. 在 SIMV 模式中,设定的容量通气部分为恒定流速,自主呼吸部分加 PS,为减速波形。

为,防止压力升高比保证特定的潮气量更加重要。

PC - CMV 中,可设置吸气时间较呼气时间长(PCIRV,反比通气),较长的吸气时间可以通过增加 $P_{mean}$,防止完全呼气出现肺泡陷闭,对改善氧合有益。该模式更多应用于 ARDS,反比通气如使患者不适,可能需要镇静剂甚至需要肌松剂。

(四) 间歇指令通气和同步间歇指令通气

IMV/SIMV:其目的是让患者在没有接受指令通气时利用每一次呼吸努力进行自主呼吸(部分通气支持)。这种主动呼吸起到保护呼吸肌的作用,并增加了呼吸肌力量,但必须确定患者有无过度做功。联合应用 PSV 可降低自主呼吸做功。

IMV/SIMV 模式对于心血管方面的影响较小,可能与部分 $V_E$ 在较低的压力水平上产生有关。当指令呼吸频率被降低时,患者逐渐承担较多呼吸功,进而过渡到脱机。表 3 - 2 - 4 对比了 CMV 和 IMV/SIMV 的益处、风险和不利因素。

表 3 - 2 - 4　持续指令通气和间歇指令通气/同步间歇指令通气的优点、风险和缺点

| 模　　式 | 优　　点 | 风险和缺点 |
|---|---|---|
| 容量目标或压力目标的持续指令通气(VC - CMV 或 PC - CMV) | 设定最大分钟通气量;<br>保证每一次呼吸的容量或压力;<br>可能与患者的努力同步;<br>可为没有自主呼吸的患者提供完全的支持。 | 如果患者触发的呼吸次数过高,可导致呼吸性碱中毒;<br>平均气道压高和相关的并发症;<br>如果流速或敏感度设定不合理,会导致人机不同步;<br>清醒患者不能很好耐受,高呼吸频率可导致内源性 PEEP 增加;<br>可能导致肌肉萎缩。 |

续　表

| 模　式 | 优　点 | 风险和缺点 |
|---|---|---|
| 容量目标或压力目标的同步间歇持续指令通气（VC - SIMV 或 PC - SIMV） | 与 CMV 相比，可降低 $P_{mean}$；<br>患者不同程度的呼吸做功可维持肌肉力量和减少肌肉萎缩；<br>可用于脱机；<br>可减少 CMV 相关的碱中毒；<br>可根据患者需要完全或部分支持；<br>不像 CMV 那样需要镇静和肌松。 | SIMV 联合 PSV 可能增加 $P_{mean}$；<br>设置不当可显著增加自主呼吸功，如果频率，流速和灵敏度设置不合理，可导致高碳酸血症和肌肉疲劳；<br>随着设定频率调整有不适感；<br>随着设定呼吸频率下降（<6 次/min），自主呼吸功可能过度增加，急性低通气，人机不同步，甚至浅快的呼吸。 |

（五）自主模式

机械通气的持续自主呼吸（continuous spontaneous breathing）模式包含三个基本内容，即自主呼吸（spontaneous breathing，SB），CPAP，PSV。

1. SB

患者可通过呼吸机回路自主呼吸，有时可将气管导管连接于 T 管上，并用大口径管路连接湿化氧源。优点是呼吸机显示患者的呼吸力学变化，如果有意外情况出现，可以启动背景通气[20]。

自主呼吸试验用于评价患者是否适合脱离呼吸机。试验时呼吸机支持下降，允许患者短期内自主呼吸（15～30 min），同时监测患者的呼吸力学、$SpO_2$ 和临床表现。能耐受该过程的患者很可能能够脱机。

2. CPAP

呼吸机可为自主呼吸患者提供 CPAP，CPAP 有助于改善顽固性低氧血症和低功能残气量患者的氧合（如心源性肺水肿、ARDS）。呼吸机提供 CPAP 的优点和缺点与呼吸机的自主呼吸模式相同。

3. PSV

自主呼吸模式下，应用 PSV 时，患者必须有连续、可靠的自主呼吸形式（图 2-2-7）。设置参数：吸气压力，PEEP，灵敏度水平。由患者控制呼吸频率，吸气流速和吸气时间。潮气量由压力梯度（ΔP＝设置压力－PEEP）、肺的特性（肺顺应性和气道压）、患者的吸气努力决定。PSV 是一个辅助模式（患者触发）。流速曲线为减速波，患者可根据需要改变吸气流速（图 3-2-7）。压力支持呼吸由患者触发，是压力限制和流速循环的模式。机器感受流速的下降，决定吸气终止。突然的压力变化可迫使循环产生一次新的呼吸，一次过长时间的吸气（回路中有泄漏时）也会出现上述情况。

PSV 的三个基本功能：

（1）对 SB 患者，PSV 可以在 CPAP 或 SIMV 模式上克服呼吸机阀门系统、呼吸机回路和气管插管的阻力；

（2）通过把压力水平设得高于克服系统阻力所需要的压力水平，降低 CPAP 或 SIMV 呼吸功能；

（3）提供完全自主通气支持，患者每一次呼吸都由压力支持。前提是患者必须有可靠、完整的呼吸中枢和相当稳定的肺功能。

PSV 可用于人工气道，也可用于无创通气。

4. 压力支持通气中的其他设置

压力支持通气时呼吸机在吸气开始输送适当的气流，吸气流速下降到某一水平时（流速循环）PSV 终止吸气。流速设置太高可导致 PIP 过高，吸气提前终止（图 3-2-8）。流速设置太低可能无法满足患者需要，出现不同步。

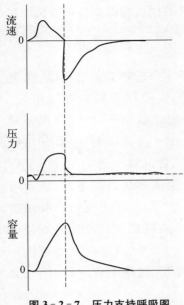

图 3－2－7　压力支持呼吸图

基线压力超过 0,是由于设定了 PEEP。压力曲线上升到设定值之前,有轻微的负向偏斜,这是由患者的吸气努力引起的,这会触发呼吸机的流速。0 点以上是吸气流速,以下时气流速。流速曲线组成一个下降的斜坡。

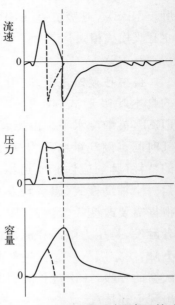

图 3－2－8　PSV 图形在吸气开始时呈现出压力的骤升

最上边的是流速曲线;中间的是压力曲线;底部是容积曲线(ml)。曲线的实线代表了没有过早终止的吸气过程。穿过所有曲线的垂直虚线表示正常压力支持呼吸时的吸气末流速状态。阴影线表示由于压力骤升而过早结束的周期,由于周期过早结束,流速也过早下降,因此容积也较正常者小。

## 四、双水平气道正压(bilevel PAP)

它是以自主呼吸、时间调节、压力控制为其特征的一种通气模式。在呼吸周期间呼吸器产生两种不同水平的 CPAP,其时间、压力各自调节,即使在自主呼吸间期也能维持肺泡通气。其主要调整参数:$P_{high}$,$P_{low}$(PEEP),$T_{high}$,$T_{low}$。根据这四个参数可以变换许多模式:PC－IRV、IMV、APRV、CPAP

等模式。

该模式具有从控制通气到脱机的完整使用过程,在患者没有自主呼吸时,该模式为 PCV 模式(前已述及),其潮气量的产生与气道压与肺泡压差及肺泡的顺应性有关,即 $V_T = (P_{aw} - P_{alv}) \times C_{rs}$,($C_{rs}$:顺应性)在 BiPAP 中 $P_{high}$ 为 $P_{alv}$,$P_{low}$ 为 PEEP。从该公式中看出,在压力设定后 $V_T$ 是依据顺应性的改变而改变,即 $V_T$ 与 $C_{rs}$ 呈正比。如前所述,BIPAP 允许患者自由呼吸,结合 PSV 明显减轻自主呼吸的做功。PSV 是指在 $P_{low}$ 时间段上起作用,也有呼吸机同时具有在 $P_{high}$ 之上起作用的 PSV,如 servo $i$ 呼吸机的 Bi - vent 模式,目前对这种方式的研究不多。Bilevel PAP 模式具有 2 个触发窗,更适应患者的自主呼吸需求(图 3 - 2 - 9)。

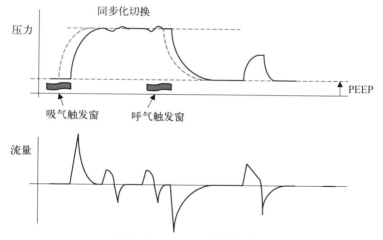

**图 3 - 2 - 9 Bilevel 模式的波形**

上图为压力曲线:吸气触发时间(吸气触发窗)段内患者吸气触发,出现提前启动的 $P_{high}$ 与 $T_{high}$;在 $T_{high}$ 末段时间(呼气触发窗)如果能探到患者呼气,$P_{high}$ 则提前结束。从下图的流速曲线可观察到,在 $P_{high}$ 上患者可自由呼吸,并没有气道压力明显升高。后 2 点有别于容量通气的 SIMV。

### 五、闭环通气

机械通气患者应用闭环通气模式通过压力通气(PV)达到容量目标。呼吸机监测容量输送的过程,压力调节以达到有效通气,是通过以下两种方法:

(1) 以每单次呼吸为基础,例如压力增加。

(2) 通过一段周期的呼吸为基础,例如压力调节容量控制或是容量支持(也称为双重控制通气模式)。

(徐 磊 朱云楼)

# 第三节 呼吸机初始设置

本节要点:

潮气量的设置,呼吸频率的设置。

呼吸机各种参数之间的关系。

## 一、通气参数间的关系

随着呼吸机的不断研发和机械通气的研究进展,呼吸机模式越来越丰富,而相同的模式在不同的呼吸机上设置的参数也不尽相同,所以我们要熟知这些参数之间的关系,以应对不同的模式、不同的呼吸机。

潮气量×呼吸频率=分钟通气量;

平均流量×吸气时间=潮气量;

60÷呼吸频率=呼吸周期时间;

吸气时间+呼气时间=呼吸周期时间;

送气时间+屏气时间(平台时间)=吸气时间。

## 二、通气时参数的初始设置

**（一）对所有机械通气都要注意以下问题**

（1）呼吸机相关性肺损伤

（2）人机协调

（3）目标 ABG 值

（4）心血管稳定性，尤其在机械通气早期

**（二）分钟通气量（$V_E$）：**

正常成人新陈代谢大约消耗 $150\sim350$ ml/min 的氧气及产生 $120\sim280$ ml/min 的二氧化碳，$V_E$ 和心排血量两者都与代谢率平行，当代谢增加时（例如在感染，发烧，败血症的过程中），通气和心排血量必须增加才能满足氧摄取和二氧化碳的排出。有些呼吸机（如 PB 系列呼吸机）通过设置 $V_T$ 和 $f$ 控制 $V_E$，有些呼吸机会直接设置 $V_E$（例如 Maquet 系列呼吸机）。

临床上分钟通气量的设置可以参考人体的体表面积（BSA）来进行计算。如图 3-3-1 所示。

$$BSA = 0.007184 \times Ht^{0.725} \times W^{0.425}$$

BSA＝体表面积（$m^2$），Ht＝身高度（cm），W＝体重（kg）。

分钟通气量约等于男性体表面积的 4 倍，女性体表面积的 3.5 倍。

以上计算为正常情况下，异常情况时例如低温或发热（体温每升高一度 $V_E$ 增加 9%），高代谢以及代谢性酸中毒，$V_E$ 则必须进行调整，增加生理无效腔的肺部疾病也需要增加 $V_E$。

**（三）潮气量和频率（$V_T$ 和 f）**

人体正常的潮气量 $8\sim12$ ml/kg IBW，自主呼吸频率为

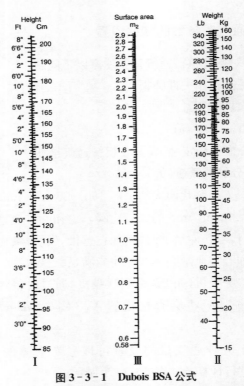

图 3 - 3 - 1　Dubois BSA 公式

　　Dubois 体表面积图：要确定体表面积（BSA），要找到身高和体重的点，在两者间画一条直线。中间相交点就是体表面积（BSA），单位：平方米。

12～20 次/min。机械通气时潮气量的设置取决于肺组织的病理情况。

　　（1）肺外疾病患者：如吸毒过量、神经-肌肉疾病、术后麻醉药的影响等，初始 $V_T$ 为 8～10 ml/kg IBW，频率为 8～12 次/min。

　　（2）阻塞性疾病：慢性阻塞性肺病或哮喘等，初始通气设置需要阻断气体逐渐陷闭的循环，同时提供足够的肺泡通气，减轻疲劳的呼吸肌的负荷。限制分钟通气量（$V_E$）和延长呼气对于减轻进一步的气体陷闭和肺膨胀至关重要。根据平台压决定 $V_T$ 的设置：当 $P_{plat} < 25$ $cmH_2O$, $V_T = 6 \sim 10$ ml/kg IBM；当 $P_{plat} = 25 \sim 30$ $cmH_2O$, $V_T \leqslant 8$ ml/kg IBW；当 $P_{plat} > 30$ $cmH_2O$ IBW, $V_T \leqslant 6$ ml/kg IBW。初始机械通气时，由于可能存在较大的气体陷闭，可使用较小的潮气量和较快的呼吸频率，通常建议初始呼吸频率设置为 $10 \sim 14$ 次/min、吸呼比 $\geqslant 1 : 3$ 以实现完全呼气。

（3）限制性疾病：如肺间质纤维化或急性呼吸窘迫综合征（ARDS）等，初始 $V_T$ 为 $4 \sim 8$ ml/kg，呼吸频率为 $15 \sim 25$ 次/min。限制性疾病由于顺应性的降低常采用较低的 $V_T$ 和较高的呼吸频率，研究证实 $> 12$ ml/kg IBW 的潮气量会导致病死率的上升。需要注意的是，较高的频率可能无法提供足够的时间进行呼气，气体在呼气末时残留在肺部，造成内源性 PEEP（PEEPi）。因此 $V_T$ 的设置应使 $P_{plat} \leqslant 30$ $cmH_2O$，并调整呼吸频率以尽量减少 PEEPi 的产生。

注意：（1）呼吸机的控制面板上设置的 $V_T$ 代表呼吸机送出的气体量，但是并非所有容量都能到达患者肺部，由于漏气或其他原因，部分气体会丢失。要监测呼出气 $V_T$ 以准确得到患者的通气参数。（2）需要考虑无效腔的存在。机械无效腔（$V_{Dmech}$）定义为在通气当中重复呼吸的气体量。比如说，有时会添加一个 6 寸螺纹管或人工鼻在 Y 型接头和气管接头之间，这使患者增加约 75 ml $V_{Dmech}$。但是因为气管插管绕过了上呼吸道（口腔和鼻腔），降低 $V_{Dmech}$ 大约 1 ml/kg IBW，因此，这两个因素往往相互平衡。

（四）吸气时间（$T_I$）吸呼比（I：E）

需要理解吸气流量、吸气时间（$T_I$）、呼出时间（$T_E$）、总转换时间（TCT）和吸呼比（I：E）之间的相互关系。不同的呼吸机需要设置的参数不同，但新型的呼吸机能执行所有这些计算,并显示为测量值或计算值,这些计算不必由操作者执行。

正常成人自主呼吸时,吸气是主动的且气道阻力较小,呼气是被动的,气道阻力稍大,吸气时间较短,呼气时间长,I∶E一般为 1∶2～1∶3。COPD 及哮喘患者通常设置更长的呼气时间以减少气体陷闭,I∶E 为 1∶2.5～1∶3 或更长;限制性通气功能障碍的患者,因 $V_T$ 小,RR 快,Ti 和 Te 都缩短,Te缩短更明显,I∶E 一般为 1∶1.5 或更短。

当 $T_I$ 等于或超过 $T_E$ 时,叫作反比通气(IRV)。用于顽固性低氧的治疗,以期代替 PEEP 或与 PEEP 合用减少 PEEP值。但其技术方法复杂,不良反应大,临床上要慎重选用。因此,I∶E 比率通常设置为 1∶1.5～1∶4,使呼气长于吸气,并且可以减少正压的不利影响。

(五) 吸气流速和波形

1. 流速波形

流速波形和速率的选择取决于患者的病情。例如,手术后的患者从麻醉中恢复可能有较小的流量需求。相比之下,肺部疾病患者将会有强大的流量需求。临床上常见的波形有方波和递减波。

方波:在设定的时间内以恒定流速提供气体流量。一般来说,具有同等峰流量设置的所有可用的流速波形,方波提供最短的 $T_I$。

递减波:在设定的时间内从峰流速开始以递减流速提供气体流量。在吸气的开始,患者流量的需求是最高的,气体流量是最大的,因此递减波更符合患者的吸气努力,更符合生理需求。

递减波与方波相比,气道峰压更低,气体分布更佳,氧合改善更明显,人机同步更好,在临床上更为常用。

2. 吸气流速

呼吸机的流速设置取决于仪器的性能和患者病理改变。机械通气时,过高的流速缩短 $T_I$,可能会导致峰压增高和气体分布不均。较慢的流速会降低峰压,改善气体分布,但也可能会带来心血管方面的不良反应,并使 $T_E$ 缩短,导致气体潴留。

理想的吸气流速应与患者的自主呼吸相匹配,吸气需求越高,吸气流速也应越高,以减少吸气做功。正常的肺,设定的流速一般使吸气时间在 1 s 左右(0.8～1.2 s)。流量波形为递减波时,峰流速为 40～80 L/min;流量波形为方波时,流速明显降低,一般为 25～35 L/min。

(六)呼气末正压(PEEP)

当患者气管插管或切开时,功能残气量(functional residual capacity 或 FRC)通常下降。在大多数的情况下,使用呼气末气道正压(PEEP)以维持患者的正常 FRC。通常认为使用低水平 PEEP 不会引起并发症,并且,不使用 PEEP 可能会导致肺不张。

呼气末气道正压(PEEP)作用:增加功能残气量,防止肺泡萎陷,改善通气/灌注血流比,减少分流量。

不良反应:胸腔内压增加,回心血量减少,可能会使血压下降,降低肾脏、肝脏及其他内脏的灌流;妨碍颅内静脉回流,增加颅内压。

临床上根据患者情况选择"理想 PEEP"数值,从 3～5 $cmH_2O$ 水平开始,每次增加(或减少)幅度为 2 $cmH_2O$。

(七)吸入氧浓度($FiO_2$)

初始机械通气的患者,在建立人工气道期间或是转运途中都可能存在低氧血症,初期要给予高浓度的氧疗,在心肺复苏和严重缺氧患者抢救初期可给予 100% 的 $FiO_2$,高吸氧浓度维持时间不宜过长（15～30 min），随后逐渐降低吸氧浓度使 $90\% < SpO_2 \leqslant 95\%$。

（八）触发灵敏度(Triger)

触发灵敏度的设置以患者触发做功最小，而又基本不发生假触发的触发水平为最佳触发灵敏度。患者触发呼吸主要有两种方式，压力触发和流量触发。

压力触发灵敏度与传感器所在位置有关，传感器放置在"Y"形接头处比在呼吸机内部更易触发，但由于分泌物的影响和传感器自身重量等问题，传感器通常放置于呼吸机内部，常设置为 $1\sim3\ cmH_2O$。流量触发需要管路内有一持续低流量气流，当管路内流量下降至触发值时触发呼吸机送气，常设置为 $1\sim5\ L/min$。比起压力触发，流量触发患者做功更小。压力触发时，如呼吸机管路积水，易引起假触发，流量触发时，在漏气时容易发生误触发。

（于　鹏　秦　欣）

# 第四节　呼吸机设置的进一步调节

本节要点：

初始参数设置潮气量 8 ml/kg 理想预计体重(PBW)适合于大多数患者。

急性呼吸窘迫综合征(ARDS)患者需要行小潮气量通气（<6 ml/kg PBW）以降低进一步的肺损伤；俯卧位通气可以改善肺的异质性，从而改善氧和减少肺损伤；重度 ARDS 患者在呼吸支持过程中出现人机对抗时，可导致呼吸困难、呼吸做功增加及机械通气时间延长。

$FiO_2$ 的调整取决于指脉血氧饱和度($SpO_2$)。通常可接受的目标值是 $SpO_2 > 92\%$（$PaO_2 \geqslant 60\ mmHg$）。

HME 会增加呼吸机环路的无效腔量,大多数 HMEs 的无效腔量约 $50\sim100$ ml,对于潮气量低的幼儿、儿童和一些成年患者($V_T\leqslant400$ ml)则影响更大。

有创机械通气时必须使用湿化器,无创机械通气时也应使用湿化器。

各种常见机械通气治疗疾病的通气设定要点。

## 一、其他参数的选择和呼吸机的设置

### (一) 潮气量

容量控制通气时潮气量不变,有设定的目标潮气量决定;压力控制通气时,潮气量可变,与吸气压力、顺应性呈正相关,与阻力呈负相关。

对于大多数患者(非 ARDS 患者),潮气量目标 8 ml/kg PBW,并根据呼吸力学监测压力的改变以及动脉血气进行调整。调整潮气量以达到目标 pH 和动脉血二氧化碳分压($PaCO_2$),同时监测内源性 PEEP(auto - PEEP)和气道平台压($P_{plat}$)。当增加潮气量的同时,Auto - PEEP 或 $P_{plat}$ 增加>$5$ cmH$_2$O,则需降低潮气量至之前水平,以减少呼吸机相关性肺损伤。

急性呼吸窘迫综合征患者,小潮气量通气(<$6$ ml/kg PBW)可以降低机械通气患者死亡率。详见(各种常见机械通气治疗疾病的通气设定要点)

### (二) 呼吸频率

初始呼吸频率设置通常为 $12\sim16$ 次/min。当潮气量确定后,呼吸频率根据动脉血气进行调整。调整呼吸频率同时,需要关注流量时间曲线,以确保合适的吸气时间(大多数患者吸气流量回至基线),并观察呼气时间是否合适以确保呼气完全(呼气流量回至基线)。

(三) 呼气末正压(PEEP)设置

通常情况下,PEEP 初始设置为 5 $cmH_2O$,以避免呼气末肺泡塌陷。ARDS 患者则根据严重程度以及肺可复张性设置较高的 PEEP 水平并进行滴定。

增高 PEEP 水平可能会有不良反应。如:由于 PEEP 对于不同顺应性的肺泡作用不同,即顺应性正常的肺泡可能过度膨胀,而顺应性下降的肺泡仍然塌陷,需关注 PEEP 导致 ARDS 肺进一步的不均一性,从而增加肺损伤的可能。PEEP 降低左心前负荷(减少心排血量)。降低脑部静脉回流(增加颅内压)。对于慢性阻塞性肺病(COPD)患者,过高的 PEEP 增加气道阻力,从而进一步增加肺过度膨胀,增加呼吸负荷和气压伤风险。

(四) 吸入氧浓度的选择

选择合适的吸入氧浓度($FiO_2$)以达到临床可接受的动脉氧分压($PaO_2$)水平(60~100 mmHg)。患者机械通气前,初始动脉血气(ABG)报告通常可以为目前 $FiO_2$ 的设置作参考。如果患者在呼吸机支持之前 $PaO_2$ 在目标范围,开始呼吸机支持时可以设置相同的 $FiO_2$。如果 $PaO_2$ 不在目标范围,则根据以下公式来估算 $FiO_2$:

此关系式中假设患者基本无心肺功能改变。由于正压通气影响心肺的状态,因此会出现一些变化。初始呼吸机 $FiO_2$ 设置可以根据患者的需要来设置。比如缺血性心脏病患者氧合需要大于肺部疾病慢性缺氧患者。

在尚未得到 ABG 结果时,通常设置初始 $FiO_2$ 1.0,有利于纠正患者严重低氧血症,然后尽快降低 $FiO_2$ 水平。由于长期吸入 100% $O_2$ 可能导致吸收性肺不张和氧中毒,因此不推荐持续使用。痰液吸引前后和纤维支气管镜诊疗过程中通常需要提供 100％氧。但需要注意，任何治疗过程中 100％氧的应用都是存在风险的。

呼吸机开始使用后 $FiO_2$ 的调整取决于指脉血氧饱和度（$SpO_2$）。通常可接受的目标值是 $SpO_2 > 90\%$（$PaO_2 \geqslant 60\ mmHg$）。初始呼吸支持 10～20 min 内，需要复查动脉血气标本以评估通气氧合情况。根据之前的公式调整 $FiO_2$。当患者需要 $FiO_2 \geqslant 0.5$ 维持氧合时，建议使用一定水平的 PEEP。因为 $FiO_2 \geqslant 0.5$ 增加了氧中毒的风险，以及增加了由于高氧导致的肺不张引起的肺内分流的风险。

（五）触发敏感度的设定

呼吸机通过两种方式触发通气：流量触发或压力触发。根据不同的呼吸机进行选择，一般流量触发设置范围在基础流量的 1～10 L/min。一些机器的触发设置是生产商预设的（如，Servo 300 和 Servo i），有的由操作者设定（如 Puritan Bennett 7200），压力触发灵敏度通常设置在 $-1\ cmH_2O$ 或 $-2\ cmH_2O$。

流量触发与压力触发比较反应时间更快，因此是目前最佳的触发方式。其主要原因有二：一是，在流量触发时呼气阀无须关闭。而压力触发时，回路是关闭的，患者需要吸气努力降低回路压力达到预设水平，才能打开吸气阀吸到气体。二是，流量触发时，呼气过程中回路中有气流持续存在，此气流需要吸气控制阀维持开放状态。患者几乎立即可以得到其所需的气流。

如果患者存在内源性呼气末正压（auto‑PEEP）或气体陷闭，可能会出现触发困难。此时即使调整触发灵敏度，仍然会存在触发困难。当出现无效触发，需要评估是否存在 auto‑PEEP。如果机械通气时存在 auto‑PEEP，如 COPD，患者吸气努力需要降低肺泡压（$P_{alv}$），肺泡和口腔的压力梯度产生,当口腔压力($P_M$)低于 Palv 时,气流进入肺泡,设置外源性 PEEP($PEEP_E$)至患者 auto-PEEP 水平的 80%,可以减轻由于受限的气流导致的患者触发困难(注意:此状态出现在气道陷闭和主动吸气的患者)(表 3-4-1)。

表 3-4-1　有关 PEEP 的定义

PEEP:呼气末正压,即呼气末气道内压高于零

$PEEP_E$:外源性 PEEP,由操作者设定的 PEEP 值

$PEEP_i$ 或 auto-PEEP:呼气末仍存在的肺泡内压力,呼气末气流仍存在,无 $PEEP_E$ 存在的情况下

Auto-PEEP 通常出现在以下三种情况:

(1) 用力主动呼气,通常在正常或小肺容积时,如瓦耳萨耳瓦手法(valsalva 法)时;

(2) 高分钟通气量(VE>20 L/min)时呼气时间($T_E$)过短,或外加的气道阻力增加(如阻塞的呼吸过滤器),使呼气末功能残气量增加;

(3) 由于气道阻力增加使呼气流速受限,如 COPD 患者、气管导管过细等。

　　如果肺泡内存在 +10 $cmH_2O$ 的 auto-PEEP,需要 -10 $cmH_2O$ 的力使 $P_{alv}$ 达到 0。再加上 -1 到 -2 $cmH_2O$ 的努力,患者才能触发吸气气流。通过呼吸机提供 PEEP 增加口腔压直到几乎与 $P_{alv}$ 相等,口腔和肺泡的压力梯度将减小,使患者易于触发,降低患者吸气做功。注意,此技术不适于由于高分钟通气量及呼气时间不足引起的内源性 PEEP(图 3-4-1)。

　　如果无法测得 auto-PEEP,估算 $PEEP_E$ 的简单方法是逐渐增加 PEEP 直到吸气峰压(PIP)开始增加。增加的 PIP 提示肺内存在过高的压力和容量。另一估算 $PEEP_E$ 的方法是增加 PEEP 的同时,观察辅助呼吸肌的运动是否减少(如胸锁乳突肌)。另外,可以观察患者努力和呼吸机实际触发是否同步。如果 PEEP 增加过程中,患者的每次吸气努力都能触发呼吸机送气,则此为合适的 PEEP 水平。

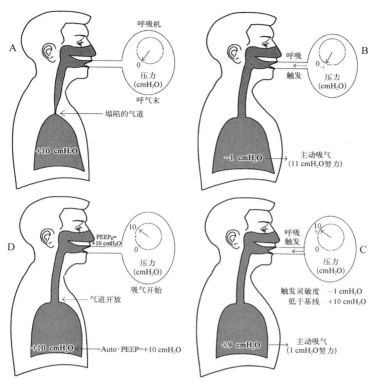

**图 3-4-1 正常经鼻呼吸和经气管导管吸入干燥气体时的等温饱和界面(ISB)位置**

图中 A 呼气末存在 10 $cmH_2O$ auto-PEEP。

B 患者需降低 $P_{alv}$ 至 -1 $cmH_2O$ 触发呼吸机通气,加上 10 $cmH_2O$ auto-PEEP,共需 11 $cmH_2O$ 的吸气努力。

C 患者 PEEP 设置 10 $cmH_2O$ 开放气道,不增加 PIP。

D 患者触发仅需要 -1 $cmH_2O$ 的努力。

触发灵敏度同样会受不同湿化装置的影响。如果湿化器位于患者与呼吸机触发传感之间,患者需要更大的努力去触发。当触发装置位于患者远端,则较少发生此类问题。

通过设置呼吸机的灵敏度,设置适合的触发阈值,可以有效地防止误触发和呼吸机的自动触发。

双触发呼吸机通气往往是呼吸支持不够的表现,可以通过增加呼吸支持水平得到改善。

(六) 湿化

我们正常自主呼吸时,当气体到达第四或第五亚段支气管时称为等温饱和界面时,可达到 37℃ 100% 相对湿度,44 mg/L 的绝对湿度(饱和湿度)。通常条件下,吸入气通过鼻腔和上气道进行加温湿化,而建立人工气道行有创通气,气体通过旁路进入气道,因此呼吸机回路需加上湿化装置(图 3 - 4 - 2)。

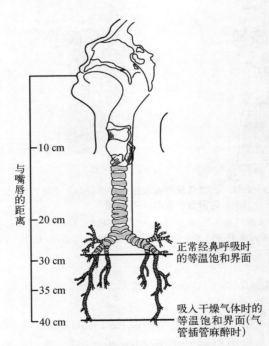

图 3 - 4 - 2　正常经鼻呼吸和经气管导管吸入干燥气体时的等温饱和界面(ISB)位置

正常条件下,吸入气体通过鼻腔和上气道进行加温湿化,当建立人工气道后,气体通过旁路进入气道,因此呼吸机回路需要增加湿化装置。

湿化系统需提供至少 30 mg$H_2O$/L 绝对湿度,31～35℃温度(任意流速情况下,分钟通气量 20～30 L/min)的气体。一些临床医生更喜欢提供给患者回路中温度达到 35～37℃ 的气体。

1. 加温湿化器

临床通常通过各种加热湿化系统提供湿化。这些湿化装置包括以下类型:掠过式湿化器(passover),气泡式湿化器,灯芯式和主动热湿化交换器(AHME)。闭合回馈系统的加温湿化是最佳的选择。储水罐中的水位可以手动通过注水口加入,也可以通过浮标调节系统维持水位近乎恒定。后者可以维持稳定的温度,同时减少污物的沉积。几种类型的湿化器均应尽量避免打开呼吸机回路加水。

具代表性的加温湿化器包括通过温度读出器和温度报警进行伺服控制加热。高温度报警设置在 37～38℃,因此吸入气不能达到 37℃。最低报警通常设置在近 30℃。

患者呼吸机环路中的温度低于通过湿化器的输出气体,因此环路中易积水。环境温度是导致环路积水的主要原因。在吸气支与呼气支加热导丝的使用可以明显减少积水的产生。

如果患者回路中的气体温度高于湿化器,则环路中的相对湿度将下降(详见临床应用)。此现象出现于加热导丝的环路。任何情况下患者存在湿化不足,均易导致气道分泌物的干结。评估湿化效果,可以通过对分泌物的观察进行。难以吸引的浓稠的分泌物或气管内痰痂形成均提示气道干燥。

当婴儿置于保温箱或暖灯保温时,加热回路的探头会暴露在此温度下。同时呼吸机回路暴露于冷的室温环境。在这种情况下,温度探头需要快速放置于保温箱或局部加热之外。另外,温度探头探测的温度,可能会不适当地降低加热导丝本身的温度。在这种情况下,会发现回路中积水的出现,将减少患者端湿化的输入。

无加热导丝的呼吸机回路,湿化器需加热至少50℃,才能在患者吸入气端达到37℃的理想温度。当高饱和湿度的加温气体通过环境温度较低的呼吸机环路时,温度会下降,同时产生冷凝水,因此在回路中需要加上积水容器。操作者需要定时清除积水容器中的积水以避免打开它时喷射出来。一些积水容器有弹簧加压,可以在选开始封闭回路。另外,一些积水容器可以接上负压吸引。在清理积水过程中,需注意保持呼吸机回路的连接,避免中断患者的通气支持。

2. 湿热交换器

湿热交换器(HME)或人工鼻同样可以在机械通气患者中使用。但是,只有在一些条件下使用才能对人工气道提供有效的湿化。当患者潮气量500~1 000 ml 时,HME 可以提供 10~14 mg/L 的绝对湿度。装有湿度计的湿热交换器(HHME)可以提供较好的湿化,同样潮气量下可提供 22~34 mg/L 绝对湿度的湿化气体。由于净加热和水分的丢失,当 HMEs 使用时,需要加强对痰液性状的评估,如是否出现干燥黏痰(表 3 - 4 - 2)。

表 3 - 4 - 2　分泌物性状的评估

| 分泌物描述 | 与吸痰管清除的相关性 |
| --- | --- |
| 稀薄 | 吸痰后,吸痰管内无分泌物残留 |
| 中等 | 吸引后,分泌物黏附吸痰管管壁,但管内吸入水后易清除 |
| 黏稠 | 吸引后即使用水冲洗,仍有分泌物黏附于吸痰管管壁 |

大多数 HME 会增加 2.5~3.5 $cmH_2O$ 的阻力。当 HME 中潮湿甚至有分泌物聚积,则将导致气道阻力明显增加,从而出现气流受限,出现 auto - PEEP,呼气做功增加。如果由于分泌物的原因,24 h 内需更换 4 个以上的 HME,建议更换湿化装置,

应用能提供 31℃ 至 35℃ 100％相对湿度的加热湿化器。

　　HME 会增加呼吸机环路的无效腔量,大多数 HME 的无效腔量为 50～100 ml,对于潮气量低的幼儿、儿童和一些成年患者($V_T$≤400 ml)影响更大。

　　HME 的禁忌证详见表 3-4-3。

表 3-4-3　HME 的禁忌证

---

1. 黏稠、大量分泌物或血性分泌物。分泌物易积聚于 HME,增加吸呼气的阻力。
2. 患者呼出气潮气量($V_T$)<吸入 $V_T$ 的 70％(如支气管胸膜瘘,或无气囊气管内导管等)。
3. 体温<32℃。
4. 分钟通气量>10 L/min。
5. 雾化时。
6. $V_T$ 过小者,HME 明显增加无效腔量。但是过大的 $V_T$ 则易致吸入气的湿化效能下降。

---

　　雾化治疗时 HME 需要从呼吸机回路中移除。环路脱开增加了环路污染的风险。解决办法是将一定量吸入器(MDI)连接器连接于 HME 和气管导管之间的位置。当 MDI 连接器放于吸气支,则 HME 仍需移除。

　　一些制造商推荐每 24 h 更换 HME。但是每 2～3 d 更换可能更合适,需要观察分泌物是否有阻塞 HME 的风险。临床报道显示,HME 使用 3 d 后没有出现分泌物干燥及其他问题。但是,如果连续 2 次吸痰操作,均发现分泌物黏稠,建议将 HME 更换为加热湿化系统。对于危重症患者需要 3 d 以上机械通气支持的,应用加热湿化器可以提供更佳的气道湿化,可以避免干燥分泌物的堆积。危重患者长期使用 HME(>7 d),易导致气管导管的阻塞。另外,长期住院治疗、气管切开的患者,可以长时间使用人工鼻,除非气道分泌物的排出出现问题。

（七）报警

呼吸机报警系统可以对人-机系统可能发生的危险发出警报。这一章节回顾常见的报警原因和如何处理。表 3-4-4 中举例说明了各级报警和相关原因。

低压报警通常设置在低于 PIP 5～10 cmH$_2$O,用于发现患者是否与呼吸机脱开或环路中是否有漏气。高压报警通常设置高于 PIP 10 cmH$_2$O。高压报警常见于患者咳嗽、分泌物增多、顺应性下降、气管导管或呼吸机环路扭曲。低 PEEP/CPAP 报警通常设置在低于 PEEP 水平 2～5 cmH$_2$O。后者如报警提示 PEEP/CPAP 水平下降,通常是漏气导致的。

窒息报警通常用于监测强制通气和自主呼吸。窒息报警的间隙一般最大不超过 20 s。在一些状态下,窒息报警设置在患者呼吸暂停超过 2 个连续的呼吸周期[2 个呼吸周期时间＞窒息时间＞1 个呼吸周期时间(TCT)]。窒息设置目的是患者发生窒息时,为患者提供完全的呼吸机支持,因此需要设置合适的窒息参数(如,设置 V$_T$ 8～12 ml/kg 理想体重(IBW),呼吸频率 10～12 次/min,给氧浓度 80％～100％)。

很多呼吸机有 I∶E 报警,或当吸气时间大于所设 TCT 的 50％时出现报警提示,如 Bird 8400 呼吸机,如果呼气时间(T$_E$)过短使患者没有足够的时间呼气,则吸气自动终止。Bird 8400 呼吸机的最短呼气时间 0.25 s。

低气源报警提示高压气源可能有故障。此报警能够确定新的微处理器呼吸机所依赖的高压气源的工作情况。特别当呼吸机未带内置压缩泵时,低气源报警十分重要。当气源压力不足时,此报警则无法消音。

另外,呼吸机报警参数包括低潮气量、低和高分钟通气量、低和高呼吸频率、低和高氧浓度。这些参数没有预设值水平参考,操作者在报警出现时需要判断分析原因。当报警频

繁出现时,需要考虑重新设置报警范围。推荐的报警参数设置如下:

1. 低呼出气 $V_T$　低于设置 $V_T$ 的 $10\%\sim15\%$。

2. 低呼出分钟通气量　低于平均分钟通气量的 $10\%\sim15\%$。

3. 氧浓度　高于和低于所设氧浓度的 $5\%$。

其他报警包括低电池、呼吸机工作异常、呼吸机回路故障、呼气阀漏气、设置参数不合适。如设置参数(如 $V_T$),可能超过呼吸机设置范围。在 ICU,由于报警或各类警告提示多,临床工作者会忽略这些声音,导致对报警的反应延迟(表 3-4-4)。

表 3-4-4　机械通气报警级别及常见报警事件

**一级报警:需立即处理、危及生命**

常见事件:
- 电源故障
- 患者端无气体输送
- 呼气阀故障
- 患者端气体输送过多
- 时间故障

**二级报警:可能危及生命**

常见事件
- 环路漏气
- 环路部分阻塞
- 加温湿化器故障
- I:E 不当
- 供氧水平不合适(气/空氧混合器故障)
- 自主周期 Autocycling
- PEEP/CPAP 水平不合适(过高或过低)

**三级报警:不危及生命但对患者有潜在危害**

常见事件
- 肺部顺应性/阻力改变
- 呼吸频率过高
- Auto-PEEP
- 呼吸驱动改变(如中枢神经系统或肌功能的改变)

(八) 报警状态下的处理

呼吸机在使用过程中可能出现故障。故障出现时,临床工作者需要第一时间确认患者通气是否安全。如果初步判断无法确定原因,操作者需要立即将患者脱离呼吸机,开始手控呼吸,报警静音,寻求帮助。如果操作者无法快速解决问题,则需更换呼吸机。操作手册通常会提供呼吸机常见故障的解决方法,如果时间允许,可以参考。如果最后呼吸机问题仍无法解决,联系公司驻当地的仪器维护代表。

(九) 间歇性的肺过度膨胀或叹息式呼吸

叹息式呼吸(sign)是在正常通气过程中做深呼吸动作。通常在机械通气过程中偶尔使用。例如,在给患者吸痰前后进行肺膨胀或叹息式呼吸。

叹息式呼吸或深呼吸在 20 世纪 60 年代期间十分受欢迎,虽然临床并未发现其有效性,但在 20 世纪 70 年代和 80 年代改进的呼吸机均带有 Sign 的功能。不同呼吸机可以在一定的设定时间内进行一次以上的深呼吸(如 3~4 次/h 或每 10 min 一次)。由于我们在自主呼吸时通常会进行 Sign 形式的呼吸,非插管人群每 6 min 发生一次,因此对于机械通气患者的 Sign 可以设置相似的频率。Sign 的容量设定通常是 1.5~2 倍的常规低 $V_T$ 设置(当时低 $V_T$ 通气盛行:如设置 $V_T$ 5~7 ml/kg IBW)。当 $V_T$ 设置 >7 ml/kg 理想体重时无须使用 Sign。

全麻手术机械通气患者,术中最佳潮气量的临床数据并不多。IMPROVE 试验进行随机对照研究,纳入了腹部大手术后肺部并发症风险较高的患者,比较了肺保护通气策略(6~8 ml/kg)与非保护性通气策略(10~12 ml/kg),同时每 30 min 进行肺膨胀操作,发现肺保护通气组肺部不良事件发生率明显下降,机械通气需求减少、住院时间缩短。

随着 ARDS 患者小潮气量通气策略的发展,另一通气策略肺复张开始用选择的 ARDS 患者。肺复张手法包括维持高压 $35\sim45$ cmH$_2$O $40\sim60$ s。肺复张的使用可以使部分塌陷区域的肺泡扩张,但并不降低病死率。Sigh 呼吸是 Bendixen 等 1963 年使用,大约 40 多年前,设置方法如下:第一次 20 cmH$_2$O 压力的呼吸 10 s;第二次 30 cmH$_2$O 压力的呼吸 15 s;第三次 40 cmH$_2$O 压力的呼吸 15 s。

Sigh 呼吸或深呼吸在以下情况下推荐使用:

(1) 吸痰前后。

(2) 支气管镜操作前后。

(3) 拔管过程中。

(4) 胸部物理治疗过程中。

(5) 小潮气量通气过程中。

(6) ARDS 患者肺复张手法之一。

(十) 呼吸支持相关准备

呼吸机在选择使用前需要做必要的检查,包括:

(1) 呼吸机使用前需常规进行设备检测和环路检测。

(2) 湿化器加入无菌水,设置湿化器温度为 $31\sim35$℃,并在 Y 吸气端放置温度监测装置;或环路中加湿热交换器 (HME)。

(3) 设置 FiO$_2$。

(4) 调节报警参数。

(5) 确保心电监护已连接。

(6) 备有急诊气管插管箱和急救皮囊。

(7) 提供负压吸引装置。

(8) 如果呼吸机上容量监测装置和氧分析仪故障,需附加监测设备。

由于急诊患者的特点,一旦决定给患者呼吸机支持,由医疗团队合作完成,包括患者的插管前准备、建立人工气道、给患者做手控呼吸、稳定心血管系统、连接呼吸机及治疗导致呼吸衰竭的病因。

1. 患者准备

对清醒患者需作插管前准备。临床医生需向患者及家属解释呼吸机是如何工作的,以及为什么需要使用呼吸机。患者需要了解人工气道可能带来的一些不适,如无法进行言语沟通等。昏迷患者可在其清醒后进行沟通。对患者的解释十分重要,心脏手术患者如果术前进行有效宣教,会缩短术后机械通气时间。同时有效沟通可以减少患者由于急诊插管带来的焦虑和不适。

2. 建立连接

对于无创通气,面罩和鼻罩需要舒适合适。有创通气最常用的人工气道是经口插管、经鼻插管和气管切开。经口插管通常用于急诊和需要维持人工气道数天的患者。经鼻插管较舒适,插管时间可更长,但是通常管径较小,同时会增加鼻窦炎的发生。气管切开管需要外科手术,但是可以维持更长的时间,同时有利于肺部分泌物的清除,患者较舒适,有些患者连接语音阀可以讲话交流。

3. 手控通气

一旦人工气道建立,患者首先需要进行手控呼吸皮囊送气,因为其易于操作,同时操作者通过手控呼吸可以判断患者的呼吸努力、气道阻力和肺顺应性的改变。

4. 心血管稳定

由于急性或即将发生的呼吸衰竭以及气管插管可以出现心血管并发症,或原有心血管疾病的恶化。例如,患者出现心肌缺氧和持续进展的心律失常。辅助插管过程中的药物使用(如局部麻醉、镇静、肌松剂)可以导致低血压和相关低血容量,静脉回流下降。有效的循环支持可以改善疗效。

5. 呼吸机支持

患者心血管稳定,即有时间进行通气设备的选择、呼吸机支持参数的调整等。

6. 治疗呼吸衰竭的病因

对导致呼吸衰竭的初始原因进行治疗。机械通气并不是治疗手段而是支持手段,因此解决病因尤其重要,如中枢神经系统无反应、神经肌肉疾病、哮喘导致的呼吸功的增加、ARDS、COPD 及并发症等。如果基础疾病无法逆转,机械通气则变得毫无意义。

(十一) 选择适合的呼吸机

呼吸机的选择不仅需要考虑到各种呼吸机的工作原理,也需考虑到是否具有可操作性。通常设备是否可用以及操作者对设备的熟悉程度来决定呼吸机的选择。根据说明书,各种呼吸机均有其特点,详见其他章节。

成人呼吸机的基本配置需要以下基本性能。通气量是主要的性能,可提供范围 100～2 000 ml;推荐呼吸频率 1～60 次/min;压力 1～100 cmH$_2$O;驱动压足够高,不管多高的压力上升,均可以保证气流通过吸气支的流速需求。合适的 PEEP/CPAP 范围为 0～30 cmH$_2$O;流速范围为 10～180 L/min,包括临床常用的持续流量波形和渐降波;氧气控制范围为 21％～100％。可显示吸呼比,对于氧合差的患者是必要的。

模式包括容量或压力辅助/控制(VC 或 PC - CMV),容量或压力同步间歇指令通气(VC 或 PC - SIMV)和自主呼吸 CPAP/PSV。可吸气保持测定平台压(P$_{plat}$)计算患者肺静态顺应性,呼气保持测得 auto - PEEP。报警参数包括窒息报警、压力限制、电源、气源、高/低压报警等。如果包括高呼吸频率、低潮气量、高/低分钟通气量报警则是压力目标通气和自主呼吸模式的有效保障,如 PC - CMV、PC - SIMV、CPAP、PSV、MMV 等。其他如反应时间、患者回路、呼气阀、PEEP、按需阀的设计需减少呼吸做功和患者的呼吸气阻力。新型呼吸机的发展,有更多的模式和特征。

(十二) 呼吸机性能的评估

购买新呼吸机前,需考虑所在医疗机构服务的患者的特殊需求,同时呼吸治疗师和医生的使用习惯也很重要。患者疾病种类和呼吸机支持时间;呼吸治疗科的专业人员和所受的培训和对设备的熟悉程度等均影响仪器的选择。另外,购买前进行性能评估或临床试验。临床工程科可以用分析测试仪检测呼吸机性能。每台呼吸机均需要定期维护、测试、自检,并记录,同时需记录使用者的呼吸机培训情况。

## 二、不同肺部疾病患者呼吸机的初始设置

1994 年美国胸科医师协会(ACCP)和相关医生团体拟定了患者-呼吸机管理的基本指南。之后发行了多本专业书籍中提出了不同肺部疾病的机械通气指南或推荐意见。下文详述推荐的呼吸机参数设置。

(一) 慢性阻塞性肺疾病(COPD)(表 3 - 4 - 5)

**表 3 - 4 - 5　COPD 患者机械通气的基本指南**

---

1. 无创通气(NIV)双水平气道正压(BPAP)是 COPD 患者的首选呼吸支持方式。
2. 如需插管,推荐选择经口气管插管。
3. 医生可以选择自己熟悉的呼吸机模式。辅助/控制(A/C)模式较压力支持通气(PSV)减少患者做功,但需注意控制通气可能导致呼吸肌去负荷改变以及过度充气和肺内压增高的风险。
4. 尽可能延长呼气时间。容量控制通气时,调整吸气峰流量达到患者需求,选择递减波,流量>60 L/min,可增加至 100 L/min;减少呼吸频率或潮气量;降低吸呼比。

---

5. 由于气道阻力增高,初始 $V_T$ 8～10 ml/kg,8～12 次/min 呼吸频率,$T_I$ 0.6～1.2 s,对于气流受限呼气末肺容积增加患者,考虑降低潮气量 (5～10 ml/kg),降低动态肺过度膨胀。参数设置观察流量时间和压力时间波形,使呼气更完全,降低内源性 PEEP。

6. 通气开始测定存在 Auto-PEEP,调整 PEEP 为 Auto-PEEP 80% 的水平,但不宜超过此水平。临床根据触发、顺应性的改变以及呼气流量的改善调整 PEEP 水平。如果 PEEP 增加使 PIP 开始升高,则可能是 PEEP 水平升高导致的肺过度膨胀,需下调 PEEP 水平。

7. 设置较低的分钟通气量,合适的气体交换,维持患者稳定期 pH 和 $PaCO_2$。

8. 监测平台压($P_{plat}$),维持 $P_{plat} < 30$ cmH_2O,避免肺过度膨胀以及肺损伤。精确监测 $P_{plat}$ 需要深度镇静甚至肌松。

9. 除非患者状况恶化需要更高的氧浓度,通常 COPD 患者维持 $PaO_2$ 在 55～75 mmHg 或接近患者的正常水平即可,$FiO_2 < 0.5$。

对于 COPD 患者,由于 PSV 吸气时间由患者决定导致过长或过短,从而增加呼吸做功及人机不协调的发生,因此急性期 PCV 较 PSV 更受欢迎。PCV-A/C 模式的可变流速可以保证患者的吸气需求。容量确定压力支持(VAPS)或容量支持压力支持(VS),可以提供目标潮气量的压力支持,同样可适用于 COPD 患者。

患者气道管理很重要。提供足够的湿化治疗和药物治疗(如支气管扩张剂和可的松)以纠正气流受限情况。如合并感染,合适抗生素的选择、稀释、松动和排出痰液很重要。主要问题在于撤机是否能成功。由于 COPD 患者常出现营养失调,评估营养需求是任何阶段都需要重视的。

（二）神经肌肉疾病

呼吸肌无力在神经肌肉疾病中较常见,从而导致呼吸衰竭。这些患者存在咳嗽和痰液清除困难,出现继发肺不张和严重感染。如果出现咽反射下降,则误吸风险增加。一旦呼吸衰竭发生,通常需要进行机械通气。慢性神经肌肉疾病患者通气不足首先表现在睡眠期间,当夜间出现低氧血症或二氧化碳增高,建议夜间无创通气支持。

当患者用力肺活量(FVC)<50% 预计值,MIP<−30 cmH$_2$O 提示发生高碳酸血症风险高;MEP<40 cmH$_2$O 时,提示咳嗽无力、痰液蓄积高风险,建议积极启动机械通气。

患者病情会快速进展(如格林巴利综合征和重症肌无力)。由于这些患者基础肺功能正常,气胸风险小,当呼吸机 VCV-CMV 模式时,建议使用较大潮气量(V$_T$ 水平 7~10 ml/kg)和较高的吸气流速(>60 L/min)的恒流速或渐降流速波。颈椎损伤患者,如脊髓损伤患者四肢瘫痪,需要完全呼吸支持;而重症肌无力等神经肌肉疾病患者仅需要部分支持直到自主呼吸恢复。如患者分泌物浓稠咳嗽障碍,机械通气过程中需联合应用人工辅助咳嗽、胸壁振荡器以及辅助排痰仪。膈肌起搏器可用于双侧膈肌麻痹导致的通气不足患者(表 3-4-6)。

**表 3-4-6　神经肌肉疾病机械通气指南**

以下为指南推荐对于神经肌肉疾病患者的呼吸支持治疗:
1. 完全或部分支持
2. 负压或正压通气
3. 无创或有创通气
4. 辅助/控制通气模式(CMV)
5. 容量通气
6. 较高 V$_T$(7~10 ml/kg),维持 P$_{plateau}$<30 cmH$_2$O
7. 呼吸频率 8~16 次/min
8. 吸气流速≥60 L/min,达到患者的需求(Ti 从 1 s 开始)
9. 流量波形:恒流或渐降波形
10. PEEP 5 cmH$_2$O
11. FiO$_2$ 0.21

**(三)哮喘**

急性重症哮喘的机械通气治疗管理较困难。由于气道痉挛导致气道阻力增加,分泌物增加,以及黏液水肿导致气道陷闭,使肺泡不均匀地过度膨胀,增加气胸和纵隔气肿、皮下气肿及其他气压伤的风险。

由于呼吸阻力增加,患者呼吸做功增加,胸腔内压在吸气和呼气发生明显的改变,不仅影响气体分布,而且导致心功能改变,出现奇脉。严重低氧血症进一步增加了患者的呼吸驱动和严重焦虑。急性重症哮喘期间,即使积极应用糖皮质激素和支气管扩张剂,仍有可能无法逆转疾病的进展。

机械通气的适应证如下(表3-4-7)。气管插管后气道痉挛可以突然加重,因此需要权衡,不要等急需呼吸支持时才考虑气管插管机械通气。对于患者的管理重点在于降低气道阻力及减少气道陷闭。如果患者机械通气过程中十分焦虑、呼吸驱动与呼吸机不同步,则需要镇静甚至肌松。需关注肌松剂可能导致的神经肌肉病变,以及长期肌松使患者活动减少出现其他并发症(表3-4-8)。

**表3-4-7　急性重症哮喘机械通气指征**

1. 呼吸衰竭(如呼吸频率进行性下降,意识水平改变),代谢性酸中毒进展,pH下降或 $PaCO_2$ 进行性增高。
2. 听诊,哮鸣音遥远(提示气道陷闭增加),甚至呼吸音消失,胸部叩诊或触诊呈鼓音。
3. 吸氧状态下仍存在严重低氧血症,提高吸入氧浓度效果不佳。
4. 胸片显示偏侧膈下降,透亮度增加,提示残气量增加。
5. 意识改变,神志模糊或意识下降。
6. 威胁生命的心律失常。
7. $PaCO_2$ 增高, pH下降(如 $PaCO_2 \geqslant 40$ mmHg; pH $\leqslant 7.25$〔进行性的呼吸性酸中毒合并代谢性酸中毒〕)。
8. 心脏骤停或呼吸骤停。

## (四)闭合性颅脑外伤

闭合性脑外伤是颅内受损但颅骨保持完整。通常发生于头部坠落伤、车祸、头部受打击。颅内受损易导致组织水肿、

表 3 - 4 - 8　哮喘机械通气应用指南

---

1. 插管后选择 VC 或 PC - CMV 模式。
2. 保持 PIP 和 $P_{plat}$ 最小。由于气道阻力增加和使用了高的吸气流速而 PIP 增加。尽管 PIP 高,但肺泡压($P_{plat}$)须维持在 $<30$ cm$H_2$O 的安全水平。
3. 调整 $FiO_2$ 维持 $PaO_2$ $60\sim100$ mmHg。监测血流动力学稳定,以保证心搏出量。
4. 应用允许性高碳酸血症($PaCO_2$ $45\sim80$ mmHg),可接受的 pH 水平(如$\geqslant7.20$)。
5. 如果呼吸机无法达到患者的需求,可能需要考虑镇静和肌松。特别是在初始使用的 24 h 期间。使用镇静肌松可以使疲劳的呼吸肌得以休息。
6. 当患者自主呼吸并且触发呼吸,设置一定 PEEP($80\%$ Auto - PEEP 水平)以改善患者触发(注意:由于患者已经存在较高的功能残气量,PEEP 仅在一些情况下适用);一些病例中,PEEP 应用可能可以使塌陷的肺泡复原,同时易于呼气;而在另一些病例中,可能会使患者病情恶化。调整 PEEP 过程中观察 PIP,PIP 增加,则提示 PEEP 设置过高导致肺过度膨胀,应降低 PEEP 水平。
7. 延长呼气时间以避免或减少气体陷闭:如降低呼吸频率($f\leqslant8$ 次/min);减少潮气量($V_T$ $4\sim8$ ml/kg);$Ti\leqslant1$ s;吸气流速$=80\sim100$ L/min 渐降波。
8. 因此定期进行呼吸音的评估、肺部叩诊,包括胸片都有助于及时发现气压伤的发生。

---

颅内压(ICP)增高。外科术后(颅骨切开术后)、脑血管意外,复苏术后低氧血症均可出现同样现象。

　　颅内容量包含大脑、血流和脑脊液(CSF)。维持中枢血流稳定需要足够的颅内灌注压(CPP)。CPP 公式:CPP=MAP-ICP。正常值 MAP $90\sim95$,ICP $<10$ mmHg,CPP $80\sim85$ mmHg。当 CPP$<60$ mmHg 时提示颅内灌注不足。

　　降低 ICP 和维持正常 MAP,以维持颅内损伤患者的 CPP。如急性期使用甘露醇通过增加渗透压降低 ICP,利尿剂通过降低 MAP 减少 CPP,当常规治疗失败时,可尝试应用巴比妥类药物降低颅内氧需求和 ICP。建议患者维持头部中立位置,床头抬高 $30°$。

适当过度通气可降低 $PaCO_2$,以期降低 ICP,但其疗效仍有争议。理论认为快速降低 $PaCO_2$ 易使颅内血管收缩,降低颅内血流和 ICP。但 $PaCO_2$ 降低的同时 pH 增高。如果 ICP 不高,不建议医源性过度通气。(目前建议 $PaCO_2$ 需要维持在 35~40 mmHg)。如果 ICP 增高,医源性过度通气也仅建议短期使用。颅脑损伤的机械通气指征如下(表 3-4-9、表 3-4-10)。

#### 表 3-4-9  颅脑损伤患者机械通气指征

- 辅助通气
  - 呼吸窘迫。表现为潮式呼吸、中枢性过度通气、窒息等。
  - 合并胸部、腹部、背部或颈部的损伤。
  - 药物应用抑制呼吸。
  - 神经源性肺水肿(急性呼吸窘迫综合征,ARDS)。
  - 即将发生的或已出现的心脏骤停。
  - 上气道受损(如出现喘鸣或排痰困难)。
  - 意识丧失导致误吸。
- 气道管理(插管)
  - 颅脑损伤(GCS≤8)。
  - 面部、颌面部、颈部损伤出血。
- 供氧
  - 颅脑损伤。
  - 肺挫伤、肺水肿。

#### 表 3-4-10  闭合性颅脑损伤指南

1. 颅脑损伤后,由于患者意识水平下降,通常需要气道保护。而且患者有呕吐和误吸的高风险。因此通常需要经口插管。
2. 过高的 $P_{mean}$ 和 PEEP 易增加 ICP。肺泡内压增加影响颅内静脉回流。监测 ICP 可以帮助进行评估。当存在 ICP 增高和低氧,可以通过提高通气和氧供来解决。
3. 急性 ICP 增高,维持 $PaCO_2$ 25~30 mmHg 或滴定 ICP(如 ICP 持续监测)。
4. 如果使用过度通气技术,注意仅临时应用,$PaCO_2$ 降低到回到正常水平时间 24~48 h,允许酸碱平衡的自身调整。$PaCO_2$ 迅速增加可能导致颅内血流的增加和 ICP 的增高。急性 ICP 增高的反应是高血压合并心动过缓,称为库欣反应。

5. 呼吸机设置：
   (1) 开始时完全呼吸支持；
   (2) 容量控制(VV)或 PV‐CMV 模式均可选择；
   (3) 维持 $V_T$ 5～8 ml/kg，维持 $P_{plat}$＜30 $cmH_2O$；
   (4) 呼吸频率 15～20 次/min，提供正常酸碱状态，避免 auto‐PEEP 的产生；
   (5) 初始 $FiO_2$＝1.0，滴定 $PaO_2$ 维持 70～100 mmHg，避免低氧血症；
   (6) 较高的吸气流速(＞60 L/min)，较短的 Ti(约 1 s，避免 auto‐PEEP)，使用递减波或分波波形；
   (7) PEEP＝0～5 $cmH_2O$，同时监测 ICP≤10 mmHg。由于 PEEP 会增加 ICP，因此通常仅应用于严重低氧血症时。
6. 吸痰和胸部物理治疗均有可能增加 ICP 的可能，但是维持气道廓清同样重要。
7. 监测肺部感染及肺栓塞并发症的发生。

## （五）急性呼吸窘迫综合征(ARDS)

虽然医疗不断进步，ARDS 死亡率仍居高不下(40%～90%)。ARDS 的诊断标准如表格。ARDS 疾病分为两期：早期(第 7～10 d)血管通透性增加为特征，肺水和肺蛋白渗出；晚期(10 d 以后)，并有进一步的肺纤维化形成。ARDS 不可避免地需要使用呼吸机。

### 1. ARDS 柏林诊断标准

| 指　标 | 数　　值 |
|---|---|
| 起病时间 | 从已知临床损害，以及新发或加重呼吸系统症状至符合诊断标准时间，≤7 d |
| 胸部影像学 | 双侧浸润影，不能用积液、大叶/肺不张或结节来完全解释 |
| 肺水肿原因 | 呼吸衰竭不能用心力衰竭或液体过度负荷来完全解释；如无相关危险因素，需行客观检查(如超声心动图)以排除静水压<br>增高型肺水肿 |

续　表

| 指　标 | 数　　值 |
|---|---|
| 氧和情况 | 轻度 △：PEEP 或 CPAP≥5 $cmH_2O$ 时，200 mmHg＜ $PaO_2/FiO_2$≤300 mmHg；中度：PEEP≥5 $cmH_2O$ 时，100 mmHg＜$PaO_2/FiO_2$≤200 mmHg；重度：PEEP≥5 $cmH_2O$ 时，$PaO_2/FiO_2$≤100 mmHg |

注：＊胸部影像学包括胸片或 CT；♯如果海拔超过 1 000 m，$PaO_2/FiO_2$ 值需用公式校正，校正后 $PaO_2/FiO_2$ ＝ $PaO_2/FiO_2$×（当地大气压/760）；△ 轻度 ARDS 组，可用无创通气时输送的持续气道正压；CPAP：持续气道正压；$FiO_2$：吸入氧分数；PEEP：呼气末正压；1 mmHg＝0.133 kPa；1 $cmH_2O$＝0.098 kPa

## 2. 导致 ARDS 的相关因素

脓毒血症；误吸；严重创伤；中毒；大量输血；脂肪栓塞；吸入烟雾或化学物质导致肺损伤；烧伤；胰腺炎；肺炎；播散性血管内凝血；长时间体外循环等（表 3 - 4 - 11）。

**表 3 - 4 - 11　ARDS 及限制性疾病的机械通气指南**

患者存在急性限制性疾病，如肺纤维化或 ARDS，建议初始 $V_T$ 4～6 ml/kg，呼吸频率 15～25 bpm。高呼吸频率和低潮气量通常应用于限制性疾病，但应用过程中需要注意呼气时间。

1. 压力控制通气（PC）或容量控制通气（VC - CMV）
2. 维持 $SaO_2$≥88%～90%。初始氧浓度 100%。应用 PEEP 可以避免肺泡陷闭和肺过度膨胀，避免肺损伤，同时降低 $FiO_2$ 到安全水平。如氧合仍差，需要尝试镇静肌松，或改变患者体位（俯卧位通气）。心搏出量和血红蛋白水平需要达到理想水平。ARDS 患者可能需要 PEEP＞15 $cmH_2O$。
3. 维持平台压＜30 $cmH_2O$，可使用低 $V_T$（4～6 ml/kg）。必要时允许 $PaCO_2$ 高于正常水平（允许性高碳酸血症），除非 ICP 高的风险或存在不良反应。避免快速增高 $PaCO_2$。

临床并无证据显示压力通气模式或容量通气哪个更佳。如果选择 VV，则需要选择使用渐降波形较恒流波形更有助于提供更高的平均压（$P_{mean}$），利于氧合（图 3 - 4 - 3）。

疾病急性期，患者需要高水平的呼吸支持。小潮气量通

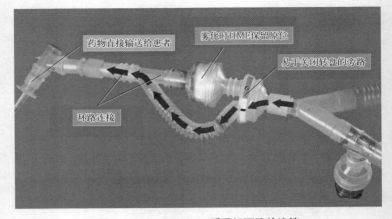

**图 3 - 4 - 3 CircuVent 呼吸机环路的连接**

可以允许雾化时无须拆卸湿热交换器(HME)。雾化治疗时,操作者仅需旋转开关改变气流方向即可。

气可以减少 ARDS 呼吸机相关性肺损伤。通常 $V_T$ 4~6 ml/kg 维持 $P_{plat} < 30$ cmH$_2$O,初始呼吸频率设置 18~22次/min,可调整至≤35 bpm 以保证分钟通气量,但需注意因此带来的 auto - PEEP 的问题。如观察流速-时间曲线呼气完全,则呼吸频率可以进一步增加。

女性 IBW=50.0+0.91[身高(cm)−152.4(cm)];男性IBW=45.5+0.91[身高(cm)−152.4(cm)]。

ARDS 肺泡不均一病变是特征,不同肺单位顺应性的不同,同样的压力吸入部分区域肺泡过度充气而部分区域肺泡实变。因此 PEEP 对肺泡作用也具不均一性。1992 年Lachmann 提出了肺开放通气策略(Open Lung strategy)。利姆(Lim)等发现 ARDS 患者肺复张(Lung Recruitment maneuvers ,RM)后氧合改善与 RM 后 PEEP 水平的选择有关。RM 包含三部分:应用 RM 压力开放陷闭肺泡(肺泡开放);确定肺泡开始重新塌陷的压力(维持肺泡开放);当肺泡再次塌陷时重新实施 RM(塌陷肺泡再次复张)。

对于 ARDS 患者,肺复张及 PEEP 的选择非常重要。轻度 ARDS 患者(柏林标准),或肺内因素(与肺外 ARDS 比较)导致的 ARDS,如重症肺炎,对于低至中等水平的 PEEP 治疗反应不佳。肺外因素导致的 ARDS,如创伤、腹内感染等,对肺复张及 PEEP 的应用有较好的反应。对于复张性好的肺,建议应用高水平的 PEEP($>15\,cmH_2O$),有利于陷闭肺泡的复张。气道压力释放通气(Airway pressure release ventilation,APRV)是 ARDS 肺复张并维持肺泡开放的选择模式之一。

ARDS 患者采用俯卧位通气能改善氧合。依据氧合指数划分 ARDS 的严重程度,重症患者采用俯卧位通气并延长持续时间($10\sim16\ h$)能够改善预后。需要关注的问题是,俯卧位治疗时间过长易引起皮肤黏膜的压迫受损,如颜面部、耳廓、胸腹部及髋部压红。通过加强护理和观察可以避免并发症的发生。有关俯卧位时间这一问题目前尚无明确答案,延长每日俯卧位时间可提供更好的肺保护效果,但临床存在个体差异。

(六)急性心源性肺水肿和充血性心力衰竭

心血管疾病目前已成为死亡率最高的疾病之一。心力衰竭患者会迅速进展为急性肺水肿。以下所列为急性心源性肺水肿的常见原因:

- 急性心肌梗死
- 高血压
- 快速率心律失常,心脏灌注影响
- 心脏瓣膜病
- 液体负荷增加

治疗急性心力衰竭通常使用药物治疗。例如,利尿剂减少血管内液体负荷,正性肌力药物增加心脏收缩力,舒血管药物可以改善心肌氧供和减少前后负荷。当严重出现心衰,并导致心肌做功增加和低氧血症时,需要行呼吸支持。

PEEP 应用对左心功能不全患者的影响:

• 增加胸腔内压降低静脉回流,减少心脏前负荷。

• 增加功能残气量,增加肺血管阻力,增加右心后负荷,从而增加右心压力,减少左心的灌注。需注意肺动脉压进一步增高时会影响右心收缩功能。

• 室间隔的左移,使左室容积减少。因此减少了左室的泵负荷。但是,同样也影响了左室顺应性,增加或降低左心功能。

• 对心脏和主动脉的机械性挤压,同样改变了心室功能。心脏和胸主动脉的血管压力短时增加(左心室后负荷下降)。自然呼吸时的挤压是短暂而轻微的,高 PEEP 导致的挤压作用类似于心脏压塞,降低心肌顺应性。

• 如果呼吸机模式设置不当,增加呼吸做功,增加氧耗,易导致心肌缺血及左室顺应性下降。

表 3-4-12  CHF 机械通气指南

以下指南推荐用于急性心源性肺水肿和充血性心衰的机械通气患者:

1. 减少呼吸做功(WOB)。可应用无创面罩 NPPV。NPPV 可以促进氧和,降低 $PaCO_2$,减少 WOB,减少心肌功耗,给临床药物控制提供时间。

2. 严重 CHF 出现严重低氧血症,PEEP 和/或 PPV 可以有效改善心肌功能和促进氧和。

3. 密切监测正压通气对循环的影响,特别是 PEEP>10~15 $cmH_2O$ 时,如平均动脉压、每搏量变异等,有创的如肺动脉导管监测。

4. $V_T$ 范围一般 8~10 ml/kg;设置呼吸频率≥10 bpm,吸气流速≥60 L/min,渐降波或恒流。Ti 1~1.5 s(注:一些医生更喜欢用小 $V_T$ 5~10 ml/kg)。

5. 初始 $FiO_2$ 为 1.0,然后快速滴定至维持 $SpO_2$>90%~92%。

6. 监测 $SpO_2$、ABG、尿量、电解质和血流动力学变化。

(葛慧青)

# 第五节　特定患者情况下呼吸机的初始设置

本节要点：

ARDS 的潮气量要个体化设置。

高频通气和常规机械通气的选择范围。

## 一、急性呼吸窘迫综合征（ARDS）实施机械通气的初始参数设置

急性呼吸窘迫综合征（ARDS）是一种急性、弥漫性的炎症性肺损伤，为常见的呼吸危重症之一，重症 ARDS 患者的重症监护病房（ICU）病死率在 $40\% \sim 50\%$，机械通气是救治 ARDS 患者的关键医疗措施，合理的机械通气治疗策略可以显著降低病死率，反之则会进一步加剧病情的恶化。

（一）呼吸机模式的选择

通气模式的选择是机械通气实践时首先考虑的问题，其中 VCV 和 PCV 是临床中最常用的两类通气模式。VCV 可限制患者的 $V_T$，能减少肺泡过度充气所致呼吸机相关肺损伤（VALI）的风险，但目前越来越多的临床医师倾向于选择 PCV，主要有以下原因：PCV 能持续限制肺泡压低于设置的气道压力水平，降低 VALI 的发生风险；PCV 时吸气流量是可变的，随自主呼吸用力程度的改变而变化，因而能改善人机协调性，降低呼吸功；PCV 流量波形为递减波，能延长吸气时间，增加平均气道压和促进气体分布；当肺部损伤加重（或顺应性降低）时，$V_T$ 会随之下降，避免了此时肺组织应变（$V_T$/功能残气量）增加的风险。ARDS 机械通气时，没有哪种通气模式明显优于其他模式，临床医务人员可根据自己的经验选

择 VCV 或 PCV,但更为重要的是应仔细地评估患者病情并进行个体化的参数设置,如 $V_T$、PEEP、平台压、吸气流量、吸气时间和 $FiO_2$ 等参数。

（二）通气策略的实施

成人 ARDS 患者机械通气时应实施肺保护性通气策略（限制潮气量≤7 ml/kg 和平台压≤30 cmH$_2$O）。常规通气策略（$V_T$：10～15 ml/kg）可能会导致 ARDS 正常通气肺组织的过度牵张,从而增加 VALI 的发生风险,与传统通气策略相比,肺保护性通气策略能显著降低 ARDS 患者的 28 d 病死率。小潮气量通气策略的实施中,可逐渐降低 $V_T$ 水平至 6 ml/kg（理想体重）。理想体重的计算方法：男性理想体重（kg）=50+0.91×[身高（cm）－152.4]；女性理想体重（kg）=45.5+0.91×[身高（cm）－152.4]。

调节潮气量后,应注意监测平台压大小,目标水平应低于 30 cmH$_2$O。测量平台压时应给予充分的镇静或肌松以避免自主呼吸的干扰。若平台压>30 cmH$_2$O,应逐渐以 1 ml/kg 的梯度降低 $V_T$ 至最低水平 4 ml/kg。降低 $V_T$ 后应逐渐增加呼吸频率以维持患者分钟通气量,呼吸频率最大可调节至 35 次/min,同时应注意气体陷闭的发生。需注意的是,降低 $V_T$ 后,虽然最大程度地调节呼吸频率（35 次/min）,但部分患者仍会出现严重的高碳酸血症。除伴有颅内压、血流动力学不稳定等情况的患者外,一般大多数患者能耐受高碳酸血症的发生,即采用允许性高碳酸血症。对于非常严重的 $CO_2$ 潴留患者（经积极处理 pH 仍低于 7.2）,有条件单位此时可考虑联合应用 ECLA 技术,如 ECMO、体外 $CO_2$ 清除技术等。

对于重度 ARDS 患者,6 ml/kg 的 $V_T$ 仍可能会加重肺损伤的发生,因此,ARDS 患者潮气量的选择应强调个体化,应综合考虑患者病变程度、平台压水平（低于 30 cmH$_2$O）、胸壁顺应性和自主呼吸强度等因素的影响。如对于胸壁顺应性显著降低的患者(如严重肥胖、腹腔高压),常因胸腔内压力异常增加导致大量肺泡塌陷,为增加跨肺泡压复张塌陷肺泡,此时平台压水平有可能会超过 30 cmH_2O。此外,对于重度 ARDS 患者,过强的自主吸气努力会显著增大跨肺泡压和增加肺泡过度牵张的风险,此时应适当降低平台压水平或抑制自主呼吸强度。对于有条件的单位可进行食道压力监测评估跨肺泡压大小,避免吸气末跨肺泡压$>20\sim25$ cmH_2O 和维持呼气末跨肺泡压$>0$。

(三) PEEP 的选择

对于中重度 ARDS 患者早期可采用较高 PEEP($>$ 12 cmH_2O)治疗。对于 ARDS 患者 PEEP 具有非常重要的生理学效应:复张肺泡,增加功能残气量;改善通气血流比;增加肺顺应性;降低肺泡周期性复张和塌陷所致剪切伤的发生等。但过高的 PEEP 亦可能会导致肺泡过度牵张和循环抑制等严重并发症的发生。高水平 PEEP($>$12 cmH_2O)不能改善整体 ARDS 患者的病死率,但可能有益于中重度 ARDS 患者,但轻度 ARDS 患者应避免使用高水平 PEEP 治疗。建议根据肺的可复张性调节 PEEP 水平,因为不同 ARDS 患者肺组织的可复张性差异较大。若 ARDS 患者出现了下列情况之一,即可认为肺可复张性高:$PaO_2/FiO_2$ 在 PEEP=5 cmH_2O 时$<150$ mmHg;PEEP 由 5 cmH_2O 增加至 15 cmH_2O 20 min 后,患者出现两种或以上的下述情况:$PaO_2$ 增加、呼吸系统顺应性增加和无效腔量降低。对于肺泡可复张性较差的患者,高 PEEP 可能会导致正常肺泡的过度牵张,加重肺损伤,此时应给予低水平 PEEP 治疗;相反,对于肺泡可复张性高的患者,高 PEEP 能复张萎陷肺泡,减轻肺组织剪切伤和应变,应给予高水平 PEEP 治疗。

(四) $FiO_2$ 的设置

调节 $FiO_2$ 水平维持 ARDS 患者 $SpO_2$ 88%～95% 和 $PaO_2$ 55～80 mmHg,以避免高氧血症导致不良后果,一旦氧合改善,应及时降低 $FiO_2$。临床中,对于严重的低氧血症,为达到该氧疗目标可能需进行高浓度吸氧,甚至需调节至 100%。此时虽有可能会出现氧中毒,但目前未证实单独高浓度吸氧会加重 ARDS 肺损伤,而不及时纠正严重的低氧血症会危及患者的生命安全。另外,对于不同病情的 ARDS 患者,氧疗目标的设定还应根据患者是否存在组织缺氧的危险因素进行适当调整,如血色素下降、血容量不足和心排血量降低等。

(五) RM 在成人 ARDS 患者机械通气时的实施

RM 是指通过短暂地增加肺泡压和跨肺压以复张萎陷肺泡,从而达到显著改善氧合的一种方法,建议对中重度 ARDS 患者实施 RM。无论实施何种 RM,应注意以下几点问题:① 在大多数显示 RM 有效性的研究中,90% 患者是中重度 ARDS 患者($PaO_2/FiO_2 < 200$ mmHg),因此,RM 可能对于这些患者更更有效;② 目前研究发现 RM 后设置高水平 PEEP 可以使 RM 改善氧合的效果延长 4～6 h,因此可通过 PEEP 递减法设置 RM 后的 PEEP 水平;③ 预测 RM 实施可能有效的因素包括早期 ARDS 患者(机械通气时间 < 48 h),病变呈弥漫性改变的肺外源性 ARDS 患者,低 PEEP 水平,重度 ARDS,呼吸系统顺应性高($> 30$ ml/$cmH_2O$)和胸壁顺应性正常患者;④ 对血流动力学不稳定和有气压伤高危风险人群实施 RM 应慎重。

(六) 俯卧位通气在重症成人 ARDS 患者中的应用

建议重度 ARDS 患者($PaO_2/FiO_2 < 100$ mmHg)机械通气时应实施俯卧位通气。俯卧位通气通过体位改变,增加

ARDS 肺组织背侧的通气,改善肺组织通气/血流比及分流和氧合。此外,俯卧位通气还会使肺内胸腔压梯度趋于均一,改善肺组织的应力和应变分布,从而减轻 VALI 的发生。目前俯卧位通气主要用于治疗早期重度 ARDS($PaO_2/FiO_2 <$ 100 mmHg),尤其对于 PEEP 水平>10 $cmH_2O$ 的患者。俯卧位通气时,采用肺保护性通气策略可以显著减少 VALI 的发生,因此联合二者可能有相互叠加作用。此外,俯卧位复张肺泡具有时间依赖性,因此,应尽量延长俯卧位通气时间(> 12 h/d)。

（七）NPPV 在成人 ARDS 治疗中的应用

对于无禁忌证的轻度 ARDS 患者,可应用 NPPV 治疗。与传统氧疗方式相比,NPPV 可提供一定水平的肺泡内正压,因此能开放塌陷的肺泡,减轻肺水肿和改善氧合,并可能降低患者气管插管需求和病死率。早期识别 NPPV 治疗 ARDS 患者失败的高危因素可以显著提高 NPPV 治疗 ARDS 的安全性。

（八）HFOV 在重症成人 ARDS 患者中的应用

HFOV 是一种迥异于传统机械通气的呼吸支持方式,气道内气体在设定的平均气道压力水平上进行高频振荡,从而产生小于解剖无效腔的潮气量(1～4 ml/kg)和高通气频率(3～15 Hz,即 180～900 次/min)。在理论上,HFOV 是一种理想的肺保护性策略,通过较高的平均气道压持续维持肺泡开放,改善氧合;同时因其潮气量很小,能避免肺泡过度牵张,减轻 VALI 的发生。对于有丰富经验的单位,HFOV 仍可以作为 ARDS 患者出现难治性低氧血症的补救措施,但是不建议 ARDS 患者机械通气时常规采用 HFOV。

在临床实施中,为改善 HFOV 治疗效果和降低其相关并发症的发生,应注意以下几点:① 患者选择。ARDS 患者病因很复杂,肺部损伤程度也不一致,因此,不同患者对 HFOV 治疗可能会存在不一样的反应。HFOV 能稳定肺泡的开放状态,减少肺泡周期性复张和萎陷,因而可能对伴发气胸的 ARDS 患者有益。另外,在患者选择方面,患者的原发病、病变程度和循环状态等因素都是需要考虑的因素。② 参数设置。目前对于最佳的 HFOV 参数设置尚无统一标准,但前期研究提示 HFOV 应避免较高的平均气道压(尽量< 30 cmH$_2$O),同时尽量增加振荡频率(>7 Hz),减少循环抑制和肺泡过度充气。③ 尝试联合应用其他通气策略(如俯卧位和 RM 等)以期发挥其叠加效应来改善临床效果。④ 注意严密监测 HFOV 相关并发症的发生,若有条件可进行右心功能的监测。一旦发现 HFOV 无效或者病情恶化,应立即改换为其他通气方式。

## 二、慢性阻塞性肺疾病急性加重患者实施机械通气的起始参数设置

慢性阻塞性肺疾病(chronic obstructive pulmonary disease,COPD)是一种常见的慢性呼吸系统疾病,患病人数多,病死率高。COPD 急性加重(AECOPD)合并呼吸衰竭是导致 COPD 患者住院最重要的原因,加强对 AECOPD 的防治,特别是提高机械通气技术的应用水平,对提高 AECOPD 合并呼吸衰竭的抢救成功率具有重要意义。

（一）无创正压机械通气

NPPV 是指患者通过鼻罩、口鼻面罩或全面罩(full face mask)等无创性方式将患者与呼吸机相连进行正压辅助通气,与气管插管和气管切开等有创的连接方式存在显著区别。相比常规治疗而言,NPPV 可降低 AECOPD 的气管插管需求率、住院时间以及院内病死率。

1. 适应证与禁忌证

（1）适应证

NPPV 应用于 AECOPD 成功率可达 $80\%\sim85\%$，绝大多数研究提示有效的 NPPV 治疗可在短时间内（通常为 $1\sim6$ h）使其 pH 增高、$PaCO_2$ 降低、呼吸困难程度下降，长时间应用可降低气管插管率，缩短住院时间。因此，NPPV 可作为 AECOPD 的一项常规治疗手段。

选择合适的病例进行 NPPV，是成功应用 NPPV 的关键。患者应具备行 NPPV 的一些基本条件，其中意识、咳痰能力、血流动力学状态和患者主观及客观配合 NPPV 的能力最为重要（表 3 - 5 - 1）。

表 3 - 5 - 1　NPPV 应用于 AECOPD 的基本条件

| |
|---|
| 合作能力 |
| 神志基本清楚，依从性好，有一定配合和理解能力 |
| 气道保护能力 |
| 分泌物少或自主咳嗽咳痰能力较强 |
| 血流动力学 |
| 　　稳定或仅需较少量的血管活性药物维持 |
| 病情 |
| 无肺炎病史 |
| APACHE II 评分较低 |

注意事项：在 AECOPD 应用 NPPV 时应注意患者意识、咳痰能力、血流动力学状态和主观及客观配合能力；对于病情较轻（pH＞7.35，$PaCO_2$＞45 mmHg）的 AECOPD 患者，应用 NPPV 可在一定程度上缓解呼吸肌疲劳，预防呼吸功能不全进一步加重；对于出现轻中度呼吸性酸中毒（7.25＜pH＜7.35）及明显呼吸困难（辅助呼吸肌参与、呼吸频率＞25 次/min）的 AECOPD 患者，推荐应用 NPPV；对于出现严重呼吸性酸中毒（pH＜7.25）的 AECOPD 患者，可在严密观察的前提下短时间（1～2 h）试用 NPPV；对于伴有严重意识障碍的

AECOPD 患者不宜行 NPPV。

（2）禁忌证及相对禁忌证

气道保护能力和自主呼吸能力较差，以及无法应用面罩的患者均为 NPPV 禁忌证，包括：① 误吸危险性高及气道保护能力差，如昏迷、呕吐、气道分泌物多且排除障碍等；② 心跳或呼吸停止；③ 面部、颈部和口咽腔创伤、烧伤、畸形或近期手术；④ 上呼吸道梗阻等。

NPPV 相对禁忌证：① 无法配合 NPPV 者，如紧张、不合作或精神疾病，神志不清者；② 严重低氧血症；③ 严重肺外脏器功能不全，如消化道出血、血流动力学不稳定等；④ 肠梗阻；⑤ 近期食管及上腹部手术。

2. NPPV 呼吸机及各配件的功能要求

（1）NPPV 呼吸机的选择：由于应用压力控制/支持可辅助 AECOPD 通气，在一定程度上缓解其呼吸肌疲劳；外源性 PEEP 可对抗小气道的动态塌陷，并减少吸气做功，因此，AECOPD 患者应选用具有双相压力支持的呼吸机。用于 AECOPD 行 NPPV 的呼吸机至少应具备以下要求：能提供双相（吸气相和呼气相）的压力控制/压力支持；提供的压力不低于 25 cmH$_2$O；能够提供满足患者吸气需求的高流量气体（40～100 L/min）；能提供至少 40 次/min 的通气频率；具备一些基本的报警功能。

（2）面罩的选择：面罩是连接呼吸机与患者的重要途径，患者对面罩的耐受性以及面罩的有效性也是决定 NPPV 成败的关键环节，应准备不同种类和型号的鼻罩/口鼻面罩以供不同情况使用，而合理地调整面罩的位置以及调整固定带的张力（一般以扣紧头带后能于面颊旁轻松插入 1～2 指为宜）可在减少漏气的同时，又能提高患者对面罩的耐受性和有效性。由于 AECOPD 患者往往存在张口呼吸，因此，应首先考虑口鼻面罩,若病情改善后还需较长时间应用 NPPV 时可更换或交替使用鼻罩。

（3）呼气装置的选择:应用单回路的无创呼吸机,呼气装置可以是专用的呼气阀,也可以通过持续气流(如提供一定水平的 PEEP)将呼气时管路中的气体排出。呼气阀可能增加呼吸功,而较低水平的 PEEP($3\sim5\ cmH_2O$)并不能完全排除重复呼吸,特别是当呼吸频率过快时。而不同的呼气装置的重复呼吸量不同,选择良好的呼气装置以减少重复呼吸,对于伴严重二氧化碳潴留的 AECOPD 患者来说有一定价值。在避免二氧化碳的重复呼吸方面,平台呼气阀应用价值最大。但平台阀上的硅胶膜在长时间使用过程中可出现弹性降低、粘连等情况,应定期检查并及时更换。而将面罩自带的排气孔打开也可在一定程度上避免二氧化碳的重复呼吸。

3. 操作环境

实施 NPPV 的场所应具备一定监护条件(至少应包括对基本生命体征、血气和 $SpO_2$ 的监测)。此外,操作者(医生、护士和呼吸治疗师)应用 NPPV 的经验也是影响 NPPV 疗效的重要因素,要求对 NPPV 有一定认识及了解,能指导患者应用 NPPV,协助患者咳嗽排痰,具有对人机协调性、漏气等问题进行监测、处理以及对 NPPV 失败的及时判断能力。

对于 pH<7.3 的患者,不宜在普通病房内行 NPPV。另外,若患者存在严重并发症(如肺炎、哮喘、严重低氧血症等),气管插管可能性较大,为避免延误病情,最好在 ICU 内行 NPPV,以便于及时改换为 IPPV。

由于上机初期(第一个 8 h)比后期(第二个 8 h)需要更多的床旁观察时间,加之应用 NPPV 后数小时内的疗效与NPPV 的成功与否明显相关,因此开始应用 NPPV 的一段时间内需要有专人负责监护和治疗。

4. 操作技术

（1）患者的教育：与 IPPV 不同，NPPV 更强调患者的主动合作和舒适感，对患者的教育可以使患者消除恐惧，积极配合，从而提高依从性和安全性。教育的内容包括：讲述治疗的目的（缓解症状、帮助康复），指导患者有规律地放松呼吸，注意咳痰和可能出现的不良反应（漏气等），如有不适时及时通知医务人员，以及面罩连接和拆除方法，特别是在紧急情况下（如咳嗽、咳痰或呕吐时）拆除面罩的方法等。

（2）呼吸机与患者的连接：连接的舒适性、密封性和稳定性对疗效和患者的耐受性影响很大。因此，除应准备好不同大小的鼻罩和口鼻面罩供患者试用，还应注意保持合适的松紧度，尽量减少漏气及避免面部皮肤破溃。

（3）通气模式的选择与参数调节：常用于 NPPV 模式有以下几种：压力控制通气（PCV）、持续气道正压（CPAP）、双水平正压通气（BiPAP）、压力支持通气（PSV）及比例辅助通气（PAV），其中以 BiPAP 模式最为常用。

为患者设定个体化的合理治疗参数十分重要。一般采取适应性调节方式：呼气相压力（EPAP）从 $2\sim4$ $cmH_2O$ 开始，逐渐上调压力水平，以尽量保证患者每一次吸气动作都能触发呼吸机送气；吸气相压力（IPAP）从 $4\sim8$ $cmH_2O$ 开始，待患者耐受后再逐渐上调，直至达到满意的通气水平，或患者可能耐受的最高通气支持水平。

（4）监测、停用及撤离

通过密切的综合临床监测，判断疗效，发现治疗过程中的问题和可能出现的不良反应，及时处理和调整，是提高患者的耐受性和疗效的重要因素，也是避免因 NPPV 治疗无效而延误插管的重要措施。监测应包括的内容如表 3-5-2 所示。

表 3-5-2　**NPPV 治疗 AECOPD 时的监测内容**

| | |
|---|---|
| 一般生命体征 | 一般状态、神志等 |
| 呼吸系统 | 呼吸困难的程度、呼吸频率、胸腹活动度、辅助呼吸肌活动、呼吸音、人机协调性等 |
| 循环系统 | 心率、血压等 |
| 通气参数 | 潮气量、压力、频率、吸气时间、漏气量等 |
| 血气和血氧饱和度 | $SpO_2$、pH、$PaCO_2$、$PaO_2$ 等 |
| 不良反应 | 胃肠胀气、误吸、面罩压迫鼻孔、口鼻咽干燥、鼻面部皮肤压伤、排痰障碍、不耐受、恐惧（幽闭症）、气压伤等 |

应特别注意对临床表现、$SpO_2$ 和血气指标三方面进行监测。如果 NPPV 有效，在应用 NPPV 1～2 h 后患者的呼吸困难、呼吸频率、心率以及精神状态均有改善，否则，提示肺泡通气量不足，这可能与呼吸机参数设置（吸气压力、潮气量）过低、管路或面罩漏气等有关，应注意观察分析并及时调整。$SpO_2$ 是观察 NPPV 后氧合变化比较简便易行的方法，特别是对于 AECOPD 患者，更强调控制性氧疗，在 NPPV 治疗初期应持续监测 $SpO_2$ 以指导调节吸入氧浓度/流量，使 $SpO_2$ 维持在 90% 左右。此外，在 NPPV 1～2 h 后进行血气分析是判断 NPPV 疗效比较确切的指标。若血气指标无明显改善，需进一步调整参数或检查漏气情况，4～6 h 后再次复查血气指标，若仍无改善，则须考虑停止 NPPV 并改用 IPPV。

在 NPPV 初期应鼓励患者尽量持续使用 NPPV，直至病情改善。若在应用 NPPV 过程中出现下列情况，即认为 NPPV 失败：①病情明显恶化，呼吸困难和血气指标无明显改善；②出现新的症状或并发症，如气胸、误吸、痰液严重潴留且排除障碍等；③患者严重不耐受；④血流动力学不稳定；⑤意识状态恶化。

对于 NPPV 有效者何时停机尚无统一标准，临床状况改善,并且病情稳定即可考虑逐渐撤离 NPPV。总的来说,NPPV 较 IPPV 使用更为灵活,可根据病情间断使用,也可采用逐渐降低压力支持和/或逐渐延长 NPPV 停用时间的方法撤离。

5. 常见不良反应及防治方法

(1) 严重胃肠胀气:主要是因为气道压力高($>25$ cmH$_2$O 时有可能超过食道贲门的压力)或张口呼吸、反复咽气引起。有明显胃肠胀气者,可考虑采取以下措施:避免碳酸饮料摄入,避免吸气正压(IPAP)$>25$ cmH$_2$O,放置胃管持续引流,间断应用 NPPV。

(2) 误吸:口咽部分泌物或呕吐物误吸可以引起肺部感染、呼吸衰竭加重等严重的后果。应注意患者体位、防止胃肠胀气等。

(3) 口鼻咽干燥:多见于使用鼻罩又有经口漏气时,寒冷季节尤为明显。避免漏气(能够明显降低通过口咽部的气流量)和间歇喝水通常能够缓解症状,也可使用加温湿化器。

(4) 面罩压迫和鼻面部皮肤损伤:轻度的面罩压迫感比较常见。合理地调整面罩的位置、选用适合患者脸型的硅胶或气垫面罩以及调整固定带的张力(能避免漏气的最低张力)可以减轻面罩的压迫症状。

(5) 排痰障碍:NPPV 易致痰液黏稠使痰液排出困难,往往与患者通气需求较大,或伴有较大漏气量,使总的通气量过大而不能充分湿化有关。应保证足够的液体量,少量多次饮水,应用功能较强的主动加温湿化器,间歇让患者主动咳嗽(将呼吸机与面罩的连接暂时断开),保证痰液引流通畅。此外,还可进行胸部物理治疗以辅助患者排痰。

(6) 恐惧(幽闭症):部分患者对戴面罩,尤其是口鼻面罩有恐惧心理,导致紧张或不接受 NPPV 治疗。合适的教育和解释通常能减轻或消除患者的恐惧。

（7）气压伤：对于合并肺大疱患者应警惕。以维持基本通气为目标，不应过分追求通气状况的改善而提高气道压力。

（二）有创正压机械通气

1. 适应证

对于 AECOPD 患者，早期 NPPV 的干预明显减少了 IPPV 的使用，但对于有 NPPV 禁忌或使用 NPPV 失败的严重呼吸衰竭患者，一旦出现严重的呼吸形式、意识、血流动力学等改变，应及早插管改用 IPPV。具体指征见表 3 - 5 - 3。

表 3 - 5 - 3　AECOPD 患者行有创正压通气的适应证

| |
|---|
| 危及生命的低氧血症（$PaO_2$ 小于 50 mmHg 或 $PaO_2/FiO_2 < 200$ mmHg） |
| $PaCO_2$ 进行性升高伴严重的酸中毒（pH $\leq$ 7.20） |
| 严重的神志障碍（如昏睡、昏迷或谵妄） |
| 严重的呼吸窘迫症状（如呼吸频率 > 40 次/min、矛盾呼吸等）或呼吸抑制（如呼吸频率 < 8 次/min） |
| 血流动力学不稳定 |
| 气道分泌物多且引流障碍，气道保护功能丧失 |
| NPPV 治疗失败的严重呼吸衰竭患者 |

2. 人工气道的建立

AECOPD 患者行 IPPV 时，人工气道应首选气管插管，其常见途径包括经鼻气管插管和经口气管插管，首选经口气管插管。

气管切开常用于长期机械通气患者；头部外伤、上呼吸道狭窄或阻塞的患者；或解剖无效腔占潮气量较大的患者，如单侧肺或一侧肺严重毁损。需要严格掌握气管切开的指征，原则上应尽量避免气管切开；若需行气管切开，可选经皮扩张气管切开术（percutaneous dilational tracheostomy）。

3. 通气模式的选择与参数调节

（1）通气模式的选择

在通气早期，为了使呼吸肌得到良好的休息，使用控制通气较为合适,但需尽量减少控制通气的时间,以避免大量镇静剂的使用和肺不张、通气血流比失调及呼吸肌废用性萎缩的发生。一旦患者的自主呼吸有所恢复,宜尽早采用辅助通气模式,保留患者的自主呼吸,使患者的通气能力得到锻炼和恢复,为撤机做好准备。

常用的通气模式包括辅助控制模式(A/C)、同步间歇指令通气(SIMV)和压力支持通气(PSV),也可试用一些新型通气模式,如比例辅助通气(PAV)等。其中 SIMV＋PSV 和 PSV 已有较多的实践经验,临床最为常用。PSV 的吸气触发、吸气流速和吸呼切换三个环节均由患者控制,人机协调性好,患者感觉舒适,所以上机早期即可考虑单独应用,或与低频率的 SIMV 联用,这样有利于及时动员自主呼吸能力。PAV 尚处于探索阶段,显示了一定的应用前景。

(2) 通气参数的调节

动态肺过度充气(DPH)和 PEEPi 的存在是导致呼吸衰竭的最重要的呼吸力学改变,为缓解其不利影响,可采取限制潮气量和呼吸频率、增加吸气流速等措施以促进呼气,同时给予合适水平的 PEEPe,降低吸气触发功耗,改善人机的协调性。

A. 潮气量($V_T$)或气道压力(Paw)

目标潮气量达到 $6\sim8$ ml/kg 即可,或使平台压不超过 $30$ cmH$_2$O 和/或气道峰压不超过 $35\sim40$ cmH$_2$O,以避免 DPH 的进一步加重和气压伤的发生;同时要配合一定的通气频率以保证基本的分钟通气量,使 PaCO$_2$ 值逐渐恢复到基础水平。一定要避免因 PaCO$_2$ 下降过快而导致的碱中毒的发生。

B. 通气频率(f)

需与潮气量配合以保证基本的分钟通气量,同时注意过高频率可能导致 DPH 加重,一般 $10\sim15$ 次/min 即可。

C. 吸气流速(flow)

一般选择较高的峰流速(40～60 L/min),使吸呼比(I∶E)≤1∶2,以延长呼气时间,同时满足 AECOPD 患者较强的通气需求,降低呼吸功耗,并改善气体交换。

临床中常用的流速波形主要是递减波、方波和正弦波。对于 COPD 患者,递减波与其他两种波形相比,具有能降低气道压、减少无效腔量和降低 $PaCO_2$ 等优点。

D. 外源性 PEEP(PEEPe)

加用适当水平的 PEEPe 可以降低 AECOPD 患者的气道与肺泡之间的压差,从而减少患者的吸气负荷,降低呼吸功耗,改善人机协调性。控制通气时 PEEPe 一般不超过 PEEP 的 80%,否则会加重 DPH。临床可采用呼气阻断法测量 PEEPi,也可通过下述方法进行设置:在定容通气条件下从低水平开始逐渐地增加 PEEPe,同时监测平台压,以不引起平台压明显升高的最大 PEEPe 为宜。

E. 吸氧浓度($FiO_2$)

通常情况下,AECOPD 只需要低水平的氧浓度就可以维持基本的氧合。若需要更高水平的氧浓度来维持患者基本的氧合,提示存在合并症和/或并发症,如肺不张、肺栓塞、气胸、心功能不全等。

注意事项:对接受有创正压通气的 AECOPD 患者应尽早选用辅助通气模式,限制潮气量和呼吸频率、增加吸气流速等措施以促进呼气,同时给予合适水平的外源性 PEEP 以防止气道的动态塌陷、降低呼吸功耗,对接受有创正压通气的 AECOPD 患者应避免 $PaCO_2$ 值下降过快。

4. 监测

(1)呼吸力学的监测

A. 气道压:应严密监测和限制气道峰压(＜35～

40 cmH$_2$O)和平台压(<30 cmH$_2$O),以避免气压伤的发生。气道峰压的变化主要受气道阻力、胸肺弹性阻力和 PEEPi 的影响,而平台压主要受胸肺弹性阻力和 PEEPi 的影响,后者可通过吸气阻断法测量。对于 AECOPD 患者,机械通气过程中若出现气道峰压增加,提示患者气道阻力的增加和/或 DPH 加重的可能,但若同时出现平台压的同步增高,则 DPH 加重是致气道压增加的主要原因。

B. PEEPi:PEEPi 的形成主要与患者气道阻力的增加、肺部弹性回缩力的下降、呼气时间缩短和分钟通气量增加等有关。可以根据患者临床症状、体征以及呼吸循环监测情况来判断 PEEPi 存在的可能性:①呼吸机检测示呼气末有持续的气流;②患者出现吸气负荷增大的征象(如"三凹征"等)以及由此产生的人机的不协调;③难以用循环系统疾病解释的低血压;④容量控制通气时峰压和平台压的升高。若需准确地测量 PEEPi,可以采用呼气末气道阻断法和食道气囊测压法。

C. 气道阻力(Raw):气道阻力的变化往往通过上述气道压力的变化得以反映。为准确测量,需在完全控制通气条件下通过吸气阻断法来测量。与气道压相比,影响 Raw 的因素较少,能更准确地用于判断患者对治疗的反应,如用于对支气管扩张剂疗效的判断。

(2)气体交换的监测

应使用常规气体交换监测手段,包括血气分析、呼出气二氧化碳监测等,来指导通气参数调节。尤其要注意 pH 和 PaCO$_2$ 水平的监测,避免 PaCO$_2$ 下降过快而导致的严重碱中毒的发生。

5. 常见并发症

(1)气压伤

气压伤的常见类型包括肺间质气肿(pulmonary interstial

emphysema,PIE)、皮下气肿、纵隔气肿和气胸等。其中 PIE 是气压伤的早期表现,在临床中会发现相当一部分患者仅表现为 PIE、纵隔气肿或皮下气肿而未出现气胸,正确地识别和处理 PIE 对预防气压伤的进一步加重具有重要意义。

气压伤的发生除受气道压力和潮气量的影响外,还与基础疾病也有密切的联系。由于存在 DPH 和肺组织本身的病变特点(如肺气肿、肺大泡等),AECOPD 患者发生气压伤的风险明显增加。因此应在保证患者基本通气和氧合的条件下限制气道压力和潮气量,以预防气压伤的发生。

(2)呼吸机相关性肺炎(VAP)

COPD 是发生 VAP 的一项独立危险因素,而且此类患者一旦行 IPPV,其气管插管的时间较长,易发生 VAP。由于 VAP 使患者住 ICU 时间延长,死亡风险显著增加,因此预防 VAP 的发生对改善 AECOPD 患者的预后具有重要意义。VAP 预防措施主要包括:经口气管插管,半卧位,声门下分泌物的引流,人工鼻(HME),有创-无创序贯通气辅助撤机等。

(3)人机对抗

AECOPD 患者出现人机对抗除与患者本身的病情变化和呼吸机及人工气道故障有关外,还常见于通气模式和参数设置的不当,包括 PEEPe、潮气量、峰流速和流速波形等。人机不协调会进一步加重 DPH,进而出现低血压、休克等严重的并发症;增加呼吸功耗,加重呼吸肌疲劳;呼吸频率增快,出现呼吸性碱中毒等。出现人机不协调后,应在保证患者基本通气和氧合的条件下积极查找原因并加以处理。

(周　锋)

# 第四章
# 机械通气的监测

## 第一节　机械通气患者的初始评估

本节要点：

正压通气会降低回心血量、心排血量和动脉血压。

近端压力监测易受分泌物、水气等影响从而导致监测数值不准确。

平台压要尽可能低于 $30\ cmH_2O$。

动态的压力-容量环反映了有气流时顺应性的变化。

静态的压力-容量环反映了没有气流时顺应性的变化。

机械通气过程中患者的监测。

### 一、人-机交互系统监测

机械通气患者上机时，需要记录下患者的基本信息和呼吸机的设定参数以评估患者的目前状态。数据记录可采用计算机或纸质形式。患者与呼吸机的常规观察频率一般为每 1 至 4 h 一次。除此之外，有如下情况需要及时观察记录：

- 进行动脉血气分析前。
- 临床医生下达新的医嘱。
- 监测血流动力学或床边肺功能之前。

- 呼吸机参数更改时。
- 患者病情突发变化(同时记录病情变化)。
- 呼吸机运行障碍或报警时。

美国呼吸治疗学会(American Association for Respiratory Care,AARC)关于人-机系统监测的临床操作指南的主要相关建议如下:

- 人-机系统监测的相关数据应以合适的形式记录下,并作为医疗记录。
- 人-机系统监测需要包括患者的信息及呼吸机参数的变化。
- 人-机系统监测记录应包括呼吸机的设置更改。
- 人-机系统监测需简要叙述患者对于机械通气的反应。

## 二、上机初始 30 min 监测

当患者初次连接上呼吸机时,临床医生需听诊胸部和腹部呼吸音,如果胸部呼吸音强,上腹部不明显,则考虑气管导管在气管内。呼吸机屏幕上看到良好的流速波形也提示导管在气管内。最准确的方法是监测呼气末二氧化碳。机械通气会影响患者血流动力学,故需密切监测患者的心率、血压等指标。设置报警参数如窒息时间、低压力、低通气量、高压上限等。初始机械通气 15 min 内进行动脉血气分析检查以评估有效通气及氧合。如果无法确定,行胸片检查或床边纤维支气管镜以确定气管导管位置是否正确,深度是否合适。

(一)潮气量,呼吸频率及分钟通气量

目标潮气量为 6～8 ml/kg,容量控制型通气模式可直接设置 $V_T$,压力控制型通气模式需设置吸气压力水平调节 $V_T$。呼吸频率与潮气量共同决定分钟通气量。大多数呼吸机显示了潮气量设置、呼吸频率及呼出潮气量。最新的呼吸机一般都能提供精确的、可靠的流量及压力监测。

（二）肺泡通气量

有效肺泡通气量才真正参与肺泡气体交换，但近几年，ICU较少监测肺泡通气量，肺泡通气量的重要性被逐渐忽视。然而，患者的生理无效腔，解剖无效腔，呼吸机回路的机械无效腔及可压缩容量丢失的动态无效腔均不参与气体交换。同时，目前在某些疾病中适宜的小潮气量策略，也会引起肺泡容量的无效腔增加。这一点在应用小潮气量策略时显得尤为明显。部分呼吸机具有自动补偿无效腔气量的功能，设置 $V_T$ 时应考虑到这一点。

（三）吸气时间或吸呼比

正常成人自主呼吸吸呼比一般为 1：2～1：1.5，吸气时间为 0.8～1.2 s。压力预置型通气模式需要吸气时间，它与呼吸频率共同决定吸呼比，容量预置型通气模式则由吸气流速与呼吸频率共同决定吸呼比。自主呼吸存在，患者触发，呼吸机辅助呼吸，此时呼吸机送气应与患者吸气保持同步，吸气时间一般设置 0.8～1.2 s，吸呼比一般为 1：2～1：1.5。控制通气时，为增加平均气道压和改善氧合，可延长吸气时间或增加吸呼比，但这种情况下患者往往不耐受，需要配合镇静及肌松。

（四）触发灵敏度

触发灵敏度分为吸气触发灵敏度和呼气触发灵敏度。吸气触发灵敏度又分为压力触发和流量触发。触发模式，即开始吸气动作是由患者自主触发的，则需要监测触发呼吸机所需的压力或流量，压力触发灵敏度一般设置在 $-2$～$-0.5$ $cmH_2O$，流量触发敏感度一般设置在 1～3 L/min。应用 PEEP 时，一般呼吸机会自动上调触发压力水平，实际灵敏度为"PEEP-压力触发灵敏度"。呼气触发灵敏度主要应用于 PSV 模式,当吸气流速降到某一水平时,呼吸机停止送气切换为呼气,一般设置在峰流速的 25% 或实际吸气流速降至 5 L/min 时。

（五）吸气流速

一般只有容量控制通气模式才需要设置吸气流速,压力控制通气模式不需要设置,其吸气流速由预设压力、呼吸阻力和患者用力程度共同决定。一般将吸气流速设置在 40～70 L/min,控制通气模式时,预设吸气流速可<40 L/min。流速波形一般选择减速波,减速波更接近患者生理波形,气体分布更佳,人机协调性好,部分呼吸机流速波形预设固定,不能通过界面调节。

（六）吸入氧浓度

原则上,在 $SaO_2$>90% 时,尽量降低氧气浓度。早期可给予较高的氧浓度,迅速纠正缺氧,逐渐降低氧浓度至 50% 以下。如果长时间吸入高浓度氧气后,氧浓度 50% 仍不能维持 $SaO_2$>90%,则应做其他措施。

（七）呼气末正压（PEEP）

应用 PEEP 的目的是纠正低氧血症和对抗 PEEPi。不同疾病引起的呼吸衰竭 PEEP 的应用是不同的。ARDS 的患者,通常用 P - V 曲线滴定出最佳 PEEP。一般为 8～12 $cmH_2O$。COPD 和哮喘患者 PEEP 用于对抗 PEEPi 改善吸气触发和人机对抗。COPD 患者 PEEP 一般设置在 PEEPi 的 85% 以下。

（八）通气模式

呼吸机的模式主要有以下几种类型:

• 容量控制的持续性指令通气（VC - CMV）或辅助/控制（A/C）通气模式。

• 压力控制的持续性指令通气(VC‐CMV)或压力控制模式(PCV)。

• 同步间歇指令通气(SIMV),以容量控制通气(VC‐SIMV)或压力控制通气(PC‐SIMV),联合或不联合压力支持通气(PSV)。

• 压力调节容量控制通气(PRVC)。

• 气道压力释放通气(APRV)。

• 自主模式:压力支持通气(PSV)、容量支持通气(VSV)、持续气道正压(CPAP),非支持的自主通气。

• 双水平的气道正压通气(bilevel PAP)(无创)。

原则上,初始通气一般使用 A/C 或 SIMV 以实现完全通气支持,病情改善后,逐渐过渡到部分通气支持和自主通气模式。

(九) 报警设置

见表 4‐1‐1。

**表 4‐1‐1 成人报警参数设置**

| 成人机械通气报警参数设置方法 | |
| --- | --- |
| 报警参数 | 参 数 设 置 |
| 低压报警 | 较吸气压力低 5～10 $cmH_2O$ |
| 低 PEEP/CAPA 报警 | 较设定 PEEP/CAPA 低 3～5 $cmH_2O$ |
| 高压限制 | 较吸气峰压高 10～20 $cmH_2O$,但小于 40 $cmH_2O$ |
| 低潮气量 | 较设置潮气量低 10%～15% |
| 低分钟通气量 | 较设置分钟通气量低 10%～15% |
| 高分钟通气量 | 较设置分钟通气量高 10%～15% |
| 吸氧浓度 | 较设置吸氧浓度低 5% |
| 温度 | 较设置温度高或低 2℃,高温小于 37℃ |
| 窒息触发时间 | 呼吸暂停 20 s |
| 窒息参数 | 按照完全机械通气设置:<br>潮气量,10～12 ml/kg,呼吸频率 10～12 次/min,吸氧浓度 100% |

## 三、监测气道压力

所有正压通气呼吸机均可持续监测气道压力,其根本目的是监测肺泡内压力。根据测压部位相对于肺泡的距离,气道压力监测又分为近端压力监测和远端压力监测。近端压力检测是在患者回路上的 Y 形连接管上连接压力传感器(通常是小直径的硬质塑料管)。远端压力监测的压力传感器放置在呼出端。测压部位离肺泡越远,测定压力与肺泡压力的差异就可能越大。

呼吸机对气道压力的监测包括以下几种。

(一)气道峰值压力(P_peak)

$P_{peak}$ 是呼吸机送气过程中的最高压力。容量控制通气时,$P_{peak}$ 的高低取决于肺顺应性、气道阻力、潮气量、峰值流速和气流模式。肺顺应性和气道阻力类似时,峰值流速越高,$P_{peak}$ 越高。压力控制通气时,$P_{peak}$ 与预设压力水平接近。但呼吸机提供的是减速气流,吸气早期为达到预设压力水平,呼吸机提供的气体流速高,气道压力可能略高于预设水平 $1\sim3\ cmH_2O$。$P_{peak}$ 可用于计算动态顺应性($C_D$)。不变的 $V_T$ 和逐渐升高的 $P_{peak}$ 提示肺顺应性($C_L$)的下降或气道阻力的增加。下降的 $P_{peak}$ 提示漏气、顺应性增加或阻力降低。

(二)气道平台压(P_plat)

$P_{plat}$ 为吸气末屏气(呼吸机吸气和呼气阀均关闭,气流为零)时的气道压力,与肺泡峰值压力较为接近。压力控制通气时,预设压力即 $P_{plat}$。容量控制通气时,当到达 $P_{peak}$ 时,压力指示器显示峰值迅速下落几个厘米水柱后,短暂停留在平台上,后下落到零点。$P_{plat}$ 常常用于计算静态顺应性 $C_S$,即反映患者肺泡及胸廓对抗容量的弹性回缩力。

不论是压力通气模式还是容量通气模式,如果在吸气末没有气流,即流量-时间曲线图上显示是 0,则相应的压力-时间曲线提示 $P_{plat}$。当患者存在主动呼吸用力、高呼吸频率或抵抗,则无法测得准确的 $P_{plat}$。所以,在自主呼吸的患者中,测定 $P_{plat}$ 很困难。

(三) 设置压力

在 PC-CMV、PC-SIMV 和 PSV 模式中,需要记录设置的压力数值。

(四) 跨气道压($P_{TA}$)

$P_{peak}$ 与 $P_{plat}$ 之差($P_{peak}-P_{plat}$)是跨气道压($P_{TA}$),这是需要克服气道阻力(Raw)的压力总和($Raw=P_{TA}/流量$)。$P_{TA}$ 包括了气道导管的阻力。$P_{peak}-P_{plat}$ 若比预期结果大,通常提示 Raw 增高。气道阻力增加可能是患者需要吸痰、患者管路打折、患者的黏膜水肿或支气管痉挛(或两者都有)或 HME 被水蒸气或分泌物阻塞。

(五) 呼气末压力(EEP)

呼气末压力(EEP)是呼气即将结束时的压力。呼气末正压(PEEP)为 0 时,等于大气压,而应用 PEEP 时,呼气末压力(EEP)相当于呼气末正压(PEEP)。最常见的 EEP 是设置 PEEP 或 CPAP。EEP 也包括内源性 PEEP。大多数呼吸机能够手动给予呼气暂停,用于测定内源性 PEEP。一般呼气停顿设置在 $0.5 \sim 1.5$ s,而一些呼吸机可以最高设置到 $15 \sim 20$ s。在测定内源性 PEEP 时,仅在患者没有自主呼吸时,EEP 的获取是准确的。

(六) 平均气道压

监测平均气道压有助于监测正压通气的效果及副作用,并且平均气道压与平均肺泡压较接近。新型呼吸机能自动计算及显示平均气道压。平均气道压受气道峰值压力,呼气末压力和呼吸频率等影响。吸气流速波形也可影响平均气道压的大小,目前临床常用的是递减波。平均气道压增加有利于增加组织氧合和肺泡通气量,但同时也会降低心排血量。

（七）高压报警

如果吸气过程中气道压力高于预置的高压报警（通常是气道峰值压力加上 $10\sim20$ cmH$_2$O,但小于 $40$ cmH$_2$O）,则会触发高压报警,同时呼吸机会停止送气,其后果是患者获得气体量减少。一些新型的呼吸机有报警延迟以允许 $2\sim3$ 个呼吸周期之后激活报警。高压报警常见原因有 3 个方面:①气道阻力增加,提示患者需要吸痰、气道痉挛、管路打折、气管插管阻塞、气管插管插入右侧主支气管等。②肺和胸廓顺应下降可能由于肺水肿、肺炎加重、哮喘发作等。③胸腔内压迫,其中气胸是最严重的。此外还有胸腔积液、腹胀、肠梗阻等。

（八）低压报警

当气道峰值压力下降至特定范围时（较吸气压力低 $5\sim10$ cmH$_2$O）则会触发低压报警。常见原因为患者与呼吸机连接断开导致漏气,可快速纠正。如果漏气原因尚不明确,患者需要给予人工复苏球通气直到确定漏气的原因并解决。

（九）检查管路:评估漏气

标准的呼吸机检测需包含评估呼吸机回路的完整性:检查漏气、连接断开或其他回路问题。

确定漏气有几种方法。最简单的方法是记录下的峰压值及呼气潮气量较先前减少。流量-时间曲线图上若出现拱形,提示吸入 $V_T$ 大于呼出 $V_T$。

找寻漏气的位置,首先使用听诊器听诊主气管附近,以确定气管导管的套囊有无漏气。若气囊充气不足,则可听诊到空气漏气的异常呼吸音。若气囊充气恰当,呼吸治疗师需要检测呼吸机回路的漏气,首先从连接呼吸机的患者管路开始一直排查到呼气阀。在开始测试之前,呼吸治疗师需要确保患者断开呼吸机,人工复苏球辅助通气。

确定漏气来源的可依照以下程序。首先,封闭 Y 型管,呼吸机循环工作。如果没有到达高压限值提示有明显的漏气。第二,压紧湿化器远端的吸气管路。这时如果气道高压报警激活,则 Y 型管与呼吸机之间的回路没有漏气存在。如果报警未被激活,则漏气存在于湿化装置中,或者在连接于呼吸机和湿化器的管路中。第三,压紧闭合呼气线路大孔,呼吸机循环手动工作。如果气道高压报警未被激活,则漏气在 Y 型管附近。这种程序化操作测试适用于较大的漏气,但可能对于小漏气难以鉴别。

回路漏气主要出现在湿化器附近或管路的连接部位。其他可能的来源如闭合式吸痰装置、回路温度计、呼末二氧化碳监测器等。在气管导管周围也存在正常的漏气,允许少量的漏气技术(MLT)来使气囊更好地膨胀。

在 PSV 模式当中,漏气可是影响气流输送。例如在 Servo 300 呼吸机的 PSV 模式上,当流量下降至吸气峰压的 5% 时吸气终止。当漏气存在,系统一直存在高于 5% 的吸气峰压,呼吸机会持续给予患者吸气气流。大多数新型的微电脑控制的呼吸机,当流量下降至预设值时,有后备循环时间 2~5 s 自动结束吸气。

## 四、生命体征、循环系统和胸部的物理检查

在 ICU 中,由于医生无法持续待在床边,所以监测和报警常用于提醒工作人员患者的重大变化。每隔几小时观察及记录下患者血压、心率、体温、呼吸频率和皮肤黏膜颜色帮助工作人员评估者的全身情况。在机械通气患者当中,呼吸频率和心率是常规监测内容,同时可能还有体温、循环和氧合情况(指脉氧饱和度)。每隔 1 h 或 2 h 检查患者的生命体征。

（一）体温

体温是反映病情变化的综合指标。体温的变化往往与患者的病情有直接联系，甚至可以反映患者病情严重程度和预后。机械通气患者往往病情严重，免疫力低下，加之人工气道建立，气道分泌物多，不断吸痰及肺不张等易感因素的存在，常导致呼吸机相关肺炎（VAP）及其他感染的发生，表现为体温升高。体温升高引起呼吸急促，不利于人机协调。高体温也引起氧合血红蛋白解离曲线右移，使在任何氧分压时的相应动脉氧饱和度降低。在危重患者中，虽然低体温相对少见，但可由代谢性疾病、中枢神经系统疾病、药物（如酚噻嗪类、三环类抗抑郁药和苯二氮䓬类）和其他物质（如酒精、海洛因和一氧化碳）引起。呼吸机治疗参数和患者的化验结果必须考虑低体温的情况，例如低体温情况下的动脉血样本，而在正常温度条件下进行血气分析，测出的氧分压和二氧化碳分压值高于实际值。为了使血气值能准确反映患者真实的通气和氧合情况时，在进行血气分析时，必须将温度修正到患者的核心温度。患者的体温可以经口腔、耳或腋下及其他部位采得，这些方法是目前最常用的。核心体温传统上可以通过直肠、食管和肺动脉导管检测，这些方法准确性高，尤其适用于接受低温治疗的危重患者。

（二）循环系统评估

心率（心律）、血压、中心静脉压（CVP）是循环系统的重要指标。

机械通气本身会对循环系统造成影响，影响程度取决于呼吸机条件和患者的基础情况。机械通气使胸腔内压升高，减少静脉回流，心脏前负荷减低，综合效应是心排血量降低，血压降低。血压偏低、容量不足患者尤为突出。但对一些充血性心衰的患者，机械通气既可降低前负荷，又可降低后负荷,而有助于改善该类患者的心功能。机械通气使肺血管阻力升高,对于肺动脉高压和右心功能不全患者尤为突出。所以严密监测患者的循环指标对于机械通气患者的初始评估非常重要。

心率(心律)是反应循环状态的最敏感指标之一。心电图是监测心率及心律的无创手段。所有机械通气的住院患者必须持续监测心电图。心动过速可以由低氧血症、疼痛、焦虑、紧张、发热、药物反应和心肌梗死等多种因素引起。特别注意心动过速在评估有效容量不足、心排血量不足上发生在血压降低之前,而且早于 CVP 的变化。因此可以将心率与血压结合起来评估患者的容量状态。

动脉血压是最常用的生命体征之一,它反映了循环系统的功能状态。有充血性心力衰竭、心血管疾病或红细胞增多症病史者也易发生高血压,成为机械通气的并发因素。机械通气期间发生低血压还常与过高气道压(主要是平均气道压过高)或大潮气量有关。过高的 PEEP(无论是内源性 PEEP 还是外源性 PEEP)将增加平均气道压,容易导致患者血压下降。间歇性测量患者的血压可以采用无创血压。血压也可采用动脉穿刺置管持续性监测动脉血压。有创动脉血压监测常用于血流动力学不稳定患者,以提供直接的、持续性的血压监测。

动态监测中心静脉压可以反映心脏前负荷的情况,正常值 $5\sim12$ cmH$_2$O。由于在正压通气时,CVP 会升高,所以可在呼气末当胸腔内压恢复正常时测得。监测 CVP 既可以反映呼吸机对循环的影响,也可以监测患者本身的循环情况。

(三)胸部体格检查

理想上,每次填写记录单时均需对患者进行体格检查至少一次。这些检查包括胸部的视、触、扣、听检查。检查结果需记录,并与之前结果相比较。异常结果或显著的改变需及时评估诊断并作合适的治疗。

机械通气时,观察胸部的呼吸活动度非常重要,应观察每次吸气时胸部扩张的幅度、两侧呼吸活动度是否对称以及呼吸的节律。呼吸活动度不对称见于右主支气管插管、肺不张或张力性气胸等。评估患者情况还包括评估患者呼吸肌运动情况。吸气时辅助肌群应用增加或出现反常呼吸(吸气时腹部收缩而呼气时腹部突出)提示呼吸做功增多,可能出现呼吸肌疲劳。

在评价人-机系统时,每次都需听诊患者的呼吸音,若呼吸音减低或消失,听到湿啰音应认为是通气问题的体征,并可能是呼吸窘迫的原因。呼吸音中如果闻及痰鸣音则提示需要吸痰,闻及哮鸣音提示患者需要支气管舒张治疗,也可能是一些心脏疾病。呼吸音消失提示气胸、完全性气道梗阻、完全性肺塌陷、气管导管位置不恰当或胸腔积液。两侧呼吸音不对称,若没有基础疾病(如肺不张、气胸)即表明气管导管深入支气管,可由床边胸片证实。结合体格检查和机械通气参数共同评估,如增高的 PIP 和胸部影像学检查可以确定异常结果的原因并指导正确的治疗。用听诊器听诊也可发现气管插管或气管切开导管气囊漏气或单侧主支气管插管。将听诊器放在气管和气囊部位之上,如果机械通气时未听见明显的气体移动和气囊振动声,即为气囊漏气。

## 五、顺应性和阻力的监测

### (一)静态顺应性(Cs)

正常 $C_S$ 约为 $70 \sim 100$ ml/$cmH_2O$($C_S = V_T / [P_{plat} - PEEP]$)。当 $C_S < 25$ ml/$cmH_2O$ 时,呼吸功会非常高。准确计算 $C_S$ 依赖于 $V_T$、$P_{plat}$ 与 PEEPi 正确读取。

在大多数患者当中胸壁回缩力及患者回路的弹性回缩力固定不变,所以 $C_S$ 的变化被视作为患者肺泡弹性回缩力的变化。但如果胸壁顺应性改变,$C_S$ 也会改变。$C_S$ 的减少原因有许多,包括气体陷闭、肺水肿、肺不张、肺实变、肺炎、气胸、血胸和胸腔积液等。胸壁顺应性改变可表现在连枷胸、胸壁肌肉肌张力改变、纵隔积气和腹部膨隆(如腹膜炎、腹水、疝气或腹腔出血等)。

医师可以通过评估多方面如呼吸音、叩诊音、胸壁及腹壁触诊、胸部影像学及分析实验室检查来诊断上述临床状态。然后在胸部情况得到确定后,需尽早进行正确的干预。

降低的 $C_S$ 提示机械通气效果不佳。在压力通气模式下,降低的 $C_S$ 表现在压力保持不变,而 $V_T$ 减少。在容量通气模式下,$V_T$ 保持不变,而 $P_{peak}$ 及 $P_{plat}$ 增加。在压力通气模式下,当顺应性减低时需要增加压力来维持 $V_T$ 输送。$C_S$ 降低可以导致氧分压的降低及动脉二氧化碳的升高,所以明确顺应性降低的原因并积极治疗是十分重要的。

(二)动态特性(动态顺应性)

动态特性(dynamic characteristic,$C_D$),也称为动态顺应性或动态有效顺应性,具体计算公式如下:$C_D = V_T / [P_{peak} - PEEP]$。$C_D$ 是经由气流检测的,所以它受患者肺部和胸壁弹性回缩力、气道阻力、气管导管和呼吸机回路影响。虽然 $C_D$ 不仅包括顺应性,还包括阻力,临床一般仍称之为动态顺应性。

当 $C_S$ 下降或阻力增加时,$C_D$ 同时也下降。经由监测 $P_{peak}$、$P_{plat}$ 和两者之差($P_{TA}$)的变化可以从气道疾病中鉴别出肺部疾病。如果 $P_{peak}$ 和 $P_{plat}$ 同时增加,同样的容量输出,$P_{TA}$ 几乎不变,而 $C_S$ 降低。如果 $P_{peak}$ 和 $P_{TA}$ 同时增加,则气道阻力增加。计算 $C_D$ 和 $C_S$ 可确认这些发现。

在容量通气模式,尽管 $C_D$ 有变化,容量输出几乎保持不变,而由于压力较高会产生危险。在压力通气模式,$C_D$ 降低时,$V_T$ 同时也降低。所以,这时要适当增加压力来保证 $V_T$ 的输出。在容量通气模式,$P_{peak}$ 降低,而容量输出保持不变会引起顺应性或气道阻力的改善。由于压力突然下降也可能提示漏气,所以需同时查看 $V_T$。

当 PEEP(外源性 PEEP)或内源性 PEEP 存在,需从 $P_{peak}$ 和 $P_{plat}$ 中去除来计算 $C_S$ 和 $C_D$。在压力通气模式,在压力不变的情况下,$V_T$ 较前增加提示顺应性的改善或气道阻力的下降。

(三) 气道阻力

呼吸运动需要克服一定阻力,包括肺与胸廓的弹性回缩力,肺与胸廓运动产生的非弹性阻力,以及通气过程中,气体在气道内流动的阻力。气流在气道内流动产生的阻力即气道阻力(Raw),气道阻力的大小与气流速度、气道管径、气流特性等有关。肺组织阻力和胸廓阻力是组织阻力,组织阻力在临床上通常不变,除非患者有腹水或胸腔积液。气道阻力的定义是单位流量所需要的压力差。正常气道阻力的范围在 $0.6 \sim 2.4\ cmH_2O/(L/s)$,气道阻力可通过机械通气患者的 $P_{TA}(P_{peak}-P_{plat})$,吸气流速和固定的流速波型来估计。例如,若 $P_{peak}$ 为 $35\ cmH_2O$,$P_{plat}$ 是 $34\ cmH_2O$,流速 Flow 为 $30\ L/min(0.5\ L/s)$,Raw 计算如下:

$$Raw = P_{TA}/Flow(L/s)$$
$$Raw = (P_{peak}-P_{plat})/Flow$$
$$Raw = (35-34\ cmH_2O)/0.5(L/s)$$
$$Raw = 2\ cmH_2O/L/s$$

很多新型呼吸机能通过软件计算和显示顺应性和阻力

值。这些数值来自监测的压力值、呼出流速和容量。

增加的气道阻力需根据气道阻力产生的原因而对因治疗，例如，气道吸痰、清除气道阻塞或给予支气管舒张剂治疗。

（四）床边监测压力-容量曲线

容量-压力与 $C_D$ 和 $C_S$ 的关系，可通过描绘在不同容量下机械通气患者的 $P_{peak}$ 与 $P_{plat}$ 值显示。自在 20 世纪 70～80 年代手工描绘 P－V 曲线开始，至今仍是一项很有价值的方法。现在，我们可以直接从呼吸机图形显示屏来获得动态的 P－V 环。目前每天评估静态或动态的压力-容量关系图被推荐用于跟踪肺部及气道的变化。静态 P－V 曲线反映了呼吸系统的静态顺应性，需要在镇静、肌松的状态下测量，测量方法有多种，如大注射器法、呼吸机法、低流速法。表 4－1－2 示意了通过呼吸机法获得静态 P－V 曲线的方法。表 4－1－3 将 P－V 曲线和临床发现相联系来辅助评估患者的肺部情况。

表 4-1-2　压力-容量曲线测定技术

---

1) 患者一般位于半卧位，或者床头轻度抬高，患者处于放松状态。患者不能自主呼吸，否则平台压测定不准确。如果合适的话，向患者解释病情。（可能需要镇静）
2) 向气管内囊充气以消除漏气，检查系统是否漏气且排除漏气情况。
3) 为每次容量监测选择吸气暂停。
4) 选择一系列潮气量设置，例如 8 ml、8 ml、10 ml、12 ml 和 14 ml/kg 或 250 ml、500 ml、750 ml、1 000 ml 和 1 250 ml。（不要让 $P_{plat}$ 过高[*]）
5) 每一次容量设定，记录下 $P_{peak}$、$P_{plat}$、EEP 和 $V_T$。（从 $P_{peak}$ 和 $P_{plat}$ 中去除 EEP 后再记录。）
6) 在过程中确保患者的血流动力学稳定。
7) 在 2 次容量实验之间恢复原设定至几个呼吸周期。
8) 停止吸气暂停。
9) 恢复气囊容量至最小漏气或初始的容量设置。
10) 完成人-机系统检查。
11) 描绘数据。

---

表4-1-3　利用P-V曲线和临床表现评估患者肺部情况

| 诊　断 | $C_S$ | $C_D$ | 胸部影像学 | $PaO_2$ | PAOP* | 治　疗 |
|---|---|---|---|---|---|---|
| 肺水肿（心源性） | ↓ | ↓ | 心脏很可能扩大 | ↓ | ↑ | 利尿剂、洋地黄、吗啡、氧疗 |
| ARDS | ↓ | ↓ | 弥漫性肺部病变 | ↓ | 正常 | PEEP和支持治疗 |
| 肺炎 | ↓ | ↓ | 部分肺实变 | ↓ | 正常 | 抗生素和支持治疗 |
| 肺不张 | ↓ | ↓ | 部分肺塌陷 | ↓ | 正常 | 病因治疗并支持治疗 |
| 气胸 | ↓ | ↓ | 无血清标记物升高 | ↓ | 正常 | 严重时胸腔闭式引流 |
| 气道痉挛 | 不变 | ↓ | 可能过度膨胀 | ↓ | 正常 | 支气管舒张剂 |

\* PAOP,肺动脉闭合压

　　呼吸机法不需要患者与呼吸机断开,操作方便,但操作次数多,精度差,且不适合所有呼吸机。注意在测量中当压力上升过快过高时,暂停操作以防止肺损伤。

　　评估患者的临床资料及分析P-V曲线有助于临床医师确定患者病情变化的原因,并选择恰当的治疗方式。

（瞿洪平　陈远卓）

# 第二节　呼吸机图形

本节要点:

呼吸机波形可以直接反映人机间协调性的相关关系。

压力、流量、容量与时间的关系是呼吸机波形中最基本、最重要的相对变化关系。

通过呼吸机波形的不同形态反映患者当前通气的状态。

动态监测呼吸机波形反映患者病情进程。

现在临床上所使用的呼吸机不仅可以持续的检测各种参数,而且还会实时将检测到的参数以曲线和环的形式展示出来。常用呼吸机波形有压力-时间曲线、流量-时间曲线、容量-时间曲线、压力-容积环、流量-容积环。因不同波形所能获取信息不同,故不同疾病类型的患者所关注的波形侧重点会有所不同。但因压力、流量、容量与时间的相关关系相对较为简单,且为机械通气最基本的图形变化关系,故应用范围更为广泛。动态观察患者呼吸机波形变化,可以了解患者呼吸力学指标进展情况、反映机械通气效果以便及时调整呼吸机模式及参数,保证机械通气效果与人机协调性。

## 一、压力、流量、容积随时间的变化曲线

(一) 压力-时间曲线

压力-时间曲线反映的是气道压力随时间而变化的曲线,横轴表示时间,单位是秒,纵轴表示气道压力,单位是$cmH_2O$,基线压力值为 0 或 PEEP。压力大小随呼吸机参数设置,患者气道阻力、顺应性、自主呼吸强弱、人机协调性等多种因素影响。定压型送气方式和定容型送气方式的压力-时间曲线有所不同,下面逐一进行介绍。

1. 定容型压力-时间波形图

(1)正常压力-时间波形图:根据呼吸周期四期变化分解定容通气的压力波形图:

1)触发阶段:对于有自主呼吸的患者,触发阶段气道压力会有一定程度的下降,气道压力下降幅度与患者自身触发做功大小有关。若患者无自主呼吸,则呼吸机为时间触发,没有气道压力的下降(图 4 - 2 - 1)。

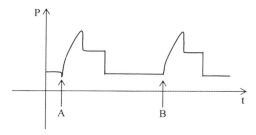

**图 4 - 2 - 1**　波形 A：患者存在自主呼吸,存在吸气动作,使呼吸机管路内压力下降,触发呼吸机送气,故气道压力波形在压力上升前有一压力轻微下降的过程;波形 B：患者无自主呼吸,故呼吸机按照预设频率给患者强制通气,压力上升前无压力轻微下降的过程

2) 送气阶段：压力快速上升至峰压,其斜率与送气流速呈正相关,在波形上形成一尖峰称之为峰压。尖峰后因气体流动停止,气道阻力所消耗的压力为零,气道压力的维持只与患者顺应性和 PEEP 设置相关,形成一平台,此时的压力称为平台压。

3) 切换阶段：进入呼气过程,压力从平台压下降至基线水平。

4) 呼气阶段：呼气末气道内的压力水平,与 PEEP 的设置水平相关。

(2) 异常压力-时间波形图

1) 触发：因呼吸机触发设置不当、吸气阻力增大或呼吸机性能较差,导致存在自主呼吸的患者触发做功大幅增加,气道压力明显下降(图 4 - 2 - 2);当患者呼吸肌无力、PEEPi 过高或呼吸机触发灵敏度设置过高时,患者虽有吸气动作但无法触发呼吸机送气,称为无效触发(图 4 - 2 - 3);当管路内有积水、管路抖动等原因导致管路内气体流量或压力出现锯齿样改变,触发呼吸机送气,而此时患者并未出现吸气动作,称

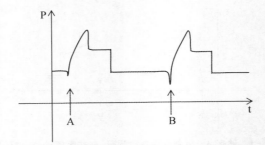

**图 4 - 2 - 2**　波形 B：因参数设置不当等原因患者需用较大的呼吸功触发呼吸机送气，表现为呼吸机送气前压力下降的幅度增大

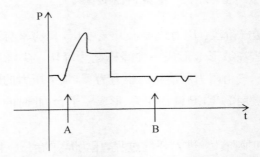

**图 4 - 2 - 3**　波形 A：患者有吸气动作，压力波形有压力下降，达到触发灵敏度触发呼吸机送气；波形 B：患者有吸气动作，但是没能达到触发灵敏度，虽然有压力的波动，但是不能使呼吸机送气

为误触发（图 4 - 2 - 4），常见于管路积水或触发灵敏度过低。

2）送气：因气体流速设置不当，设置过低时导致气道压力上升过慢，典型尖峰模糊甚至消失（图 4 - 2 - 5）；设置过高时则会导致气道峰压过高（图 4 - 2 - 6）。

3）切换：因吸气时间设置不当，设置过长时在呼吸机送气阶段患者已开始有呼气动作导致气道压力升高；设置过短时患者因吸入潮气量易导致患者下次吸气时对吸气初期吸气流量需求较大，易出现压力下降（图 4 - 2 - 7）。

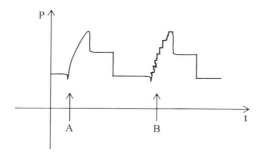

**图 4-2-4** 波形 A：呼吸机管路正常，无积水抖动，波形各段描记平滑；波形 B：吸气管路内存在冷凝水或管路抖动，压力波形存在锯齿样改变，若呼气管路内存在积水，则锯齿波出现在呼气期，若 Y 形管处存在积水，则吸气期和呼气期均存在锯齿波

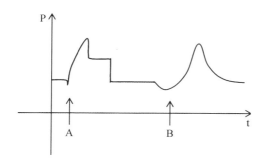

**图 4-2-5** 波形 A：流量设置合适时压力上升曲线；波形 B：流量设置过低，压力曲线出现明显凹陷，无法满足患者吸气需求

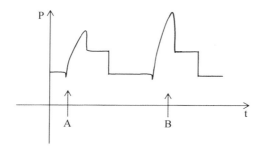

**图 4-2-6** 波形 A：为流量设置合适时压力上升曲线，波形 B：为流量设置过高，气道内压力过高造成峰压高于波形 A

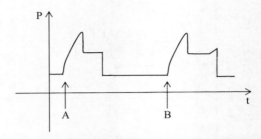

**图 4-2-7** 波形 **A**：吸气时间设置较为合理，患者呼气时呼吸停止送气；波形 **B**：吸气时间设置过长，患者已经开始出现呼气动作而呼吸机送气过程还未停止，导致气道压力升高，故该波形在吸气末期会有一尖峰产生

4）呼气：因气道阻力升高，气道压力在呼气过程不能快速下降至基线，常见于呼出管路安装的呼气过滤器因积水阻塞（图 4-2-8）。

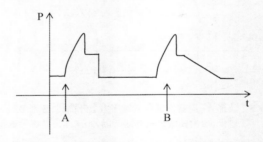

**图 4-2-8** 波形 **A**：气道阻力相对低，气道压可快速下降至基线水平；波形 **B**：气道阻力升高，因气体不能快速排出，呼气流速下将，气体存在于系统内，故压力不能快速下降至基线水平

5）漏气：呼吸机出现误触发，各段压力均下降，表现为压力尖峰模糊，基线压力下降

6）病情改变：峰压与平台压的差值主要反映气道阻力或呼吸系统阻力，差值越大，则气道阻力越大；气道压力从峰压下降至平台压后，呼吸系统内无气体流动，故气道阻力的大小

不会对气道内的压力产生影响,此时平台压与基线 PEEP 间的差值主要反映呼吸系统顺应性大小,差值越大,则呼吸系统顺应性越差(图 4-2-9)。

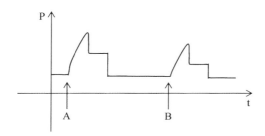

**图 4-2-9** 波形 A:患者呼吸系统顺应性较差,平台压较高;波形 B:患者呼吸系统顺应性较好,平台压较低

**2. 定压型压力-时间波形图**

(1)正常压力-时间波形图:定压通气模式的压力波形近似为方波。峰压大小近似为通气压力值与 PEEP 值之和。

1)触发:有自主呼吸的患者,气道压力会有一定程度的下降,气道压力下降幅度与患者自身触发做功有关;若患者无自主呼吸,则呼吸机为时间触发,没有气道压力的下降。

2)送气:压力快速上升至峰压,其斜率与压力上升时间呈正相关,压力达到预设压力后形成一平台(图 4-2-10)。

3)切换:大多数压力目标型通气模式一次通气达到预设吸气时间后便进入呼气过程,压力下降至基

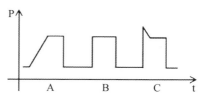

**图 4-2-10** 波形 A:压力上升时间设置过慢,气道压力由基线升至预设压力过慢,易导致人机对抗;波形 B:压力上升时间设置比较合理,气道压力由基线水平可较快升至预设压力水平;波形 C:压力上升时间设置过快,气道压力由基线水平过快上升,导致压力波形在吸气初期产生一尖峰

线水平,吸呼间的切换由时间控制;而 PSV 模式的吸呼切换相对特殊,吸呼间的切换由流量控制,因该模式有其特殊的参数设置——呼气触发灵敏度,该参数设置为百分比,意义是当患者的吸气流速下降到峰流速的某个百分比时,呼吸机即由吸气切换为呼气,故 PSV 模式的吸呼切换为流量切换。

4) 呼气:呼气末气道内的压力水平,与 PEEP 的设置水平相关。

(2) 异常压力-时间波形图

1) 触发:因呼吸机触发灵敏度设置不当、吸气阻力增大或呼吸机性能较差,导致存在自主呼吸的患者触发做功大幅增加,气道压力明显下降。

2) 送气:因压力上升时间设置不当,设置时间过长时导致气道压力上升过慢,患者吸气做功增加,产生人机对抗;设置时间过短时则导致气道压力瞬间过高,形成一尖峰(overshoot,图 4-2-10)。

3) 切换:因吸气时间设置不当,设置过长时在呼吸机送气阶段患者已开始有呼气动作导致气道压力升高,在平台后期形成一尖峰(图 4-2-11);设置过短时因患者吸入潮气量不足易出现双吸气(图 4-2-12)。

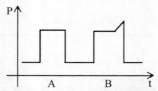

图 4-2-11 波形 A:吸气时间设置较为合理,患者呼气时呼吸停止送气;波形 B:吸气时间设置过长,患者已经开始出现呼气动作而呼吸机送气过程还未停止,导致气道压力升高,故该波形在吸气末期会有一尖峰产生

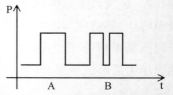

图 4-2-12 波形 A:吸气时间设置较为合理,患者可以吸入适当的潮气量,呼吸频率较平稳;波形 B:设置吸气时间过短,每次患者吸入潮气量相对不足,导致患者需快速再次触发呼吸机送气以吸入足够的潮气量

4）呼气：因气道阻力升高，气道压力在呼气过程不能快速下降至基线（图4-2-13）。

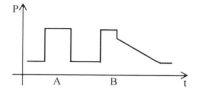

（二）流量-时间曲线

1. 流量-时间曲线是反映呼吸机送气流量随时间变化的曲线，横轴为时间，单位为秒，纵轴为流量，单位为 L/min。横轴上方代表吸气阶段，横轴下方代表呼气阶段。常见流量-时间曲线按吸气相形态分为正弦波、方波、递减波（图4-2-14）。呼气流量波形主要与患者气道阻力、气道动态塌陷和呼气用力程度等情况相关。

图 4-2-13　波形 A：气道阻力相对低，气道压可快速下降至基线水平；波形 B：气道阻力升高，因气体不能快速排出，呼气流速下降，气体存在于系统内，故压力不能快速下降至基线水平

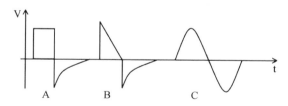

图 4-2-14　正常形态的流量-时间曲线。波形 A：形态为方波的流量-时间曲线；波形 B：形态为递减波的流量-时间曲线；波形 C：形态为正玄波的流量-时间曲线

（1）正弦波：正常生理情况的流量-时间曲线为正弦波。

（2）方波：是指在整个吸气时间段内以恒定的流速进行送气，直到吸气结束，故形态为方形，常见于以容量为目标的通气模式。与递减波相比，方波的吸气时间较短，峰压较高，平均气道压较低。

（3）递减波：是指送气初期气体流速就达到最大值即峰流速，随后递减至吸气结束。见于容量控制通气模式和以压

力为目标的通气模式如压力支持通气(PSV)、压力控制通气(PCV)、压力调节容量控制通气(PRVC)和成比例辅助通气(PAV)等。定压通气模式时,随着吸气进行,肺内气体量增多,肺泡内压力逐渐升高,气道开口处的压力与肺泡内压间的差值逐渐下降,吸气流量也随之降低,故流量波形为递减波。

2. 流量-时间曲线判读意义

(1) 判断吸气时间长短(图 4-2-15)。

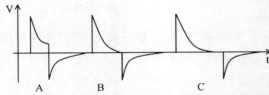

**图 4-2-15** 波形 A:吸气时间过短,患者由吸气切换为呼气时还有较高的吸气流量,说明呼吸机送气端与肺内仍存在压力差,患者吸气过程还未结束,患者吸入潮气量可能不足,应适当延长吸气时间,否则易导致人机对抗的发生;波形 B:吸气时间设置较合适;波形 C:吸气时间设置相对过长,吸气流量降为 0 后呼吸机仍未转换为呼气,通常,可设置一定的屏气时间,目的是使气体可以在肺内不同肺区间再分布,但若屏气时间过长,易导致人机对抗

(2) 判断 PSV 模式切换时机。

(3) 判断气道陷闭程度及 PEEP 设置水平(图 4-2-16)。

(4) 判断气道阻塞程度及治疗效果(图 4-2-17)。

**(三) 容量-时间曲线**

容量-时间曲线表示吸气量随时间而变化的曲线,横轴表示时间,单位为秒,纵轴表示送气量。曲线分为上升支和下降支,上升支表示吸气阶段,下降支表示呼气阶段(图 4-2-18),若上升支和下降支中间出现平台则为吸气后的屏气过程,分别由呼吸机送气端和呼出端传感器测得。正常情况下,

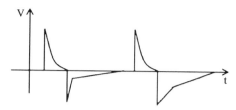

图 4-2-16　通过呼气流量曲线判断气道陷闭的程度。波形 A：
流速时间曲线中，COPD 患者气道陷闭严重或 PEEP
值设置相对较低时，当呼气流速达到峰值后，气道
因胸腔内压增加出现气道陷闭，气道阻力快速上
升，导致呼气流速快速下降至较低水平，经过较长
时间才能将气体全部呼出；波形 B：患者气道陷闭
不明显或 PEEP 值设置相对合理时，患者呼气流速
快速下降的现象不明显，肺内气体更易排出，呼气
时间相对较短

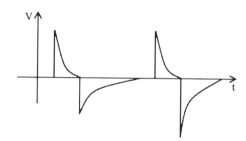

图 4-2-17　波形 B 相较于波形 A：患者吸入相同潮气量的情况
下，呼气峰流速增加，呼气波形较为圆滑，呼气时间
较短，说明气道阻力较低，患者气道阻塞程度有一定
的改善

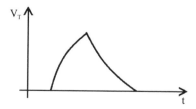

图 4-2-18　正常的容量-时间曲线，呼气曲线的
斜率较吸气曲线稍小

因呼气过程阻力稍大,容量-时间曲线的下降支较上升支斜率稍小;平静呼吸时,下降支应回到零点,若呼气结束,下降支未回到基线,在横轴上方,提示管路漏气或存在气体陷闭;若在横轴下方,提示患者用力呼气或正在进行气动雾化吸入治疗。

## 二、压力、流量、容量间相互变化关系

### (一) 压力-容积环

(1) 压力-容积环反映了在一个呼吸周期时间内,压力和容积间相互变化的曲线。纵轴表示容积,单位是 ml,横轴表示压力,单位是 $cmH_2O$。压力-容积环分为动态 P-V 环和静态 P-V 环。呼吸机实时监测到的 P-V 环是在气流存在时描记的,此时曲线形状受气道阻力、呼吸流速以及顺应性影响,故为动态 P-V 环。描记静态 P-V 环时要排除气道阻力因气体流量对压力的影响,故静态 P-V 环主要反映胸肺顺应性的变化(图 4-2-19、图 4-2-20)。

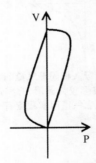 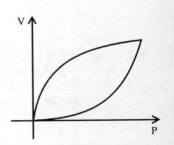

图 4-2-19 正常人呼吸过程的压力容积环,吸气过程气道内为负压,呼气时为正压,故正常人呼吸时的压力容积环方向为顺时针方向,气道压力先下降后上升,曲线形状,各处斜率等受气道阻力、气体流速、肺顺应性的共同影响

图 4-2-20 无自主呼吸的患者进行正压通气时的压力容积环,曲线均在第一象限,随着气道压力的升高,气体进入肺内;因肺泡表面活性物质的影响,产生滞后作用,呼气支与吸气支不重合

（2）压力-容积环判读意义：

1）判断肺泡萎陷或过度膨胀（图 4 - 2 - 21）。

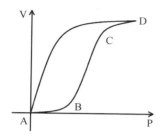

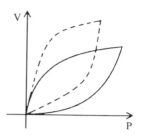

图 4 - 2 - 21　吸气支分为三段两点：低位平坦段随着压力的升高，容积改变不明显，大部分肺泡处于闭合状态；经过低位拐点后，曲线进入陡直段，随着压力的上升容积快速增大，在此区间肺顺应性较好；经过高位拐点后，大部分肺泡处于过度膨胀状态，随着压力的继续升高，容积的改变减少，注意的是处于高位拐点时仍有肺泡继续开放

图 4 - 2 - 22　压力-容积环吸气初与吸气末两点连线的斜率代表肺顺应性的大小。若连线斜率较大，曲线贴近于纵轴，说明患者肺顺应性较好；若斜率较小，曲线较为低平，贴近横轴，则说明该患者肺顺应性较差

2）指导呼吸机参数的设置。

3）体现肺顺应性大小（图 4 - 2 - 22）。

4）提示人机对抗（图 4 - 2 - 23）。

5）监测气道阻力和弹性阻力的变化（图 4 - 2 - 24）。

6）监测漏气（图 4 - 2 - 25）。

7）反映导管内经大小（图 4 - 2 - 24）。

（二）流速-容积环

（1）流速-容积环反映了在一个呼吸周期时间内，流速和容积间相互变化的曲线。横轴表示容积，单位是 ml，纵轴正向表示吸气流速，负向表示呼气流速，单位是 L/min。主要反映气道阻力等的变化对流速产生的影响。

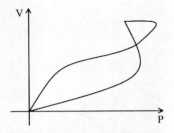

图 4-2-23 吸气时间设置相对过长时,患者开始呼气时呼吸机还处于送气阶段,故压力容积环呈"8"字状

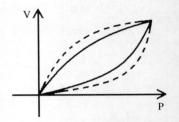

图 4-2-24 图中虚线吸气支与呼气支间间距较大,提示患者气道阻力较大;而实线吸气支与呼气支间间距较小,提示气道阻力相对较小

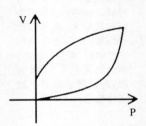

图 4-2-25 正常压力容积环应始于原点,终于原点,该图中呼气支未回到原点,该曲线终点与原点间的距离代表呼吸回路漏气量的大小

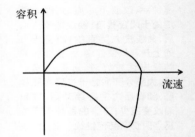

图 4-2-26 流速容积环中,容积未回到零且在呼气结束时仍有气体流速存在,说明肺内压力仍大于呼吸回路内气体压力,肺内存在动态的气体陷闭

（2）监测有无 PEEPi（图 4-2-26）。

（3）监测气道阻塞情况及支气管扩张剂的效果（图 4-2-27）。

（4）检测有无回路漏气（图 4-2-28）。

呼吸机波形是呼吸机的一种语言,反映了机械通气各参数（压力、容量、流量和时间）之间的基本关系。灵活掌握不同情况下的呼吸机波形特征,可以为临床提供更多精确的信息,

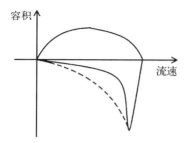

图 4-2-27 呼气支中,实线所示:在出现呼气峰流速后呼气流速快速下降,后以较慢的呼气流速将肺内气体排出,提示气道阻塞较严重;而虚线所示图形气体流速下降不明显,提示气道阻塞情况较轻。若患者对支气管扩张剂有反应,呼气峰流速会有一定提高且随着呼气过程的进程,呼气流速不会过快下降

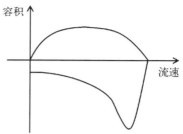

图 4-2-28 若呼吸回路存在漏气,则流速容积环表现为呼气支结束时流速为 0,但容积未回到 0 点,呼气支终点与零点间垂直距离则代表漏气量

如指导呼吸机参数设置、评估患者状态、反映肺力学特性、评估机械通气效果等,并指导临床治疗方案的选择。

（夏金根　巴文天）

# 第三节　呼吸功能的无创评估

本节要点:

很多呼吸机只有在平台压稳定的情况下才会显示平台压数值,以避免操作人员获得不准确的数据。

临床可以应用的监测患者自主呼吸驱动的方法是呼吸浅快指数(RSBI)和 $P_{0.1}$ 呼吸周期中各种压力的意义。

## 一、血气分析的无创评估

### (一) 脉搏氧饱和度监测仪(pulse oximetry)

脉搏血氧仪采用对彩色光谱测量来对动脉血氧持续评估,它提供快速、即时、持续、无创性的动脉血氧饱和度的监测,早期发现并矫正低血氧的情形,可以预防许多因缺氧引发的并发症。动脉血气分析是检测危重患者低氧血症的可接受的方法,但获得动脉血可引起痛苦和并发症,且血气分析不提供直接的或连续的数据。由于这些原因,血氧饱和度的无创性评估已成为连续监测的标准。然而,$SpO_2$ 无法测量 $PaCO_2$,高氧浓度下可能发生 $SpO_2$ 正常,而二氧化碳潴留的情况($SpO_2$ 升高)。通气失败可能会被忽视,除非动脉血气测定。

### 1. 原理

血氧饱和监测仪是结合分光法(spectro photometry)与光学体积扫描法(optical plethysmograhy)的原理,利用脱氧血红素(deoxyhemoglobin)对红光(波长 600～750 nm)与氧合血红素(oxyhemoglobin)对红外线(波长 940nm)吸收能力强的特性,因此血氧饱和监测仪器就是提供波长 660 nm 的红光与 940 nm 的红外线的穿过组织床,光线被动脉中的含氧血红素与脱氧血红素吸收后再反射到另一端的接收器,将监测仪通过比较两种波长的振幅比率,计算出氧饱和度。

血氧饱和监测仪已经广泛地被使用在急诊室、恢复室、紧急救护系统、内视镜室、睡眠检查、口腔手术、心导管室、麻醉镇静治疗、产房、患者运送与航天医疗中。探测器(probes)最常被装置在手指或耳垂,新生儿可能还会选脚底、脚趾、手臂、脸颊、舌头、鼻子或鼻中隔等部位。

### 2. 生理与技术问题

虽然血氧饱和度已被普遍采用,但其局限性运动伪影是一个重要的问题,导致不准确的读数和误报。运动伪影常见于颤抖、癫痫发作、对传感器的压力、患者运送途中。探头位置的选择也可能影响准确性。手指探头似乎比额头、鼻子更准确,或耳垂的探针在低灌注状态,强烈的日光、荧光灯、白炽灯、氙气灯和红外线光源都会引起血氧饱和度读数误差。贫血和深色的皮肤会影响血氧饱和度的准确性;然而,贫血影响到血红蛋白水平是临床上并不少见的。碳氧血红蛋白和高铁血红蛋白可以产生虚高血氧饱和度值,和一些颜色的指甲油,特别是蓝色、绿色、黑色,干扰光透射和吸收,及一些血液传染的染料,如吲哚菁绿、亚甲基蓝,这往往会产生虚假的低血氧饱和度值。虽然罕见,大量毒素和药物,包括外用苯佐卡因,可以提高高铁血红蛋白,产生血氧饱和度值。错误地升高。

3. 临床应用

(1)适应证:

1)监测动脉血氧饱和度。

2)评估患者对治疗的反应。

3)支气管镜检时患者血氧监测。

(2)禁忌证:

1)异常血红素相关。

2)需同时监测 pH、动脉二氧化碳分压值。

(3)限制:

1)动作干扰。

2)异常血红素值。

3)血管内有染剂。

4)感应器暴露于光源下。

5)低血液灌流量。

6)皮肤色素沉着。

7）指甲油。

8）低血氧饱和值（＜90％）。

（4）监测：监测时应记录以下相关资讯：

1）测量位置、日期、时间，患者测量时的情况。

2）患者接受的氧气治疗流量或氧气浓度。

3）同时监测得动脉血氧值等相关比对资料。

4）患者的临床状况（如发绀等）。

5）同时测得的心率或波形。

（二）二氧化碳图形和二氧化碳测定（capnography and capnometry）

二氧化碳监测仪法，二氧化碳测定是在通气周期，监测气道打开时呼气二氧化碳对照的时间或呼出容积将二氧化碳浓度标示制图；呼气二氧化碳图形的高点（即尖峰值），即表示呼气末二氧化碳数值（$P_{ET}CO_2$），通常 $P_{ET}CO_2$ 比 $PaCO_2$ 低 1～5 mmHg，范围为 35～43 mmHg。

因为正常人 $P_{ET}CO_2$ 非常接近 $PaCO_2$，因此 $P_{ET}CO_2$ 常用来作为通气效能的无创监测设备，当 $P_{ET}CO_2$ 出现不正常的波形，例如，二氧化碳数值变化大或 $P_{ET}CO_2$ 偏低，可能是通气和灌流的分布改变或气道阻塞所致；当 $PaCO_2$ 与 $P_{ET}CO_2$ 差距[$P(a-ET)CO_2$]变大时，可能是因为患者接受正压通气治疗[尤其是使用呼气末正压（PEEP）]，肺栓塞、心跳停止和肺部低血流灌注，都可能发生。

1. 原理

（1）化学法：抛弃式热量探测计，它是一种化学反应的比色计，提供呼气二氧化碳浓度定性估计值，当二氧化碳低于 3 mmHg，比色计的颜色是紫色，若二氧化碳于 3％～15％则比色计呈黄褐色，若二氧化碳高 15 mmHg 比色计会因为二氧化碳酸化反应呈现黄色。

（2）光谱法：提供呼气二氧化碳浓度的定量数据：

1）红外线光谱（infrared spetroscopy）：二氧化碳对红外线最大吸收波长是 4.26 μm，随着受测者呼出的二氧化碳浓度增加，红外线吸收到的量也随之增加，因此反映到监测仪上。

2）质量光谱（mass spectroscopy）：呼出气体被收集到一个真空的腔体中，气体被电子光线离子化，再依照质量与电荷大小区分出气体的含量。

3）雷曼光谱（raman spectroscopy）：当紫外线或可见光撞击气体分子时，能量会被吸收，并散发出新的较长的波长而形成红光的偏移光谱而反映出呼气气体中的含量。

4）气体取样监测仪的方式，在临床上常见的方式包括侧流式（sidestream）与主流式（mainstream）两种，侧流式可以用于插管（气管内管）或非插管的患者，抽取量有 150 ml/min 与 50 ml/min 两种，通常取样的时间与数值呈现的时间有时间的差异；主流式分析仪则是将感应器直接放在人工气道上，直接监测与分析患者呼出的二氧化碳气体。

2. 生理与技术问题

（1）有心肺疾病：因为呼气的二氧化碳值最主要是测量呼气末的二氧化碳分压，有心肺疾病的人，因为无效腔增加，$PetCO_2$ 会低于 $PaCO_2$。

（2）有水或氧化亚氮存在会干扰二氧化碳的读值，因为二氧化碳对红外线吸收的波长与水和氧化亚氮接近，因此受测气体中有水或 $N_2O$ 存在会干扰二氧化碳读值。

（3）因为呼气二氧化碳的含量是随着呼气的时间而增加，因此要先确定监测仪的数值的时机与患者的情境。

3. 临床应用

（1）适应证（indication）：

1)监测肺部疾病的严重性,评估治疗的反应,特别是着重于身体无效容积或通气灌流改善的相关治疗上的信息提供。

2)确认气管插管的位置正确性。

3)监测机械通气患者于治疗期间的人工气道位置的正确性。

4)监测机械通气患者于治疗期间的通气效能。

5)监测肺部与冠状动脉血流的效能。

6)监测身体二氧化碳的产量。

(2)禁忌证(contraindication):无绝对禁忌证。

(3)风险/并发症(hazards/complications)

1)主流型监测仪

①可能会增加呼吸道无效容积,对于容积偏小的治疗应特别小心。

②重量增加因此增加小儿科患者呼吸道异常滑脱机会。

2)测流型:①流量驱动的呼吸器可能会增加自动驱动呼吸的风险;②容积减少。

(4)监测:监测二氧化碳图形或含量需同时考虑以下参数。

1)呼吸潮气容积、呼吸速率、呼气末正压值(PEEP)、吸呼比(I/E ratio)、尖峰气道压力与治疗的氧气浓度等。

2)血流动力学参数,如血压;肺部内压、心排血量、分流、通气与血流比。

4. 图形判读

呼气二氧化的数值与患者的呼吸周期有关,由呼气二氧化碳浓度对时间的波形可分为四个阶段。

(1)第一阶段,主要是呼吸道无效腔的容积,因此二氧化碳浓度很低。

（2）第二阶段,肺泡气体的二氧化碳混杂着无效腔的气体（不含二氧化碳）,所以二氧化碳浓度会随着无效容积的气体减少,肺泡气体容积增加而浓度变高,因此我们可以看到二氧化碳与时间的关系图是随着时间的发生而逐渐增加。

（3）第三阶段,此阶段已接近呼气末期,肺泡中二氧化碳持续流出,达到高峰,在二氧化碳与时间的变化呈现高原持平的现象,称为平原期。

（4）第四阶段,此阶段患者已经开始吸气,因此二氧化碳含量开始快速下降,二氧化碳回到零点。

如果呼气末二氧化碳曲线持续上升,没有出现平台,说明呼气时间太短。如果下一次吸气开始时二氧化碳曲线没有回到 0 点,说明有二氧化碳重吸入,这时呼出气二氧化碳最大值也会逐步上升。

如果呼出气二氧化碳为 0,或在 5 次通气后降至 0,说明气管插管可能不在气管内。

（三）经皮测量

1. 原理

利用一种加热的电极（传感器）放置在皮肤表面将表皮的温度加热到 $43.5 \sim 44.0℃$,促进受测皮肤表面的灌流与扩散以增加感应器对氧气与二氧化碳感应力,间接测得皮肤的氧分压（$PaO_2$）与二氧化碳分压（$PaCO_2$）。

（1）经皮血氧（$TcPO_2$ 或 $PtcO_2$）测量原理：小型克拉克（Clark）电极测量器,阴极是没有电压的白金（platinum,Pt）,阳极是维持恒定 0.6 伏特左右稳定电压的氯化银,当氧气通过通透膜进入产生电流,电压差增加引发水解反应产生 4 个电子,促发阳离子的银极化所需要的电子,借由这些电流的变化的大小与氧量有关。

（2）经皮二氧化碳（$TcPCO_2$ 或 $PtcCO_2$）测量原理：小型

severinghaus 电极测量器，$CO_2$ 通过薄膜与水结合产生 $H_2CO_3$ 改变溶液中的酸碱值（pH），推算出检体内 $PCO_2$ 含量。

2. 生理与技术问题

（1）组织灌流量，当灌流量降低时，$PtcO_2$ 会下降，$PtcCO_2$ 会上升。

（2）皮肤与电极面接触吻合性，弱电极接触不良，所测得的数值也会不准，所以要注意感应器与皮肤接触点的密合度。

（3）皮肤表面油脂太厚会干扰电极敏感度，因此接触的皮肤要用肥皂或酒精来擦拭，去除皮肤表面的油脂。

（4）皮肤上的毛发会干扰电极与皮肤之间的接触面，因而导致读数不正确，因此建议选择毛发较少的部位或剃除接触部位的毛发。

（5）表皮灼伤：因为电极加热至 43.5～44.0℃ 对于早产儿，可能会造成表皮的灼伤，因此建议新生儿至少每 2 h 或成人至少每 2～4 h 更换位置。

3. 临床应用

（1）适应证（indication）：

1）需要监测动脉血氧及通气监测。

2）借由经皮氧气与/或二氧化碳监测的数据，作为诊断或治疗的成效的证据。

（2）禁忌证：

1）皮肤有缺陷。

2）对胶布过敏。

（3）危险与并发症：

1）报告值的假阳性或假阴性，误导临床处置错误。

2）测量部位的组织伤害（如水疱、灼伤、皮肤磨损等）。

## 二、呼吸系统力学评估

肺脏的通气需克服呼吸系统的流量阻抗、惯性和弹性，因此我们可借由压力-容积曲线图，进一步了解呼吸系统力学评估的参数。

（一）气道压力测定

1. 峰值和平台压力（peak and plateau pressure）

加护病房中使用呼吸器患者经常是常规监测吸气峰值气道压（peak inspiratory pressure，PIP），它代表着通气周期气道开启时，气道压力的最大值，PIP 会增加是因为肺或胸壁顺应度减少，使阻抗压力或弹性压力增加，因此尽量维持 PIP 小于 40 $cmH_2O$ 避免气压伤（barotrauma）和低血压的伤害。

2. 吸气末平台压力（end-inspiratory platean pressure，$P_{plat}$）

所有使用呼吸机患者都需监测 $P_{plat}$ 数值，$P_{plat}$ 不应超过 30 $cmH_2O$，因为高的 $P_{plat}$ 不仅表示顺应度减少，也使肺脏面临呼吸机导致肺损伤（ventilator-induced lung injury）的危险。

3. 自发性呼气末正压（内源性呼气末正压，Auto-PEEP，Intrinsic PEEP）

呼气末正压（PEEP）是呼吸机在气道内维持的压力。呼气末正压或呼气时的肺泡压力称为呼气末或自动呼气末正压通气。若呼气末肺泡压力高于所应用的 PEEP，称为内源性 PEEP 或 auto‐PEEP。床旁所称的总呼气末正压（total PEEP）是指应用的 PEEP 和 auto‐PEEP 的总和。

4. 平均气道压（mean airway pressure）

平均气道压代表整个通气周期的平均气道压力，正确测量此压力，必须在气道开启时连续的取得气道压力样本。这是现代呼吸机的一个自动化特点。MAP 与平均肺容积相关，而肺容积又与氧合状态有关。所以当平均气道压增加时,可能会改善动脉氧气分压,但是可能会减少静脉回流。

(二)流速测定

加护型的机械通气的设备,流速监测已经是不可或缺的设备之一,测量的方法是透过涡流式超音波流速计、孔式气流流速计或涡轮式流速计,将通过的气流整合成流量的讯号,进而计算出时间与容积的关系,提供流量、时间、容积的讯息。

1. 呼吸系统顺应性(respiratory system compliance)

呼吸系统顺应性(compliance,简写 C)是表示撑开肺泡的容易度,我们常用的顺应性(C)是由容积差($\Delta V$)与压力差($\Delta P$)反比的关系得到($C = \Delta V/\Delta P$),因为在动态情况下,无法得到吸气末和呼气末的肺泡压力,所以,要正确评估顺应性,必须作二个技术。吸气末暂停的技术获得平台压力(plateau pressure,$P_{plat}$)参数 $P_{plat}$ – PEEP 即为压力差($\Delta P$),潮气容积即为 $\Delta V$,正常肺的顺应度约 $60 \sim 100$ ml/$cmH_2O$,当肺部发生实质疾病,如肺炎、肺水肿或任何慢性病所造成的纤维化,均可能导致有效的顺应度减少。急性变化,如肺扩张不全、肺水肿、急性呼吸窘迫症候群(ARDS)和张力性气胸所导致的肺部压缩,会造成顺应度快速减少。ARDS 患者的顺应度可能会低于 $25 \sim 30$ ml/$cmH_2O$。

2. 阻力(resistance)

依据测量的压力,可计算出不同的阻力,包括气道、肺部、胸壁和呼吸总阻力,同时测量气道张开($P_{ao}$)和肺泡内($P_{alv}$)不同的气流(flow)与压力(pressure),因此我们可以估算出动态的气道阻力($R_{aw}$),R = ($P_{ao} - P_{alv}$)/flow,即[$R_{aw} = \Delta P/\Delta F = (P_{peak} - P_{plat})/V(flow)$],用来监视气道状况或使用支气管扩张剂治疗后的反应。某些呼吸器已经内设自动测量早期呼气阻力的功能。

气管内管是增加呼吸器患者总流量阻力的明显要素之一,具有高曲线的流量阻抗特性。健康人在潮气通气时,流量是平流,只有在增加通气需求时,才会变成扰流。流量阻力会因为气管内管所增加的流量及管子尺寸的变化而明显地增加。正常气道阻力(Raw)大概是 $1\sim2$ $cmH_2O/L/s$,然而,气管插管并接受机械通气的患者气道阻力通常有 $5\sim10$ $cmH_2O/L/s$ 以上,机械性呼吸器已加入管路补偿模式(tube compensation modes)调整流量,以克服气管内管增加的阻力。

(三)通气驱动力测定(assessing ventilatory drive)

1. $P_{0.1}$　$P_{0.1}$ 是对抗堵塞气道的吸气动作开始 100 ms 后记录的压力。$V_T/T_i$ 是自发性的潮气容积除以吸气时间或平均吸气流量。已经证实 $P_{0.1}$ 对于预测脱离成功是有帮助的。

2. 快浅呼吸指数　呼吸次数与潮气容积比值(rapid shallow breathing index：$f/V_T$ ratio)

当肌肉力量受限时,患者会增加呼吸频率(f),同时减少潮气容积($V_T$),以因应所需求的每分钟通气量($V_E$)。虽然,小的呼吸需要较小的呼吸动作,但是快速的动作,和浅的呼吸可能增加无效腔通气并且需要较高的每分钟通气量来排除二氧化碳。非常高和持续增加的呼吸速率(>30 次/分钟),是通气肌肉代偿减少,即将疲乏的征象。

将注意力集中在 f/V 比值,是一项简易计算的床旁指标,可以指示机械通气患者没有机械辅助是否能够呼吸。快浅呼吸指数($f/V_T$)容易测量而且不依赖患者作用力与合作。如果完全自发性呼吸简短试验的第一分钟 $f/V_T$ 小于 105 次/(min·L),可能表示可以成功终止呼吸器支持。

3. 监测肌肉力量和耐力(monitoring strength and muscle endurance)

床旁评估呼吸肌肉力量最常使用的两个数值是肺活量

(vital capacity，VC)和最大吸气压力(maximal inspiratory pressure，MIP)。床旁测量肺活量(VC)的方法是将呼吸计(respirometer)连接到患者气道。因为测量 VC 有赖于患者呼吸使力(effort)，因此，只有在患者意识清楚并且能够合作的情况下，才能获得正确的测量结果。床旁测量结果差异性大，必须测 3 次并取最好的结果作为报告值。健康人可以产生的 VC 大约是 70 ml/kg，若 VC 低于 $10\sim15$ ml/kg 表示相当程度的肌肉虚弱无力，可能会限制自发性呼吸的能力。

MIP 是比 VC 更容易测量，MIP 所提供的信息，完全以吸气肌肉的最大输出力量为基础。马里尼(Marini)等人叙述一种修饰过的技巧，使用单向阀连接气道确认在低肺容积所产生的吸气使力动作，堵塞气道维持 20 s，超过此 20 s 后 MIP 逐渐地增加，使用单向阀所测得的压力大约比没有使用单向阀所测得的压力小 1/3。

(四) 临床应用

1. 尖峰吸气压(peak inspiratory pressure，PIP) 反应患者-呼吸机系统所要克服的弹力与摩擦力的总体力量。

2. 平台压(plateau pressure，Pplateau)：代表总压力中用于克服弹力的部分。

3. PEEP 或内源性 PEEP：测量呼气末残留在肺内的残余容积。

4. 平均气道压(mean airway pressure，Paw) 临床上用来改善氧和状态的变量参考，以增加 PEEP 的变量为多。

公式：$Paw = 1/2(PIP - PEEP) \times (Ti/TCT) + PEEP$

5. 吸气气流高频涟波 呼吸道(含呼吸器管路)中可能有分泌物或积水。

6. 尖峰呼气气流降低表示气道阻塞。

7. 呼气气流没有回到零点,表示气道阻塞或呼气时间不足,患者可能发生内源性呼气末正压(auto - PEEP)。

8. 顺应性 了解达到期望容积的肺内压力,又分为动态顺应性与静态顺应性两种。

9. 阻力 观察气流流动的顺畅程度,进一步了解呼吸道窄缩的程度。

10. 通气驱力:预估患者脱离机械通气成功率的相关参数。

(刘金蓉 郭 强)

# 第四节 床旁功能残气量测量

## 一、FRC INview

在肺功能实验室测量 FRC 是一种例行工作,会频繁地在患者身上执行该测量工作。但是,在床旁测量机械通气患者的 FRC 远没有那么简单,一般不容易测量获取。

GE CARESCAPE R860 呼吸机会根据监测在气道测得氮气浓度的变化而执行 FRC 测量(调整氮气稀释法)。随着所输送的 $FiO_2$ 浓度的变化,吸入氮气的浓度也会改变。

注意:按惯例此方法的测量参数被称作 FRC(功能残气量)。因为测量一般是在呼吸机通气患者身上以升高 PEEP 后获得,正确术语是 EELV(呼气末肺容量)。

## 二、FRC 测量原理:稀释法

使用稀释法确定不能直接测量的体积是为人熟知并且广泛使用的方法。这种方法原理如下。

假设我们有一个未知体积需要进行测量,如是一桶清水。我们可以使用一种一定体积的已知浓度染料。当我们将清水和染料溶液混合后,染料就会被按比例在清水和染料液中被稀释。因此,根据已知的染料体积和初始染料浓度,再通过测量稀释后染料浓度,我们可以轻松地计算出桶中水的体积(图4-4-1)。

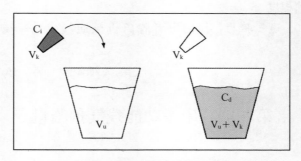

**图 4-4-1 稀释方法图示说明**

$V_k$ 是已知的染料体积,我们使用该染料测量水桶中清水体积。

$V_u$ 是我们要测量的未知体积。

$C_i$ 是初始染料浓度。

$C_d$ 是稀释后染料浓度,对该浓度进行取样和测量以确定稀释系数。

## 三、FRC 测量阶段

GE CARESCAPE R860 呼吸机一次典型 FRC 测量会遵循如下面流程图所描述的几个步骤(图 4-4-2)。

当作为单一测量而执行时,FRC 实际上会测量 2 次,如上面流程图中所示。第一次是当将 $FiO_2$ 更改为 FRC-$FiO_2$ 时,而第二次是在首次测量后几秒钟 $FiO_2$ 恢复原始 $FiO_2$ 设置时。这就是为什么有 2 个名为洗出/洗入(如果 $FiO_2$ 最初增加)或洗入/洗出(如果 $FiO_2$ 最初降低)的不对称步骤的原因。最终报告 FRC 是两个测量值的平均值,整体提升精确性

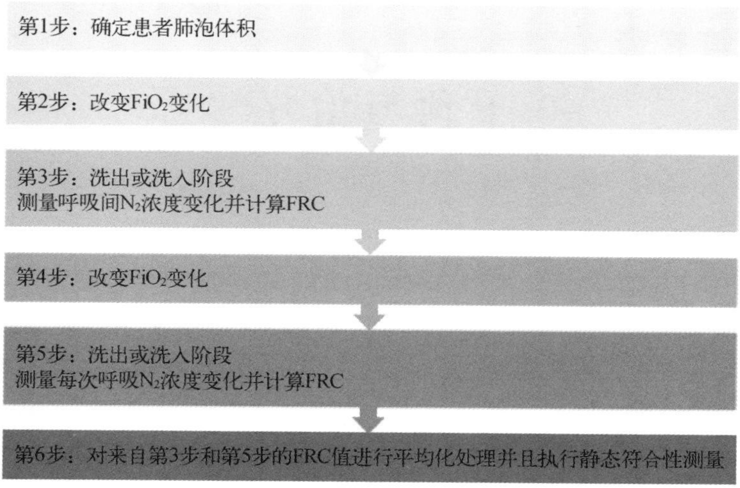

第1步：确定患者肺泡体积

第2步：改变$FiO_2$变化

第3步：洗出或洗入阶段
测量呼吸间$N_2$浓度变化并计算FRC

第4步：改变$FiO_2$变化

第5步：洗出或洗入阶段
测量每次呼吸$N_2$浓度变化并计算FRC

第6步：对来自第3步和第5步的FRC值进行平均化处理并且执行静态符合性测量

图 4-4-2 FRC 测量流程图

和对结果的信心。

如果 FRC 测量只是一个系列的一部分，例如在 PEEP INview 或 Lung INview 过程中，时间所限，在每个 PEEP 设置只能执行一次步骤，在洗入和洗出阶段之间替换。

# 第五章

## 干预与治疗

## 第一节 改善通气的方法和人-机通气的其他技术

本节要点：

当患者需要大剂量β受体阻滞剂时,如急性重症哮喘患者,雾化吸入器比 MDI 能够给予更多的药物进入气道内。

急性充血性心力衰竭的患者可见白色或粉红色泡沫样分泌物,不适合进行吸痰,吸痰只会加重此类患者的缺氧。

患者机械通气后须使用血气分析评估效果。血气分析结果分为两个部分：代谢部分主要由 pH,$PaCO_2$ 和碳酸氢盐组成,氧摄取部分由 $PaO_2$,$SaO_2$,$CaO_2$ 和氧输送($DO_2$)组成。两者之间对于 $PaCO_2$ 的关注较为重要。

## 一、$PaCO_2$ 异常的纠正

### (一) 基于 $PaCO_2$ 和 pH 的常规改变通气的方法

改变潮气量和呼吸频率基于以下公式

$$已知 PaCO_2 \times 已知 V_E(呼出潮气量)$$
$$= 目标 PaCO_2 \times 目标 V_E$$

该公式适用于无效腔通气量和 $CO_2$ 产生相对恒定的患者。

也可认为该公式变形为

已知 $PaCO_2 \times$ 已知 $V_A$（肺泡分钟通气量）
$=$ 目标 $PaCO_2 \times$ 目标 $V_A$；

若保持呼吸频率（f）恒定，则有

$$目标 V_T（潮气量）= \frac{已知 PaCO_2 \times 已知 V_T}{目标 PaCO_2};$$

若此时保持 $V_T$ 相对恒定，则有

$$目标 f = \frac{已知 PaCO_2 \times 已知 f}{目标 PaCO_2}。$$

（二）呼酸和呼碱、代酸和代碱

1. **呼吸性酸中毒的纠正**

患者出现 $PaCO_2 > 45 \text{ mmHg}$ 合并 pH 下降 $< 7.35$，提示出现呼吸性酸中毒，往往合并肺泡通气量不足。其产生原因主要有：

- 肺实质问题（肺水肿，肺炎）。
- 胸膜异常。
- 胸壁异常。
- 神经肌肉疾病。
- 中枢系统导致的呼吸不足问题。

无论使用容量控制和压力控制通气方式，增加潮气量能降低 $PaCO_2$。目前指南推荐潮气量为 $6\sim10 \text{ ml/kg}$，并限制平台压力 $< 30 \text{ mmHg}$。注意体重为理想体重（IBW）。

若出现潮气量和平台压过高导致增加潮气量困难，可能需要增加呼吸频率。使用压力控制通气，注意观察潮气量是否已经达到目标潮气量。由于压力控制通气模式为时间切换,因此若吸气时间较短,增加吸气时间即可能增加潮气量,而不需要增加吸气压力水平。下面提供几个例子计算相应的潮气量和频率等指标。

病例一,呼吸性酸中毒,增加潮气量。

男性患者,50 岁,身高 189 cm,体重 81 kg。否认有肺病病史。患者无效腔量约 190 ml。机械通气条件:容量控制 CMV,$V_T = 600$ ml。血气分析结果:pH = 7. 33,$PaCO_2 = 60$ mmHg。想让患者 $PaCO_2 = 40$ mmHg,如何调整呼吸机设置。

患者 $V_T < 12$ ml/kg,无肺病病史,因此首先调整潮气量 $V_T$。

$$目标 \ V_T(潮气量) = \frac{已知 \ PaCO_2 \times 已知 \ V_T}{目标 \ PaCO_2} = (60 \times$$

600)/40 = 900 ml;相当于潮气量为 11 ml/kg。因此设定潮气量为 900 ml。

病例二,呼吸性酸中毒,调整 f。

女性患者,48 岁,身高 158 cm,IBW = 52 kg。呼吸机设置:容量控制,CMV,监测 $V_T = 625$ ml,无自主呼吸,f = 7 bpm。血气分析结果:pH = 7. 28,$PaCO_2 = 58$ mmHg。想让患者 $PaCO_2 = 40$ mmHg,如何调整呼吸机设置。

患者潮气量 625,$V_T = 12$ ml/kg,因此调整 f。

$$目标 \ f = \frac{已知 \ PaCO_2 \times 已知 \ f}{目标 \ PaCO_2} = 7 \times 60/40$$
$$= 10. 5 \ 次/min。$$

病例三,压力控制通气模式下调整

压力控制下调整压力以改变潮气量来获得目标潮气量。

患者 90 kg,机械通气:PCV,吸气压力 10 $cmH_2O$,潮气量 600 ml(8 ml/kg),f=10 次/min。无自主呼吸。吸气时间设定后,吸气末能到达"0"基线。血气分析结果:pH=7.31,$PaCO_2$=59 mmHg。想让患者 $PaCO_2$=40 mmHg,如何设置。

目标 $V_T$=59　600/40=885 ml。目标潮气量为 885 ml。此时患者 10 $cmH_2O$ 能产生 600 ml 潮气量,因此静态顺应性 顺应性 Cs=$V_T$/Δp=60 ml/$cmH_2O$。因此

目标压力=目标 $V_T$/Cs=885/60=14.75 $cmH_2O$。因此设定吸气压力为 15。

**2. 呼吸性碱中毒的纠正**

患者出现 $PaCO_2$<35 mmHg 合并 pH 上升>7.45,提示出现呼吸性碱中毒,往往合并肺泡通气量过度。其产生原因主要有:

- 高通气量的低氧血症。
- 肺实质疾病。
- 药物(水杨酸盐、茶碱、兴奋剂)。
- 机械通气设置不当。
- 中枢神经系统疾病(脑膜炎、脑炎、头部创伤)。
- 焦虑。
- 代谢疾病(脓毒血症、肝病)。

最常见是过度通气,因此在容量通气模式下,首先降低呼吸频率,必要时降低 $V_T$;压力通气模式下,首先降低呼吸频率,必要时降低吸气压力。

病例一,呼吸性碱中毒,减低呼吸频率

男性患者,35 岁,呼吸性碱中毒,机械通气条件:容量控制 CMV,$V_T$=700 ml,f=18 次/分。血气分析结果:pH=7.60,$PaCO_2$=20 mmHg。想让患者 $PaCO_2$=40 mmHg,如

何调整呼吸机设置。

$$目标\ f = \frac{已知\ PaCO_2 \times 已知\ f}{目标\ PaCO_2} = 18 \times 20/40 = 9\ 次/min。$$

病例二,呼吸性碱中毒

女性患者,50 岁,呼吸性碱中毒,机械通气条件:压力控制 PCV,PC=20 cmH_2O,PEEP=0,此时测定 $V_T$=700 ml($Cs$=35 ml/cmH_2O),f=12 次/min。吸气时间设定后,吸气末能到达"0"基线。血气分析结果:pH=7.41,$PaCO_2$=44 mmHg。机械通气两天后,血气分析结果:pH=7.51,$PaCO_2$=29 mmHg。PC 仍=20 cmH_2O,此时测定 $V_T$=900 ml($V_T$=16.4 ml/kg,$Cs$=45 ml/cmH_2O)想让患者 $PaCO_2$=40 mmHg,如何调整呼吸机设置。

$$目标\ f = \frac{已知\ PaCO_2 \times 已知\ f}{目标\ PaCO_2} = 900 \times 29/40$$
$$= 653\ ml \approx 650\ ml;$$

PC=650/45=14 cmH_2O。

3. 自主呼吸呼吸性碱中毒

男性,25 岁,容量控制通气,f - 12 次/min,$V_T$ - 650 ml,IBW - 80 kg,自主呼吸 - 4 次/min,总呼吸频率 - 16 次/min,$PaCO_2$ - 30 mmHg,pH - 7.50,$V_T$ - 8 ml/kg。降低呼吸机设定频率为 8 次/min,此时患者始终能触发自主呼吸,因此并不能降低患者的总呼吸频率,因此此时降低患者潮气量可能有效。除非患者出现因潮气量降低出现呼吸频率代偿增加保持肺泡过度通气;然而过度降低患者潮气量<8 ml/kg,也容易产生肺不张。

此时,有两个方法纠正患者呼吸性碱中毒。一个方法是选择其他模式,如 SIMV 或 PSV,此时患者并不是每次呼吸均能获得控制通气。另一个方法是充分镇静患者,增加呼吸功(WOB)。但是有时镇静并不是最好的选择。

注意寻找患者的原因并尽可能纠正之。常见呼吸频率加快的原因有低氧血症,疼痛,焦虑,发热,激动和人机对抗。脑外伤也可导致通气量增加和过度通气,而脑外伤很难短时纠正,很多患者出现高潮气量和高频率,往往是患者脑外伤存在潮式呼吸所致。

4. 代谢性酸中毒酸碱平衡紊乱

代谢性酸中毒产生的主要原因有:

- 酮症酸中毒。
- 尿毒症酸中毒。
- 碳酸氢盐丢失(腹泻)。
- 使用碳酐酶抑制剂(如乙酰唑胺)。
- 体内酸产生过多(乳酸堆积)。
- 中毒(如水杨酸、乙二醇乙烯、甲醇)。

纠正代谢性酸中毒首先必须保证充足的血容量和心排血量,并保证足够的氧供应。充足的氧输送能改善器官灌注,器官产酸代谢逐渐正常,同样的,肾脏也能产生足够的碳酸氢盐来纠正酸中毒。

代谢性酸中毒是否使用碱仍有一定争议。同样是否通过降低 $PaCO_2$ 来纠正也有争议。然而,当患者因严重代酸产生自主呼吸减少进而导致潮气量的下降时,患者需要使用机械通气来避免呼衰的发生。

5. 代谢性碱中毒

代谢性碱中毒的原因主要有:

- 肠液和胃酸丢失过多。
- 肾丢失酸过多(如大量使用利尿剂)。
- 酸分布异常(如低血钾)。

- 过多的乳酸盐、醋酸盐、枸橼酸盐的进入(如肾脏替代治疗时)。

- 额外的碳酸氢盐进入。

对于碱中毒的治疗还是要积极寻找病因,并积极去因治疗。重症患者可考虑使用碳酐酶抑制剂,输注酸性液体,甚至使用低碳酸氢盐的透析等方法。

通常碱中毒不会导致代偿性低肺泡通气,一般不会导致产生 $PaCO_2 > 55$ mmHg。

(三)混合型酸碱平衡紊乱

临床常见的患者往往合并呼吸和代谢性酸碱平衡紊乱。此时患者血 pH 可能是正常的。

例:机械通气患者,使用胃肠引流,同时因心衰使用利尿剂。患者血气分析:pH - 7.36,$PaO_2$ - 111 mmHg,$PaCO_2$ - 58 mmHg,$HCO_3^-$ - 31 mmol/L,$FiO_2$ - 0.30,$V_T$ - 400 ml,f - 12 次/min。可否将 $PaCO_2$ 下降到 40 mmHg。注意此时不能将 $V_T$ 增加以降低 $PaCO_2$,因为此时患者迅速下降的 $PaCO_2$ 可进一步加重碱中毒,产生严重的心律失常、癫痫和其他神经功能的异常。

1. 呼碱合并代酸

病例:男性,55 岁,否认代谢和肺疾病病史。直升机转入地区中心医院。诊断为"急性心肌梗死",已行气管内插管,静滴生理盐水,纯氧通气进行中。入院后行冠脉支架植入术,稳定后继续机械通气治疗。SIMV,f - 16 次/分,$V_T$ - 900 ml (14 ml/kg),无自主呼吸。

两天后复查血气分析:pH - 7.42,$PaCO_2$ - 25 mmHg,$HCO_3^-$ - 17 mmol/L。想将 $PaCO_2$ 下降到 40。考虑患者 $V_T$ 和 f 均有升高,平台压力 20 $cmH_2O$,决定首先降低 f。根据前述公式:

$$目标\ f=\frac{已知\ PaCO_2\times已知\ f}{目标\ PaCO_2}=16\times25/40=10\ 次/min。$$

因此将 f 设定为 10,出现患者自主呼吸>25 次/min。患者神志清楚,极度焦虑,烦躁,气促。患者目前什么问题?

此时患者存在代偿性呼碱。因此出现碱中毒症状。

此时,首先设置 $V_T$ 14.4 ml/kg,2 d 内肾脏因为医源性高通气导致的 $HCO_3^-$ 排泄增加,因此造成碱中毒。肾脏转换时间相对慢,因此减呼吸机条件也应该缓慢使得肾脏代谢能适应机械通气的转换。因此应将 f 设定为每 2～4 h 减 1～2 次。

2. 呼酸合并代碱

病例:女性,35 岁,机械通气患者。血气分析结果:pH - 7.41,$PaCO_2$ - 60 mmHg,$HCO_3^-$ - 35 mmol/L。想将 $PaCO_2$ 下降到 40 mmHg。

患者 $PCO_2$ 并未出现 pH 的下降,因此考虑存在代碱。此时必须先纠正代碱。若此时优先降低 $PaCO_2$,pH 的增加合并原有的代碱将产生严重的后果。

(四) 增加生理无效腔

若增加肺泡通气量后呼酸持续存在,患者可能存在无效腔样通气。此时存在通气正常或增加但是合并肺泡血流的减少。导致肺灌注血流的减少可能由于肺栓塞或者低心排。

正常无效腔通气/潮气量之比为 0.2～0.4。重症患者可能达到 0.7。

计算公式(Enghoff 改良 Bohr 公式):$V_D/V_T$ = ($PaCO_2-P_ECO_2$)/$PaCO_2$。$P_ECO_2$ 为呼出气的二氧化碳分压。本公式测定需要特殊的测定设备如大容量集气袋,因此常规开展较少。一般情况下,监测呼气末二氧化碳分压(ET - $CO_2$),替代 $P_ECO_2$,一般情况下 $P_{ET-}CO_2$ 在 35～43 mmHg。往往使用 $PaCO_2$ 和 $P_{ET-}CO_2$ 之差来测算无效腔。正常情况下,$PaCO_2$ 和 $P_{ET-}CO_2$ 之差为 $1\sim5$ mmHg。差值的增加往往提示无效腔的增加。也有医生将 $P_{ET-}CO_2$ 的平均值作为混合呼出气二氧化碳分压。近年来也发展了单次二氧化碳容量测定估算 $V_D/V_T$ 方法（NICCO）。

（五）增加代谢和二氧化碳的产生

病例：男性，25 岁，烧伤患者。机械通气中，SIMV，$V_T$ - 1.0 L，f - 10 次/min，pH - 7.39，$PaCO_2$ - 40 mmHg，自主呼吸 15 次/min，自主呼吸 800 ml，$PaO_2$ - 88 mmHg（$FiO_2$ — 0.5）。潮气量 $V_E=10+12$，总 $V_E=22$ L/min。若要使患者 $CO_2$ 分压下降，必须测定 $V_D/V_T$ 或者二氧化碳的产生量。测定后若发现两者增加需要考虑降低，尤其需要考虑二氧化碳下降。

患者有发热、烧伤、多发伤、脓毒血症、甲亢、肌肉颤动和激动、大手术情况下可能需要测定二氧化碳产生量和代谢率，最好能同时测定呼吸功。同时也要注意是否合并内源性 PEEP 的存在，因为内源性 PEEP 的存在能显著增加呼吸功。此时应该增加压力支持水平甚至使用镇静药物减少做功，或者增加机械通气做功。

（六）治疗性过度通气——医源性高通气量

既往高通气量用于脑外伤合并急性肺损伤的患者，高通气降低 $PaCO_2$，因此产生脑血管收缩减少颅内血流。最近不推荐 $PaCO_2<25$ mmHg（第一个 24 h 内）。此时高通气量可能带来随后几天内的脑缺血并导致脑组织氧供不足。轻度的 $PaCO_2$（$30\sim35$ mmHg）下降可能更适合颅内压升高的患者，并在实施了一系列治疗措施（如镇静、肌松、脑室引流和脱水）后才能使用。目前认为，可以作为在短时间内开颅手术的备选降颅压方案。

但是目前该方法仍有一定的争议。临床使用须充分考虑个体因素。

（七）允许性高碳酸血症

ARDS 患者采用机械通气需注意避免呼吸机相关肺损伤，如炎症放大可能导致 MODS。

因此此类患者采用允许性高碳酸血症（PHY）的通气策略。允许 $PaCO_2 > 50 \sim 150$ mmHg 和 pH＜正常（7.10～7.30）。一般心肾功能正常患者看承受 pH 在 7.20～7.25 之间，年轻患者的承受范围可能更大。此时需要密切注意患者氧合 $PaO_2$ 的下降。因为 $PaCO_2$ 增加和 pH 下降可能使氧离曲线右移，使红细胞携氧能力下降，动脉血氧合出现下降。

**允许性高碳酸血症实施**

1. 在不改变控制频率和容量条件下，允许 $PaCO_2$ 上升，pH 下降。并使用镇痛镇静。

2. 使用镇静药物减少二氧化碳的产生，并给予降温，限制葡萄糖的摄入减少产生。

3. 使用药物维持 pH 在 7.25 以上。

4. $PaCO_2$ 上升不超过 10 mmHg/h，最高不超过 80 mmHg。若已经超过此数值，则要减缓上升过程。

5. 注意调整吸入氧浓度，使得 $SaO_2 > 85\% \sim 90\%$，必要时间断纯氧吸入。

6. 若 PHY 时间在 24 h 内，恢复时 $PaCO_2$ 下降速度 10～20 mmHg/h。越接近正常，下降速度越要缓慢。大于 24 h，或使用碱性缓冲剂，在 1～3 d 内逐渐恢复。

**PHY 反指征**

二氧化碳是脑血管的强力舒张剂，可导致严重的脑水肿，增加颅内压可产生严重的脑血管问题。因此在脑外伤，脑出血和颅内占位时不能实施 PHY。同时，原有心血管问题的患者也不能实施,此类患者包括心肌收缩力下降、心律失常、血管扩张和交感兴奋的患者。

有气道压力过高的患者也需要谨慎实施。

## 二、机械通气时气道清除

(一) 人工气道的分泌物清除

使用负压吸引清理气管内插管和气管切开的分泌物的过程。大气道湿啰音提示需要吸痰。但要注意,若痰液过于黏厚,可能胸部听诊并不能听及啰音。

1. 吸痰管的要求

(1) 使用弹性材质做吸痰管,可充分弯曲,而且不易造成气道损伤。

(2) 顶孔后方最好能有两个侧孔以减轻气道损伤。

(3) 尾部有一个大孔,封闭后能提供吸引压力,开放后释放压力。

(4) 长度至少 56 cm,注意气道手术和幼儿勿超过气管插管口 1 cm。

(5) 成人吸引压力在 $-100 \sim 120$ mmHg(最大不超过 $-150$ mmHg),儿童在 $-80 \sim 100$ mmHg(最大不超过 $-125$ mmHg),婴儿在 $-60 \sim 100$ mmHg(最大不超过 $-100$ mmHg)。

(6) 吸痰管直径的选择,用"F"作为计量单位,F=气管导管内径× 3/2。如 8 号气管导管,则 F=8×3/2=12,则选择 12 F 的吸痰管。

(7) 吸痰前预充纯氧 30 s,吸痰结束吸纯氧 1 min,吸痰后可考虑使用肺复张手术,但需注意勿过度充气。

(8) 吸痰时间不超过 15 s,回抽吸痰管转动吸痰管以增加吸引范围。

2. 吸痰并发症

（1）吸痰前注意检查负压水平和吸引罐的密闭性，以免放置吸痰后痰液外溢造成污染。

（2）吸痰过程能引起患者极度不适，引起剧烈咳嗽，甚至引发支气管痉挛。

（3）吸痰方法不恰当也能引起气道出血，水肿，黏膜溃烂等黏膜并发症。

（4）负压吸引可造成肺不张，因此须注意限制吸痰次数和吸痰操作持续时间，吸痰前后采用高氧预充，必要时给予高通气量避免肺不张的发生。

（5）值得注意的是，吸痰断开呼吸机连接导致 PEEP 的消失可能引起严重后果。

（6）频繁的吸痰也能导致心律失常，尤其是刺激隆突时引起迷走反射导致严重恶性心律失常。剧烈咳嗽也可导致低血压的发生。由于应激，焦虑也可引起高血压的发生。吸痰过程中可能会因为无菌操作不严格导致交叉感染的发生。对于颅脑损伤的患者，吸痰可增加颅内压、平均动脉压和脑灌注压。此时的患者氧合和高通气显得尤为重要。有报道称，颅脑损伤患者吸痰前 15 min 给予充分麻醉可降低颅内压升高的风险。

3. 密闭式吸痰系统应用

目前已有成熟的密闭式吸痰管供应市场并获得了广泛应用。与传统开放式吸痰管相比，更为安全，减少了吸痰时细菌播散的可能，是传染性疾病时应用吸痰管的首选。同时可减少因反复脱离呼吸机带来的氧合和压力下降的并发症。但也有一些小小的不足，主要是吸引压力相对较小，吸痰效果尤其是对黏稠分泌物的吸引效果差。同时由于密闭式吸痰管应用于呼吸机回路中，可能会影响压力控制通气模型下的潮气量。

某些导管需要使用盐水清洁导管时,清洁用盐水可能会倒流进入气道引起或加重肺部感染。总体来说,密闭式吸痰系统还是优于传统开放式吸痰管。

其使用指征主要有:

- 每天需要 6 次及以上的吸痰。
- 使用高 PEEP 在 10 $cmH_2O$ 及以上。
- 吸痰时间在 1.5 s 以上才能清理气道。
- 吸入氧浓度在 60% 以上。
- 高气道压力,平台压在 20 $cmH_2O$ 以上。
- 吸痰时 $SPO_2$ 不能维持或者下降明显。
- 传染性患者尤其是气溶胶具有传染性。

密闭式吸痰管推荐每日至少更换一次。

4. 持续声门下吸引

高容-低压气囊是目前应用的气管导管的主要方式。但是此类气囊容易在气囊上方积聚大量分泌物,引起细菌滋生,若这些分泌物缓缓渗入气道,可能引起呼吸机相关肺炎和导管相关肺炎。既往使用反复或者定期释放气囊,但也容易引起严重并发症,主要包括① 损伤气道黏膜,② 引起咳嗽,③ 放气时引起积聚气囊上方的分泌物进入气道,④ 增加气囊生物膜污染的机会。前期研究证实,增加气囊压力使得积聚液体缓慢渗入的方法并不能改善感染发生的概率。

因此近年来发展了持续声门下吸引技术。该技术主要在气管导管和气管切开套管气囊上方增加一个开口,后面连接一个低压吸引管道引出皮肤外,可有效防止呼吸机相关肺炎(VAP)的发生。吸引压力不宜过大,推荐应用 20 mmHg 的吸引压力。

持续声门下吸引已明确证实有效降低 ICU VAP 的发生率。因此有条件还是推荐使用相关导管并做持续吸引。

同时持续声门下吸引并发症很少，有个例报道能导致气道-食管瘘。

5. 盐水冲洗吸痰

常规使用盐水冲洗来吸痰（所谓的"打水吸痰"）。可使用 3～5 ml（也有使用 5～10 ml）的灭菌生理盐水来灌洗气道。其主要作用是松解附壁的气道分泌物，并不能稀释分泌物。打水吸痰对于气道干涩的患者效果值得肯定。

并发症主要是可能的细菌定植和随后导致院内感染的发生。也可能造成气道内水过多造成低氧血症。另外。生理盐水灌洗也可能激惹气道，引发严重的咳嗽，甚至导致支气管痉挛。

近年来报道使用乙酰半胱氨酸溶液或者 2% 的碳酸氢钠液体进行肺泡灌洗可能比盐水灌洗更有效。但是要注意乙酰半胱氨酸可能引起过敏反应。

6. 吸痰效果评价

气道内吸痰后应记录痰液总量、颜色和性状，以及吸痰前后呼吸音的变化。吸痰后最好能听诊胸部，确认两肺呼吸音对称，以确定导管在位和导管未滑入单侧肺（吸痰时可能严重呛咳和回抽时不注意可能将导管带出）。有时导管滑入右侧支气管可能不易发觉，需要胸片才能明确。

（二）机械通气患者气道内给药

近年来机械通气患者气道内给药取得了很大进步，很多药物能通过气管内给药，包括气道舒张剂，糖皮质激素，抗生素，黏液溶解药和表面活性物质。其中气道舒张剂最为常用。最常见的给药方法是定量气雾吸入剂（MDI）和小容量雾化器（SVNs）。

以下因素影响药物治疗的效果：

• 喷雾发生器类型。

- 呼吸机工作情况,包括呼吸模式和潮气量、呼吸频率等具体设置。
- 患者呼吸系统疾病严重程度。
- 药物和气溶胶的自然物理特性,如溶解度。

早期的雾化效果差,仅有约 $1.5\%\sim3\%$ 的药物能起效。近年来应用 MDI 和 SVN 能提升到 $5\%$ 左右。MDI 和 SVN 可产生平均雾化颗粒直径在 $1\sim5$ 纳米左右。两种雾化器尽管产生的生理反应相类似,但是在机械通气中 MDI 要采用合适的剂量(4 puff 或者更多)。自主呼吸时需使用双倍剂量。

采用低流速、高潮气量和低呼吸频率的呼吸机设置能加强药物效果。

影响呼吸道给药效果的因素汇总:

- 呼吸机相关因素:通气模式,潮气量大小,呼吸频率,呼吸机内部管道走形和排气方式,呼吸触发模式。
- 呼吸管路相关因素:气管插管/切开方式,吸入气体湿度,吸入气体密度/黏稠度。
- 雾化设备相关因素:雾化器容量,管路的容量,MDI 工作时间。
- 雾化器相关因素:雾化器类型,工作持续/间断类型,雾化持续时间,雾化器在呼吸回路中的位置。
- 药物相关因素:药物剂量,悬液的体积,雾化持续时间。
- 患者自身因素:气道阻塞的严重程度、引起气道阻塞的机制、是否合并动态过度充气、人-雾化器的同步性。

使用 MDI 推荐方案:

- 评价患者是否需要气道舒张剂治疗(必要时吸痰)。
- 初步确定使用剂量(如沙丁胺醇 4 puff)。
- 摇动 MDI,用手捂热。

- 在吸气端安装 MDI。
- 移除原有管道中的湿热交换器（HME）。
- 容量控制方式下，调整吸气流速至最低；压力控制通气模式下可延长吸气时间。
- 吸气时打开 MDI。
- 若自主呼吸大于 500 ml，深吸气后屏气 4～10 s。
- 机器间隔时间至少 20～30 s，以充分吸入全部剂量。
- 观察治疗后不良反应。
- 评价治疗反应，滴定式调整剂量以明确治疗效果。
- 重新连接 HME。
- 记录临床效果和患者评估情况。

1. SVNs 的使用

尽管 MDI 和 SVN 都可用来气道内给药，但是气道黏液溶解剂（化痰药）、抗生素、前列腺素和肺表面活性物质只能用 SVNs 给药。

SVNs 只能用气源驱动，如氧气源。若使用呼吸机雾化功能，可能影响通气功能，尤其对于那些依赖呼出气流和压力调整呼吸机通气的方式，因为此时呼吸机可能会监测到 SVN 产生的额外气流。对于婴幼儿来说，此时的额外气流影响会比成人更显著。临床中需要注意。SVN 的额外气流也能干扰呼吸机报警。尤其是流量触发时，患者吸气较弱不能有效触发呼吸机，但是由于 SVN 有额外气流，因此并不会报警。同样 SVN 应用后会干扰呼吸机的呼出潮气量监测，也需要注意。尤其是低潮气量报警往往会被干扰。同时也要注意药物黏附于呼气阀，久之会使得呼出气阀打开失灵，导致呼气不完全，引起呼吸阻力增加和呼吸功增加，可能加重病情。

因此使用 SVN 时需要调整报警值，并注意治疗结束后调回原值。

SVN 的细菌感染问题也值得注意。疾病控制预防中心建议使用前清洁 SVN,用后拆卸浸泡消毒,空气中干燥,无菌贮藏。

目前很多呼吸机都提供雾化功能,其雾化功能和方式均有不同,有的机器在吸气时均有雾化,有的仅在吸气流速大于设定值才有有效雾化。比较理想的产生 3.5~8.5 psi 雾化压力。另外,Servo i 呼吸机提供超声雾化功能(USN)。

机械通气 SVN 应用方案:

- 评价患者是否需要气道舒张剂治疗(必要时吸痰)。
- 初步确定使用剂量,一般要比自主呼吸患者高 2~5 倍。
- 加药至合理容积。
- 安装 SVN 于"吸气支",距离"Y"管至少 30 cm。
- 关闭流量触发,使其在全程均有送气。
- 移除 HME。
- SVN 的气流调整为 6~8 L/min,某些呼吸机需要使用外接气源。
- 条件允许,选择理想的呼吸机条件,如高潮气量,低呼吸频率,低流速,长吸气时间。
- 调整呼吸机低潮气量报警和呼出潮气量低限,压力上限报警,调整气流触发灵敏度。
- SVN 工作期间检查药液产生情况,间断轻拍 SVN,使药物完全雾化。
- 监测可能的不良反应。
- 取下 SVN,拆卸浸泡消毒,空气中干燥,无菌贮藏。
- 重新连接 HME 和呼吸回路。
- 恢复呼吸机设置。
- 恢复呼吸机报警设置。

- 记录临床效果和患者评估情况,并记录。

2. 患者对支气管舒张剂的反应的评价

(1) 降低吸气峰压。

(2) 降低跨气道压。

(3) 增加吸气峰流速。

(4) 降低内源性 PEEP。

(三) 机械通气患者纤维支气管镜治疗

提供气道的可视图像并能提供内镜下吸引等治疗手段。通常用来气道内检查、取出支气管内异物和获得组织、分泌物生物学标本。

支气管镜检查前,要先做好准备工作,包括向清醒患者解释操作的必要性,设备检查,准备急救药物,并预先使用静脉用镇静药物。术前 1~2 h 使用阿托品以减少气道内分泌物,一来因为安全原因,二来也能使视野更为清晰,同时也能减轻进入气道时的迷走反射。镇静药物可考虑使用阿片类药物(如芬太尼)和苯二氮䓬类(咪达唑仑)。麻醉药物可减轻呛咳反射和减缓呼吸频率和深度。盐酸丙烯羟吗啡酮和氟马西尼可逆转镇静药效果,必要时可使用。气管插管有自主呼吸患者可不使用表面麻醉剂,未插管患者必须使用。

1. 纤维支气管镜检查治疗适应证

(1) 胸片上有不明原因的肺不张或渗出。

(2) 评估上呼吸道开放性和其物理特性。

(3) 痰脱落细胞阳性或者可疑阳性。

(4) 怀疑分泌物或气道新生物引起肺不张。

2. 以下情况可能需要进纤维支气管镜检查治疗

(1) 观察下呼吸道分泌物,细胞灌洗或活检。

(2) 寻找咯血原因,不明原因的咳嗽、喘息或哮鸣音。

(3) 评价气管插管或切开套管。

（4）辅助困难气管插管。

（5）确定吸入性损伤和位置范围。

（6）取出支气管内异常组织或异物。

（7）置入异物，如支架植入。

3. 禁忌证

绝对禁忌证：

（1）未能获得患者知情同意，除非患者不可告知而且情况紧急。

（2）无操作经验或无上级医师知道。

（3）无进一步抢救意外的措施保证。

（4）患者氧合不稳定。

有以下情况需要谨慎实行，仔细评估后方能实施：

（1）出血风险大而且未能纠正。

（2）严重阻塞性气道疾病存在。

（3）顽固性低氧血症。

（4）血流动力学不稳定的心律失常。

高风险患者，须谨慎操作：

（1）患者不能配合（如烦躁患者）。

（2）近期有心肌梗死/不稳定心绞痛。

（3）不完全主气道物理阻塞。

（4）中度到重度低氧血症。

（5）高碳酸血症。

（6）尿毒症。

（7）肺动脉高压。

（8）上腔静脉阻塞。

（9）糖尿病，高龄或营养不良患者。

（10）需要激光治疗的患者或需要多个支气管活检的患者。

（11）怀孕或者可能怀孕的患者（射线暴露）。

### 三、机械通气患者胸部物理治疗

主要包括体位引流和胸部叩击。对于机械通气患者,体位引流包括根据不同肺叶感染情况相应改变体位;通常配合使用人工手法或者排痰设备进行胸部叩击。

研究发现推荐以下方法:仰卧位——45°右侧卧位——45°左侧卧位——仰卧位。其他体位如 10°左侧卧位,头高 45°的俯卧位。

体位改变尤其是俯卧位很困难,注意意外脱管,牵拉扭曲管道,最好不要由一个医护人员实施,以免引起严重后果,同时兼顾患者舒适度。基于此困难,目前常常配合震荡背心来实现,其压力和频率可自由调节。该背心通过管道和空气压缩泵连接,可间断提供胸背叩击震荡实现排痰效果。

### 四、机械通气患者其他的管理技术和治疗

#### (一) 体位和正压通气的重要性

机械通气患者通常自由移动,不能自由翻身,因此间断改变体位很有必要。可防止肺部并发症,如肺不张和低氧血症,同时也能防止压疮的发生。

自动翻身床能自动翻身至 45°～60°,可减少肺炎的发生以及帮助分泌物的排出,使用于休克、脊髓损伤、昏迷等其他翻身困难的患者。

翻身过程中也可能造成监护电极电线的牵拉,导管意外脱落和脱离呼吸机,以及管道中的液体误吸进入气道。

1. 翻身可能的并发症

• 患者对床的不适应以及激惹。

- 加重呼吸困难和低氧血症。
- 心律失常。
- 增加颅内压。
- 患者检查监测困难。

翻身能使急性呼吸窘迫综合征患者和两肺病变患者获益。

2. 俯卧位通气

体位能影响机械通气的气体分布。正常自主呼吸患者主要在肺依赖区通气,因为此处的胸膜压力改变更显著。然而,急性肺损伤(ALI)和急性呼吸窘迫综合征(ARDS)患者在重力依赖区(背部)存在肺水肿和损伤,此时重力依赖区在仰卧位时反而通气不足。此时俯卧位可形成新的重力依赖区。同时俯卧位可减轻心脏对肺的重力压迫。

3. 俯卧位通气改善氧合的原因

(1)血流重新分布至通气良好的区域。

(2)血流重新分布导致原先受压的肺泡逐渐复张。

(3)通气/血流比改变。

(4)俯卧位时解除了心脏对肺组织的压迫。

(5)胸膜压力改变,有利于肺泡复张。

(6)改变膈肌运动。

ARDS 患者俯卧位可提高 $PaO_2$ 10~50 mmHg 或 20%,同时减轻 12%~25% 的肺泡塌陷。一般将 30 min 内提高 $PaO_2$ 10 作为有无俯卧位通气改善氧合的分界线。

4. 俯卧位通气实施方案:

(1)准备

1)患者充分镇静。

2)明确团队中每个人的职责,负责管道看护,负责观察,负责翻身,各司其职。

3）将患者先移向床的一侧。

4）检查所有导线长度。

5）检查气管导管安全性。

6）充分清理气道。

7）预充纯氧。

8）检查生命体征。

（2）实施：

1）向一侧倾斜患者。

2）取下心电监护电极导联线。

3）翻身。

4）患者头部转向呼吸机一侧。

5）重新连接心电导联电极。

（3）监测：

1）检查所有导线。

2）监测呼吸机的压力和容量。

3）监测生命体征。

4）重置压力监测，再次调整"0点"。

注意翻身后在胸部两侧和额部使用枕头，头部不能施加压力。

（二）呼吸机管道的更换

呼吸机管道一般长 152.4 cm，成人直径约为 22 mm，幼儿为 9～13 mm。

呼吸机管道上有多种附属设备，如加湿器，密闭式吸痰器，积水杯，过滤器和给药设备等。

呼吸机管道须定期更换，以减少院内感染发生率，并保证管道完整性和功能良好。许多呼吸管路使用湿热交换器（HME）、加热型加湿器，通常需要使用积水杯以收集管道内冷凝水。加湿器可能成为院内感染的重要原因，已经有证据支持患者气道分泌物内含有加湿器中的污染成分。

到底多久更换一次呼吸机管路呢？近十年来的文献回顾支持呼吸机相关肺炎（VAP）的发生和更换时间无直接联系。常规更换（3 d）和延长管路使用时间对 VAP 的发生无影响。因此不推荐常规更换。

被动型湿化器更换：每天更换 HME 和每 5 d 更换并不影响 VAP 的发生。HME 和加热型湿化器之间对 VAP 的发生也无显著差异。但是注意污染的 HME 容易引起气道阻塞。同时 HME 可能增加气道阻力，并可能增加无效腔，因此需要根据各科室情况和患者情况选择不同的气道湿化方式。加热型湿化器使用时要注意管道内可能存在过多的冷凝水，注意勿使这些液体进入气道；在断开呼吸回路时可能沾染至医护人员，因此要加强防护。

（三）痰液和上气道感染

机械通气患者是上呼吸道感染和呼吸机相关肺炎的高危患者，床头抬高的半卧位能降低胃肠道误吸引起 VAP 的风险。

白细胞升高和痰液突然增多可能是 VAP 发生的证据。留取痰液标本，注意其痰量、颜色和成分，并积极送实验室培养。

也不要忽视临床体检的内容，如啰音，叩诊浊音和脓痰的发生，以及胸片的进展，如渗出、实变、空洞和胸腔积水等，均提示肺炎的存在（表 5-1-1）。

表 5-1-1　痰液性状和问题

| 痰的性状 | 可能存在的问题 |
| --- | --- |
| 黄痰 | 可能存在白细胞和感染 |
| 绿色，粘厚 | 有黏多糖分解物 |

| 痰的性状 | 可能存在的问题 |
| --- | --- |
| 绿色,臭味 | 假单胞菌 |
| 一丝粉红色痰 | 可能有新鲜出血,或者吸入肾上腺素类药物 |
| 新鲜出血 | 提示存在气道创伤,肺炎,肺梗死和栓塞 |
| 褐色 | 陈旧出血 |
| 铁锈样痰 | 肺炎克雷伯菌感染 |
| 粉红色泡沫痰 | 肺水肿 |

## （四）液体平衡

正压通气能影响尿量和液体平衡。因此需要记录每天的出入量和液体平衡。正常尿量在 $50\sim60$ ml/h,约 1 ml/(kg·h),少尿的定义是 $<400$ ml/d 或 $<20$ ml/h;多尿的定义是 $>2\,400$ ml/d 或 $>100$ ml/h。

**少尿的原因**

1. 液体入量少或容量低。

2. 正压通气引起心排血量降低,静脉回流下降,也能增加抗利尿激素(ADH)的分泌。

3. 肾灌注减少。

4. 肾功能不全。

5. 肾后性原因。

6. 导尿管阻塞。

通过检测血尿素氮(BUN)、血肌酐(Scr),BUN/Scr 比值,血尿电解质、尿肌酐,肾小球滤过率测定肾功能。

液体量的增加稀释血液,产生血红蛋白下降,红细胞比积下降以及细胞计数下降;反之,脱水可能导致这些指标的上升。

正压通气尤其是较高的气道压力可引起心排血量(CO)的下降,血浆 ADH 的上升,此时最好能监测肺动脉压力

(PAP)、肺动脉嵌顿压（PAWP）以及心排血量。若出现气道压力下降而心排血量增加，提示可能是正压通气引起的液体平衡问题。若出现 CO 和尿量减少，而 PWAP 增加，可能需要考虑左心衰。需要使用洋地黄制剂强心，利尿剂减轻容量。吸氧，也需要使用硝普钠降低肺动静脉压力。此时需要特别注意有无合并肺动脉高压合并右心衰的存在，因为右心的充盈依赖较高的血压。

机械通气患者也容易出现高容量状态，与过多过快输液有关。也可能和缺氧、感染导致的肾功能不全引起的水钠排泄障碍有关。在某些患者，需要注意过度的气道湿化可能也是造成液体过多的原因，尤其在婴幼儿。

（五）心理和睡眠状态

在机械通气的情况下随着患者意识恢复，使患者知道为什么要使用机械通气。同时满足患者的需求也非常重要。应该使患者信赖他们的护理人员。无论何时警报响起，临床医生应该首先检查患者，然后检查设备。

重症患者睡眠证实受到诸如疼痛，治疗，员工打扰，噪声和光线等的二次影响。机械通气患者睡眠打扰和睡眠中断类似于呼吸暂停的患者，这些患者有认知功能受损同时有过多的白天睡眠。

关于睡眠和其对机械通气患者影响关系的研究较少。在一项研究中，发现在部分患者中通气模式影响睡眠功能。研究认为与设定固定分钟通气量的 VC - CMV 模式相比，睡眠中使用 PSV 模式可以减少频繁的呼吸暂停（中枢呼吸暂停）。这些呼吸暂停将导致更长的 Ti 更高的 $V_t$，以及随后的瞬间的低 $PaCO_2$（hypocapnea）。二氧化碳分压降低减少了呼吸驱动，之后患者出现呼吸暂停和睡眠打扰。呼吸暂停期间 $PaCO_2$ 升高至高于清醒状态的 7 mmHg。呼吸暂停和患者频繁被唤醒也存在相关。频繁的唤醒使儿茶酚胺水平升高和血压升高，并将导致心律失常和心衰。故医生一旦发现患者睡眠中出现过度通气应该对其使用 PSV 模式通气。

ICU 缺少睡眠和使用多种药物的患者可能有很多心理问题。这些人很容易变得好斗、不安、焦虑、抑郁、失落，甚至产生幻觉。幸运的是，很多患者将忘掉他们在 ICU 的这段不良回忆。员工必须明白这些患者这些异常的或非特异性反应，这对于向家属成员解释很重要。可能的话，尽可能保持安静的环境，让患者休息和充分的睡眠。

任何时候，健康护理组的成员对患者必须有礼貌、和善、抚慰和积极的态度。必须尊重和保护患者的隐私。情感上的照顾尤其重要。满足患者心理上的需求和满足患者生理上的需求同样重要。"想象你照顾的是你的母亲，而付钱的是你的父亲。"这句简单的话提示我们需要满怀爱心和友善的护理，尽可能减少患者痛苦和不适，同时告诫我们不要浪费，在言语上不要马马虎虎。

（六）患者舒适和安全

医生应该时刻关心患者上机械通气的根本原因。短期机械通气的患者包括术后患者和简单药物过量的患者。创伤、哮喘、COPD、肺水肿、误吸以及 ARDS 的患者则需要数天至 1 周或 2 周的机械通气时间。严重 COPD，神经肌肉病变如重症肌无力、格林巴利、破伤风、肉毒杆菌中毒、脑血管意外、颅脑外伤，以及一些神经外科问题的患者则需要 2 周或更长时间的机械通气。

1. 患者安全

为更好地服务临床急救，应该保证一些设备如气管插管设备、急诊气管切开设备、胸腔穿刺包、吸痰装备、备有合适急救药物的急救车、动脉血气设备、监护仪以及氧源处于备用状态。处于备用状态的急救设备能提供患者快捷的救护从而保护患者的安全。

医护人员必须时刻关注和尽早发现患者和医疗仪器的突发问题。千万不能对设备故障熟视无睹,一定要定期巡查维护设备。预期可能产生的问题,并制定良好的预案。

2. 患者舒适度

接受机械通气的患者可能会经历疾病和创伤带来的痛苦及导致的生理不适,包括不适的体位,脏器的胀痛,不当的通气,过重的管道,糟糕的连接,拘束,支具,失语,言语或吞咽困难,咳嗽或打哈欠,糟糕的口腔卫生,环境过冷或过热。

精神错乱在 ICU 很常见。ICU 中机械通气患者有被害妄想和被孤立妄想。他们不能说话,四周没有亲人熟悉的面孔,他们不知道谁会回到他们的身边,甚至当医护人员来到他们身边也会产生幻觉。

一个最根本的问题是大部分 ICU 还没有方法和患者交流。医生和其他医疗护理提供者经常急于完成其他的任务。气管插管和气管切开患者由于交流困难,医护人员往往因此放弃交流的努力导致患者产生不良情绪,可能造成患者的病情加重。

患者也常常由于气短和呼吸困难产生心理应激。推测低潮气量通气与不适有关。也就是说任何与患者期望的潮气量不同的通气模式都将导致不适。例如,肌肉病变患者往往需要高达 1 000 ml 大潮气量来满足呼吸需求。

一项关于减少 ICU 机械通气患者镇静的研究,一组患者接受持续镇静,只有 9% 的时间清醒,另外一组患者每天间断镇静,85% 的时间清醒。结论认为机械通气患者镇静应该基于患者的生理和心理条件。在很多研究中认为大部分时间醒着可能更好。

另外一个临床医生常做的结论是："从呼吸衰竭恢复的患者应该感激他们还活着。大部分患者仅有极少或者没有任何关于机械通气经历的回忆。"

我们可以得出关于这个评论的几个相关的点。

绝大部分人不想经历剧烈、持续的痛苦，都力求避免痛苦，无论我们记得还是不记得它。

使用镇静镇痛药需要适度，遗忘可能导致过度镇静从而延长机械通气的时间和ICU的住院时间。

长时间的遗忘并不像某些人相信的那样具有保护性。焦虑、抑郁、创伤后应激障碍广泛存在于ARDS幸存患者。

因为这个领域缺少有统计学意义的研究，关于机械通气患者的不是知之甚少。当接受机械通气患者出现气短的时候意味着什么？

呼吸困难发生的频率如何，不同的机械通气事件严重性如何？

我们能调整呼吸机以最大限度地降低患者的呼吸困难和减少镇静和镇痛药物的使用量吗？

机械通气中尽可能减少呼吸痛苦能减少存活患者创伤后应激障碍的发生率或严重度吗？

如果患者经历的呼吸困难是一种可视情形的或者能用数字表达的强度范围，那就有可能用一种工具来发现这些问题（表5-1-2）。改良的Borg范围法被广泛用于练习测试中用来度量呼吸困难。类似的范围也许可以用于测试机械通气患者的呼吸困难程度。呼吸困难评分与心理变量不相关。我们不能因为数字好看就认为患者舒适。我们必须用提到的那些工具更客观地度量呼吸困难。

表 5 - 1 - 2　可视化和数字强度范围评分

可视化范围评分（VAS）

没有气急————————————————最严重的气急

数字强度范围

0　1　2　3　4　5　6　7　8　9　10

没有气急————————————————最严重的气急

3. 以患者为中心的机械通气

一个新的关于机械通气的方法的目标认为机械通气不仅是改善患者的安全和生存率，也需要减轻患者的痛苦和恐惧。这个方法被称作以患者为中心的机械通气。Hansen 建议当确定方法对患者是舒适的时候才使用呼吸治疗。在规律的间歇期，如检查患者机械通气设备时，治疗师应该对有意识并能够回答的患者提出两个问题：

"你觉得现在气急吗"如果回答 yes。

"你的气急是轻、中、还是重？"用手指指明。

治疗师通过调整机械通气的频率或流速波形，触发灵敏度，目标压力，压力上升时间和标准流速曲线（in PSV 模式），或者转换 VC - CMV 模式到 PRVC 模式。在做改变的同时可以问患者随着一个设置的改变是否较前感到舒适了。当设置完成时，治疗师应该检查 $SPO_2$，$ETCO_2$，动脉血气和呼吸音以证实新的设置没有产生不好的生理参数的变化。如果治疗师不能改善患者的舒适水平，他/她需要与患者护士交流看是否需要另外的治疗师。呼吸治疗师还是比较成功的遵循了呼吸困难评估方案。在评估机械通气患者呼吸困难和舒适水平领域还需要更多的研究，因为关于这个重要的议题的信息还非常少。

（七）机械通气患者在重症监护设施下的转运

机械通气患者常常需要从 ICU 转移到医院的诊断区或

者治疗区。转运患者(单向)的平均时间是 5～40 min,平均时间是 35 min。

在转运之前,对于那些需要转移输液管路和呼吸机的患者,必须要确定患者在药物的维持下处于稳定状态。其他导管如导尿管,胸腔引流系统,心脏和血流动力学等监护系统。呼吸机和氧气源也需要转移。一旦在转运中出现风险时,所有相关的设备和人员都要能够足以应对各种突发情况。

关于转运机械通气患者的现有医学文献指出,近乎 2/3 的转移失败是由于对患者监护的错误判断所产生的影响。

1. 在转运过程中,可以通过三个步骤来实现通气。

(1)在人工通气的同时配以氧气袋球囊加压给氧。这样做会带来一些风险,包括:导致患者的不当通气和气道污染。

(2)使用转运呼吸机,特别是专为此而研制的。有些高科技的,微处理器控制的转移呼吸机不仅小巧,轻便,而且便于使用。

(3)目前这一代的 ICU 呼吸机,大多数都可以在转移中使用。第三种使用起来通常规模比较大,大多都需要备用电池来保持如下功能的正常使用:流量控制阀,显示,警报,微处理系统,显示器。这些呼吸机都需要空气压力。这一点可以使用氧气瓶来进行操作。

在整个转运过程中,电动转运呼吸器都要依靠电池提供动力,直到找到可以使用的 AC 外置电源插座为止。在转运工作开始之前,一定要确认电池能量。电池使用时间与呼吸机有很大的不同,可能少于操作手册上所说的时间。临床医生应该知道便携式的呼吸机的电池使用寿命取决于控制设置,肺的特性,以及呼吸机的特点。例如:呼吸机设置对电池使用时间有很大的影响,PEEP 和 PCV 的使用从很大程度上决定了转运呼吸机的电池能够提供多久的电能。VC‐CMV,

能够维持 $V_t$ 输送不变,也是转运呼吸机的另一重要特点。一项关于呼吸机的测试研究表明,多数 $V_t$ 都是能够通过电池最终测试的。在正式使用呼吸机转运患者之前,通过模拟转移条件,临床医生要能够评估任何一台呼吸机。

主要的不利因素就是空气压力的呼吸机在操作过程中需要消耗大量的氧气。无法确定一气缸的氧气能够使用多久,因为气体利用取决于氧气的设置,$V_E$ 的需求,肺力学,以及呼吸机的操作特点。在无创通气的条件下,通过呼吸机转运患者,可能不妥当。因为经常会出现漏气,还因此而导致气缸内的气体消耗量过大。

2. 呼吸机的选择,组装,设备的准备,人员培训及合作,这些都是在重症监护设施下转移机械通气患者的必要元素。

(1) 概括:对呼吸机做一些合适的调整,能够使一台合格的呼吸机更加完善。

酸碱平衡掌握可能会影响着这一生理目标的所有因素。

(2) 设备

1) 紧急气道管理系统配有听诊器(为了测量呼吸音和血压)。

2) 自充气复苏袋和面罩(合适的尺寸)。

3) 监护仪。

4) 指脉氧。

5) 心电图和心律显示器,最小血管的压力测量。

6) 如果没有监护仪,可以准备血压计。

7) 手提式肺活量计,为了换气量监测(应该要定期的检测呼吸频率)。

8) 转移呼吸机。

(3) 判定一台呼吸机是否适合转移使用,要从如下方面考虑：

1）要携带转移所需的足够的动力能源（电池动力和气压动力）。

2）要可以独立控制潮气量和呼吸频率（无论是肺顺应性改变或者气道阻力增加，潮气量输送要不间断）。

3）CMV 或者 SIMV 的模式功能。

4）PEEP 功能。

5）断开报警，高压报警和低压报警（电池）。

6）压力监测功能。

7）供给 $FiO_2$（能达到 100％）。

（4）禁忌证，只有转移小组的所有人员密切配合，转移才会成功。如果在转移过程中不能做到如下的事情，都被视为禁忌。

1）通过人工复苏袋，便携呼吸机，标准 ICU 呼吸机，都不能提供充足的氧气。

2）不能维持血流动力学的稳定。

3）不能监视患者的心肺状态。

4）不能保持患者的气道通畅。

（5）危险及并发症

1）过度通气导致呼吸性碱中毒，心律失常和血压过低。

2）PEEP 的缺失会导致肺泡塌陷，产生低氧。

3）位置改变导致血压过低。

4）心率过快和其他心律失常。

5）设备故障导致数据错误，数据丢失，和丧失监护功能。

6）静脉药物管道意外断开引起的血流动力学不稳定。

7）移动导致的呼吸机断开。

8）意外拔管。

9）氧气供应不足引起低氧血症。

10）呼吸机相关性肺炎。

（庄育刚）

# 第二节　氧合的改善和 ARDS 的管理

本节要点：

不要在呼吸机环路的呼气线路侧增加设备，因为与环路自身的主要呼气线路相比，附加设备的线路直径更小，产生的呼气阻力较大。

根据 $PaO_2$ 正常值为 100 mmHg，$FiO_2$ 为 0.21，正常人 $PaO_2/FiO_2$ 值大约为 500。

肺可以过度膨胀而不会过度充气。

推荐 ARDS 患者机械通气时应采用保护性通气策略（限制 $V_T \leqslant 6$ ml/kg 和平台压 $\leqslant 30$ cmH$_2$O）。

## 一、设定 $FiO_2$、PEEP，利用压力-容量曲线确定最佳 PEEP 的氧合基础

### （一）氧输送至组织的基础

评估氧和状态的常见参数包括 $FiO_2$，$SaO_2$，动脉血气（ABGs），血红蛋白（Hb），异常血色素，$PaO_2$，$PaO_2/PAO_2$，$PaO_2/FiO_2$ 比例，分流，$SvO_2$，$CvO_2$。

监测氧在组织中的输送非常重要，因为它反映了组织氧供情况。组织的氧利用可以用 $C(a-v)O_2$，$VO_2$，心排血量和 $SvO_2$ 来反映。

1. 评估通气患者的 $PaO_2$，$SpO_2$ 和 $FiO_2$

在临床参数设置中，$FiO_2$ 通常需要至少每 24 h 评估一次或改变 $FiO_2$ 大小后重新评估[1]。在新生儿或婴儿则需要更加

频繁(连续监测或则每 $2\sim4$ h)。在 $FiO_2$ 改变后的 15 min 内应复查血气,有的医院可能在 30 min 内复查。

应尽量试图将 $FiO_2$ 设置在 $0.4\sim0.5$ 以避免氧毒性,但同时应保证 $PaO_2$ 在 $60\sim90$ mmHg,$CaO_2$ 在正常范围(20 ml/L)。这个目标不是总能达到,有时仍然需要将 $FiO_2$ 设置到更高的水平。

可以用 $SpO_2$ 的值来滴定 $FiO_2$。目标是将 $SpO_2$ 调整到 $>90\%$ 这个合理的范围。在每次动脉血气后,需要将 $SaO_2$ 跟 $SpO_2$ 相比对从而建立两者间的相关性分析。然而必须要知道 $SaO_2$ 跟 $SpO_2$ 并不总是呈现良好的相关性,两者间常常出现偏差,因此需要更仔细地监测。比如在慢性阻塞性肺疾病患者,在室内空气情况下 $PaO_2$ 接近 55 mmHg,而此时 $SpO_2$ 接近于 $88\%\sim90\%$。

尽管我们有各种监测设备可以测量吸入氧浓度,但是现在 ICU 中通气机往往已携带有内置的连续性 $FiO_2$ 监测装置。比如 Hamilton Galileo,Drager Evita XL,VIASYS Avea,Puritan Bennett 840,以及 Servo 呼吸机都有该装置。

◆ 调节 $FiO_2$

在机械通气开始后进行血气分析,需要将输入 $FiO_2$ 和患者 $SpO_2$ 相对照。只要患者的心肺功能处于比较稳定的状态,$PaO_2$ 跟 $FiO_2$ 呈现线性相关。也就是说,在我们采血做血气,调整 $FiO_2$ 的时间段内患者的分钟通气量,心排出量,分流,$VD/V_T$ 失调无显著改变,因为在做血气和调整呼吸机之间的时间非常短暂。

因为存在线性关系,可以通过目前已知的 $PaO_2$ 及已知的 $FiO_2$ 来选择目标 $FiO_2$,进而达到目标 $PaO_2$。

$PaO_2$(已知的)/$FiO_2$(已知的)=$PaO_2$(设置的)/$FiO_2$(设置的)

或者

$$FiO_2(设置的) = PaO_2(设置的) \times FiO_2(已知的) / PaO_2(已知的)$$

这个方程式可以有效且可靠地帮助我们通过调整 $FiO_2$ 以达到目标 $PaO_2$。

有的医院用 $PaO_2/P_AO_2$ 来评估氧和并估计吸入氧浓度[7-10]。通过 $PaO_2/FiO_2$(通常又被称为 P/F 比值)设置 $FiO_2$ 非常简便,已经成为最为通行的设置 $FiO_2$ 的办法。但是没有 $PaO_2/P_AO_2$ 准确。$P_AO_2$ 将肺泡内的 $PO_2$ 纳入方程,并且也将 $PaCO_2$ 纳入考虑。下面举一个例子具体说明,如果 $PaO_2$ 是 60 mmHg,$FiO_2$ 是 0.3,目标 $PaO_2$ 是 80 mmHg,因此我们计算 $FiO_2$ 是通过公式 $PaO_2(已知的)/FiO_2(已知的) = PaO_2(设置的)/FiO_2(设置的)$,$60/0.3 = 80/X$,X 就是新的 $FiO_2$ 设置值。通过计算应该是 0.4。相对于肺内分流的患者,调整 $FiO_2$ 对于低通气量患者减少 V/Q 有显著帮助。因为有更多的氧气进入到肺泡内表 5-2-1。

**表 5-2-1  临床病例**

| 某患者在行机械通气 30 min 后血气 $PaO_2$ 40 mmHg,$FiO_2$ 0.75,酸碱平衡正常,其他通气参数均基本正常。PEEP 3 cmH$_2$O。如果目标 $PaO_2$ 是 60 mmHg,我们应该如何调整 $FiO_2$?你的答案可行吗?能否有其他方法提升氧合? |
| --- |

2. 选择 $FiO_2$ 及调整平均气道压

对行机械通气的患者,尽管目前 $FiO_2$ 的安全范围尚不确切,但普遍认为高 $FiO_2$,$FiO_2 > 60\%$ 可能导致氧中毒。即便抛开长期纯氧吸入后其对组织的损伤不谈,纯氧吸入还有其他并发症。吸入纯氧可以造成吸入性肺不张,增加肺内分流并导致缺氧。因此,$FiO_2$ 应设置到尽量低水平。尽管其低限造成的容许性低氧尚存争议,但大部分医生认为对成人来说,$PaO_2$ 在 60 mmHg,$SaO_2$ 90% 是可接受的低限。

当 $FiO_2$ 已经相当高水平，而患者 $PaO_2$ 却仍非常低时，患者可能存在显著的肺内分流，通气血流比值失调，或则弥散障碍。应该考虑除提高 $FiO_2$ 的其他改善氧合的方法。其中一个办法就是提升平均气道压 Paw。Paw 是指整个呼吸周期中气道在基线水平上的压力平均值，包括吸气呼气相（图 5‑2‑1）。在表 5‑2‑2 中提供了一个估计 Paw 的公式。当 Paw 上升，患者的 $PaO_2$ 也随之提升。在正压通气患者中，Paw 受到多因素将影响，吸气峰压（PIP），内源性 PEEP（autoPEEP），外源性 PEEP（PEEPe），吸呼比，呼吸频率，以及吸气流速。比如，当总 PEEP 增加，Paw 也随之增加。

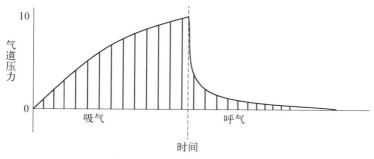

**图 5‑2‑1　压力‑时间曲线图**

图中显示如何计算平均气道压 Paw。其中的竖线是各时间点的压力读数，这些读数的总和（即曲线下面积）除以时间等于平均气道压。

在 ARDS 患者，Paw 是氧合的重要影响因素，因为它直接影响肺泡平均压（malvP），肺泡复张并改善氧合。因此，经常通过增加 PEEP 来增加 Paw，尽管也有其他方法，比如说高频通气（HFOV），压力释放通气（APRV）也可以用来增加 Paw。曾经一段时间部分医生喜欢使用反比通气（IRV），但现在已经越来越少了。

表 5-2-2  肺内分流：无通气血流

分流增加，缺氧加重。其原因包括肺不张，肺水肿，肺炎，气胸或气道梗阻。

肺内分流计算公式

$Q_s/Q_t=(CcO_2-CaO_2)/(CcO_2-CvO_2)$

$Q_s$ 是分流部分，$Q_t$ 是总心排血量，$CcO_2$ 是肺泡毛细血管氧含量（也称为肺终末毛细血管），$CaO_2$ 是动脉氧含量，$CvO_2$ 是混合静脉氧含量。$CcO_2$ 的计算是基于非终末毛细血管的 $PO_2$ 与 $PAO_2$ 相等。

同时抽取动脉和混合静脉做血气分析。混合静脉血需要从肺动脉导管末端抽取。

氧含量计算（$CaO_2$ 和 $CvO_2$）$=(1.34\times Hb\times SaO_2)+(0.33\times PaO_2)$，Hb 是指血色素。

$$\overline{Paw}=\frac{1}{2}\left[PIP\times\left(\frac{inspiratory\ time}{total\ respiratory\ cycle}\right)\right]$$

如果使用了 PEEP，那么公式变成：

$$\overline{Paw}=\frac{1}{2}(PIP-PEEP)\times\left(\frac{inspiratory\ time}{total\ respiratory\ cycle}\right)+PEEP$$

现在 ICU 的呼吸机都可以自动计算以上公式

图 5-2-2  计算平均气道压的简易方法

人为改变气压来增加 Paw 可能导致气体陷闭，肺过度膨胀及气压伤，从而造成肺损伤（比如气胸）。胸内压升高可导致静脉回流减少心排血量降低。因此，必须要密切监测 Paw 并评估患者的反应。

（二）呼气末正压（PEEP）和持续气道正压（CPAP）的介绍

现在 PEEP 已经非常普遍地用于增加 Paw 改善并保持氧合，因此 PEEP 已经成为治疗各种肺部病理改变导致的肺不张的重要技术手段。

1. 肺不张的病理生理

肺不张是由于本应膨胀的肺叶部分或全部塌陷，造成了局部的皱缩无通气状态。

可能是由于气道的阻塞，浅呼吸（比如术后肺不张）或者表面活性物质缺乏引起。表面活性物质的缺乏可以是产活性物质的肺泡 II 型上皮细胞损伤所导致。胞浆的渗出或炎症介质(某些细胞因子)抑制了表面活性物质的生成。当存在这些因素后容易导致肺不张的形成,特别是以下情况:高浓度吸氧,肺水肿,全麻,机械通气,药物中毒以及 ARDS。

**表 5‑2‑3 反比通气**

| |
| --- |
| 反比通气(IRV)是通过增加平均气道压,在呼吸周期中吸气时间长于呼气时间一种通气模式。IRV 可以用于压力控制模式或容量控制模式。增加吸气时间的原理是使肺单位复张但又避免正常肺单位的过度膨胀。延长肺泡复张状态的时间可以降低分流和通气血流比失调。如果 I:E 大于 1:1 那么患者需要镇静或者麻醉,因为反比通气会让患者不舒服。 |
| 在 PC 模式的反比通气中(PCIRV),延长 Ti 增加 $P_{aw}$,此时,PIP 和 PEEP 都不变,因为均为原设置值。然而通气量却随着肺顺应性及气道阻力的改变而改变。因此,呼出潮气量及流量都必须严密监测。(注意:在 PCIRV 模式中内源性 PEEP 增加可导致潮气量降低) |
| 容控反比通气(VCIRV)是除 PCIRV 的另一种选择但临床上极少使用。在该模式中设置了目标潮气量,因此其是固定值。该模式可通过控制性通气 VC‑CMV 实现,选择递减波延长 Ti 或在时间切换的呼吸机则直接设置长 Ti。还可以通过设置吸气末屏及降低流速来达到进一步延长 Ti 的目的。 |
| IRV 的使用存在一定风险。动态肺膨胀及高 $P_{aw}$ 的双重作用增加了肺损伤的风险。Paw 的增加也导致心排血量降低。I:E 比值极少超过 2:1,因为可能造成严重血流动力学不稳定。 |

要治疗急性的肺不张必须纠正其病因。如果是气道的机械性梗阻,可以通过咳嗽,吸引,理疗以及纤支镜等手段治疗。PEEP 和 CPAP 也可用于肺不张患者帮助肺组织的复张。

2. PEEP 的目的

设置 PEEP/CPAP 的目的有以下几个:

(1)增强组织氧合。

(2)维持 $PaO_2$ 在 60 mmHg 以上,$SaO_2$ 大于 90%,并使 pH 在容许范围内。

(3)使肺泡复张并保持充气状态。

（4）修复肺的功能残气量。

当 PEEP 起作用,我们实现以上目标的同时应该将 $FiO_2$ 降低到安全水平($<0.5$),并尽力避免肺损伤和血流动力学紊乱。

3. 专业术语

PEEP 通常是指患者接受机械通气并且其基线压力大于 0,换言之,呼气末压力大于 0。CPAP 是指在自主呼吸辅助通气下给予持续的正压。在该模式下呼气相气道压力(EPAP)与吸气相气道压力(IPAP)均为正压且相等,即便呼吸机不产生指令通气。

4. PEEP 和 CPAP 的技术要求

PEEP 通常用于治疗肺泡或小气道塌陷(肺不张)。如果肺部有相当数量的肺泡不张,那么肺的大部分有血流而无通气,造成了类似于肺内分流的情况。

在呼吸机上设置了 PEEP 后,在呼吸压力降低到设置值后呼气阀门关闭。这就维持了肺内存在一定的正压和部分气体,这样可以预防或逆转肺泡萎陷,减少肺内分流。

CPAP 也有以上作用,但仅应用于有自主呼吸患者。在呼吸机上将通气模式调整到 SPONTANEOUS/CPAP 模式可切换至该模式,并可以设置想要的压力。CPAP 模式也可以用于非呼吸机的辅助通气装置。但注意这些呼吸辅助装置的使用可能有潜在的不利因素,因为这些装置可能是"手控的",缺乏正规的评估,并且非正规组织认证。

5. 各种 PEEP/CPAP 设备应用于患者气道

CPAP 或者 PEEP 的正压通气可通过面罩,鼻罩,气管内插管或气切套管实现。无创 CPAP 通气是使用硅胶面罩通气从而使部分患者免于气管插管。面罩有多种样式,可用于面部或鼻部,但都必须紧贴面部。调整吸气压力到 15 $cmH_2O$。

然而面罩周围仍可能漏气,此时预设压力的维持是一个问题。

(1)面罩 CPAP 通气:接受面罩 CPAP 通气的患者必须神志清楚,能吩咐动作。患者能保护自身的下气道,存在自主呼吸能力,即使没有额外的通气辅助也能维持基本正常的 $PaCO_2$。接受无创 CPAP 通气的患者血气中 $PaO_2/FiO_2$ 应大于 200 mmHg,且心血管功能稳定。其并发症包括呕吐,误吸,二氧化碳潴留,呼吸功增加,皮肤坏死,面罩带来的不适感甚至高水平 CPAP 通气可能造成脑出血(婴儿)。

(2)鼻罩 CPAP 通气:婴儿的呼吸通常仅靠鼻部,利用该特点用塑料或硅胶的鼻腔内插管可插入婴儿鼻腔内行 CPAP 通气,压力可设置到 15 $cmH_2O$。但如果压力大于 15 $cmH_2O$ 则可能造成气体从口腔中漏出。但通过鼻腔 CPAP 可能出现以下问题:胃扩张,压疮,鼻黏膜水肿,咽后壁擦伤。

表 5 - 2 - 4　临床查房

解决问题:婴儿 CPAP 通气

　　某婴儿患者接受鼻部 CPAP 通气,CPAP 6 $cmH_2O$,$FiO_2$ 0.4 氧合情况好 $SpO_2=97\%$。护士调整患儿的输液后患儿开始哭闹,压力监测显示气道压力降低到 0～2 $cmH_2O$,$SpO_2$ 降到 93%。你认为出现了什么问题。

(3)气管插管或气管切开套管

如果患者不满足面罩 CPAP 通气的适应证,可以采用气管内插管或气管切开术提供 CPAP。

(4)流速及阈值控制电阻:当使用 PEEP/CPAP 时,患者自身的吸气流速或压力产生一次辅助呼吸或触发一次控制通气,这取决于当时的呼吸机及模式。高流速装置,压力储留装置需要阀门控制,并且呼吸机的流速需要对患者自主呼吸流速做出反应,这种反应速度越快,反应越灵敏,患者的呼吸做功就越少。另一方面,PEEP/CPAP 模式下,呼吸机通过一系列的流量压力阈值控制装置,使呼气压保持在 0 以上。

流速阻力器通过一个小孔制造气流阻力从而产生呼气压力。小孔的孔径越大,阻力越小,反之亦然。通过呼气流速的大小影响呼气压力,也就是说压力取决于流速。呼气流速越大,所产生的呼气压力越高。预设的呼吸流速低,呼气压力也随之降低。呼气正压面罩正是基于以上原理。理想的流速阻力器是使压力的增加与流速呈线性相关。

阈值阻力能够在整个呼气相提供恒定的压力,而与流速无关。如果在呼气末端安装有阈值阻力装置,则气体会不断呼出直到压力降至 PEEP 设置值。此时呼气气流停止,压力也保持在恒定值。在大多数的呼吸机上,呼气瓣就起到了 threshold resistor 的作用。通常这种 threshold resistor 是自由浮动的,而且它对呼气仅提供较小的阻力。在呼吸回路的呼气端不应该加上管径小于呼气管路的其他装置,否则会导致呼气相阻力的增加。

(5)不依赖呼吸机的 CPAP 回路或呼吸机的 CPAP 回路:机械通气可以通过手动或者是直接调节 PEEP 水平而提供 CPAP 模式。一些 ICU 中新的呼吸机的 CPAP 模式能够在吸气相敏锐感知患者的吸气动作,并不增加患者的呼吸做功。

正如前述,一些非呼吸机的独立装置也可以使用 CPAP 的通气模式。这种装置总共有两种,CPAP 或 EPAP 系统:持续性的气体流入 CPAP 模式,也称为闭合系统,另一种是需求-流速,自发 PEEP 模式,也称为开放系统。两种适用于不需要机械通气,但使用 CPAP 可改善其氧合的患者。这些患者在平静舒适呼吸时能保持正常的 $PaCO_2$ 值。前面已经提到过,这些装置在临床上的使用并不常见。大部分的医院都是使用呼吸机来实现 CPAP/PEEP 通气。

(三)PEEP 范围

一般我们采用两种 PEEP 水平:最小或低水平 PEEP,也称为"生理 PEEP",另一种称为治疗性 PEEP。

（1）最小或低 PEEP：大多数情况下,低水平的 PEEP(3～5 cmH$_2$O)较为合适,可帮助患者维持一个正常的功能残气量(FRC)。当患者气管插管或仰卧位时会降低其功能残气量。其主要原因是腹腔内容物上升并对膈肌造成压力。因为仅仅有 3～4 cmH$_2$O 的低水平 PEEP,因此通常不会造成任何不良影响。

（2）治疗性 PEEP：PEEP ＞ 5 cmH$_2$O 称为治疗性PEEP。用于治疗存在肺内分流,通气血流比失调合并功能残气量降低及肺顺应性下降等引起的难治性低氧血症。极高水平的 PEEP(＞15 cmH$_2$O)仅对小部分的 ARDS 患者有效。高水平的 PEEP 常导致心血管功能紊乱,因此必须要监测患者对高 PEEP 治疗的生理反应。

（3）优化的或最佳 PEEP：1975 年 Suter 及其同事创造了最佳 PEEP 这个术语。从那以后,许多读者使用了"治疗性PEEP"或"选择性 PEEP"的概念。最佳 PEEP 是指 PEEP 的效果最大化时的 PEEP 水平。也就是说氧传递增加,功能残气量 FRC 增加,顺应性改善,分流减少。同样,称为最佳PEEP 还因为此时的心血管副作用不大,比如回心血量减少,心排血量降低,血压下降,分流增加,Vd/V$_t$ 增加,气压伤或容积伤并且此时的吸入氧浓度在安全范围(FiO$_2$＜0.4)。必须着重的是,PEEP 的调整必须遵循一系列的标准,而不是仅仅看 PaO$_2$。因此,最佳的 PEEP 被定义为在肺复张中,当 PEEP降低时肺静态顺应性达到最大时的 PEEP。

（四）PEEP/CPAP 的适应证

ARDS 是所有肺部疾病中使用治疗性 PEEP 从而改善氧合的最佳例证。如果不使用 PEEP,ARDS 患者将无法从机械通气中获益。尽管通过正压通气 ARDS 患者萎陷肺泡重新打开,但在舒张期一旦气道压力降低到与周围压力相等,部分不稳定的复张肺泡可能再次萎陷。在呼吸周期中 2/3 的时间都是呼气相,当血流流经这些肺泡时无气体交换可能造成类似于分流的现象并加重低氧血症。

对 ARDS 患者使用 PEEP 可使其获益因为 PEEP 可以帮助肺泡及小气道重新打开,起到肺复张的作用。即便是渗出水肿的肺泡通过 PEEP 也可以使其部分充满气体,患者的功能残气量,肺顺应性,及气体分布都能得到改善,因此可以降低分流效应和静脉血掺杂,改善氧合。治疗性 PEEP 的指征请参表 5-2-5。

使用 CPAP 的指征与 PEEP 类似,他们之间的不同点在于:使用 CPAP 模式时患者一直不停在呼吸做功。因此如果使用 CPAP 模式,患者应该存在自主呼吸,无呼吸困难且能保持正常的 $PaCO_2$。

最终使用 PEEP 是改善氧合并降低患者的 $FiO_2$ 水平,避免高水平 $FiO_2$ 带来的一系列并发症。PEEP 有治疗效果的疾病主要有以下几点:

- ARDS
- 心源性肺水肿
- 双侧,弥漫性肺炎

表 5-2-5　PEEP 治疗的适应证

- 胸片提示双侧肺浸润
- 反复肺不张伴功能残气量降低
- 肺顺应性下降
- $FiO_2 > 0.5$ 而 $PaO_2 < 60$ mmHg
- $PaO_2/FiO_2$ 比值 $<200$(ALI)或 $<300$(ARDS)
- 顽固低氧血症:$FiO_2$ 增加 0.2 而 $PaO_2$ 增加 $<10$ mmHg

（五）初始 PEEP 治疗

如果患者有 PEEP/CPAP 治疗的指征,那么应该尽快开

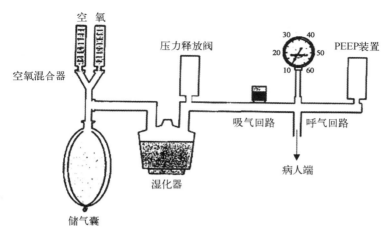

**图 5‑2‑3　独立 CPAP 系统**

　　在持续性正压气流的独立 CPAP 系统内，氧气和空气通过预定的 $FiO_2$ 混合后进入一个储气球囊内，然后进入湿化装置，再经过单向瓣进入主进气管路到达患者气道。

　　呼出气体同样通过一个单向瓣后经过主呼气管路到达呼气阻力装置（PEEP 装置）。PEEP 水平根据预设的 CPAP 水平来确定。整个装置的气体流速必须足够以满足 CPAP 压力的需要及患者吸气流速的需要，并能提供足够的氧浓度，防止二氧化碳潴留。单向瓣的作用是确保气体流向的单向性并防止呼出气体的再吸入。

始治疗。单纯的高峰压（$>35\ cmH_2O$）及 $FiO_2>0.5$ 在 24 h 内就可能造成患者肺泡细胞损伤。因此需要尽快开始 PEEP/CPAP 治疗以避免高气道压，容量伤或高浓度氧带来的损伤。

　　（六）选择合适的 PEEP/CPAP（最佳 PEEP）水平

　　选择恰当的 PEEP 水平需要多方面的评估。一些作者试图通过某一特定指标来确定 PEEP 最佳值，如分流量，最佳顺应性等。但实际上更好的做法是根据不断观察各种参数的变化来验证是否达到最佳 PEEP。许多研究告诉我们多种方法来判断是否达到既定 PEEP。我们将在这里讨论一些已经有共识的方法。一些其他的 ARDS 治疗手段我们将在本章稍后进行讨论。

1. 将 PEEP 设置在 5 cmH$_2$O 以上

在成人,PEEP 的调整可以以每 3～5 cmH$_2$O 为单位,但在婴儿,调整范围通常在 2～3 cmH$_2$O。一个理想的氧合点是组织有足够的氧合同时 FiO$_2$ 在一个安全范围内,并且 PaO$_2$/FiO$_2$ 在可接受的范围内。在氧合好转的同时必须监测心血管系统功能避免 PEEP 的循环副作用。PEEP 不宜过高否则会造成肺过度膨胀,肺泡内压过高造成细胞炎性反应,甚至导致气压伤。

2. 最佳 PEEP 的研究

需要研究最佳 PEEP 的患者通常都是需要将 PEEP 设置到 10 以上的部分患者。例如严重 ARDS 患者常需要将 PEEP 设置到 20 甚至以上。表 5-2-6 列出了在使用 PEEP 或 CPAP 时我们需要监测的一些指标。计算分流的公式,在有肺动脉导管的情况下可以帮助我们监测 PEEP/CPAP 的效果。表 5-2-7 所列出的参数太多了,因此临床医生都想寻找一个简单单一的指标来指导 PEEP 的选择。但无论何时用单一指标来决定最佳 PEEP 是不准确的,都可能出现例外的情况。以下列出了多种指标及其参考范围来指导 PEEP 的设定和治疗目标确定。

**表 5-2-6　在 PEEP 研究过程中需要监测的指标**

通气参数

V$_T$, f, V$_E$ 吸气峰压(PIP),平台压(P$_{plateau}$),Cs,呼吸音,血气分析(PaO$_2$,CaO$_2$,pH,PaCO$_2$),P(A-a)O$_2$ 或则 PaO$_2$/FiO$_2$ 比值,肺内分流(Q$_S$/Q$_T$),动脉与呼气末 PaCO$_2$ 差值(P[A-et]CO$_2$)

血流动力学参数

BP,心排血量(温度稀释法),动静脉氧含量差 C(a-v)O$_2$,混合静脉血氧饱和度或血氧分压(PvO$_2$,SvO$_2$),肺动脉压,PAOP,氧输送(C. O. * CaO$_2$)

**表 5-2-7　分流的计算**

当患者吸入氧浓度为 $100\%$ 时，$Q_s/Q_t$ 可以通过下面的公式估算：

$$Q_s/Q_t = (P(A-a)O_2 \times 0.003)/[(P(A-a)O_2 \times 0.003)+(CaO_2 - CvO_2)]$$

$Q_s/Q_t$ 收到通气血流比，混合静脉血氧饱和度及 $FiO_2$ 的影响。

系数 0.003 是因为将单位从 mmHg 转换到 $vol\%$(ml/100 ml)，从而计算出 $C(A-a)O_2$。

$C(a-v)O_2$ 是动静脉氧含量差。通常 3.5 $vol\%$，但是在为重患者与标准值差别很大。以下有具体公式计算其实际值。

在实际通气血流比的计算中，增加 $FiO_2$ 可以降低肺内分流，提升 $PaO_2$。但在存在实际的分流情况下，无论如何增加 $FiO_2$ 也无法增加分流肺单位内的气体交换，因此无法使分流情况改善，无法有效改善严重的低氧血症。PEEP/CPAP 的治疗有助于改善此类型缺氧。

以下是计算肺内分流的实例：大气压(Pb)=747 mmHg，血色素(Hb)=10 g，$FiO_2=1.0$，$PaO_2=85$ mmHg，$PaCO_2=40$ mmHg，pH=7.36，$SaO_2=94\%$，$PvO_2=39$ mmHg，$SvO_2=70\%$，吸气交换率(R)=0.8

$$Q_s/Q_t = (P(A-a)O_2 \times 0.003)/[(P(A-a)O_2 \times 0.003)+(CaO_2 - CvO_2)]$$

第一步：计算 $P_AO_2$

$$P_AO_2 = FiO_2(Pb-47)-PaCO_2[FiO_2+(1-FiO_2/R)]$$
$$P_AO_2 = 1.0(747-47)-40[1.0+(1-1.0/0.8)]$$
$$P_AO_2 = 700-40=660 \text{ mmHg}$$

第二部：计算 $P(A-a)O_2 \times 0.003$

（1）$PaO_2$ 在 $60\sim100$ mmHg 范围内，而 $FiO_2<0.4$，此时对应的 $SaO_2$ 在 $90\%$ 到 $97\%$ 之间且血气 pH 在正常范围内（ARDS 网的研究表明 $PaO_2$ 在 $55\sim80$ mmHg 对应 $SaO_2$ 在 $88\%\sim95\%$ 可能是更加合理范围）。

（2）氧输送在正常范围内。正常氧输送约为 1000 ml/min($5$ L/min$\times20vol\%\times10$)。

（3）如果能监测肺内分流，那么肺内分流$<15\%$。

（4）循环系统功能降低在可接受范围内，比如适当的血压，心排量降低$<20\%$，肺内血管压力正常。

（5）提高肺的顺应性，肺内交换改善。

（6）$PaO_2/FiO_2$ 大于 300。

（7）血管 $PCO_2$ 与肺泡吸气末 $PCO_2$ 梯度尽量低。

（8）混合静脉血氧饱和度改善。

3. 最佳 PEEP 的应用

图 5-2-2 列出了随着 PEEP 的增加可能造成的一些副作用。而图 5-2-4 列出了一张 PEEP 研究表以监测 PEEP/CPAP 治疗的最佳 PEEP。可以从 0 开始设置 PEEP，每次

| PEEP | 0 | 5 | 10 | 15 | 20 | 25 | 30 |
|---|---|---|---|---|---|---|---|
| 时间(min) | 15 | 30 | 45 | 60 | 75 | 90 | 105 |
| 血压(mmHg) | 117/80 | 120/85 | 120/80 | 110/70 | 115/75 | 115/75 | 90/65 |
| 静态肺顺应性（ml/$cmH_2O$) | 36 | 36 | 37 | 35 | 40 | 45 | 36 |
| $PaO_2$(FiO$_2$=1.0) | 43 | 59 | 65 | 73 | 103 | 152 | 167 |
| $CaO_2$（vol%） | 15.3 | 17.8 | 18.3 | 18.9 | 19.2 | 19.4 | 19.6 |
| $PaCO_2$(mmHg) | 37 | 37 | 38 | 37 | 39 | 37 | 38 |
| pH | 7.41 | 7.42 | 7.42 | 7.42 | 7.40 | 7.41 | 7.41 |
| P(A-a)O$_2$(mmHg) | 607 | 591 | 585 | 577 | 547 | 498 | 48 316 |
| $PaCO_2$ - $P_{ET}CO_2$(mmHg) | 16 | 15 | 13 | 10 | 9 | 8 | 15 |
| $P_{\bar{V}}O_2$(或 $S_{\bar{V}}O_2$)(mmHg 或%) | 27 | 37 | 38 | 38 | 39 | 40 | 34 |
| C.O.（L/min） | 4.1 | 4.2 | 4.0 | 4.5 | 4.4 | 4.4 | 3.3 |
| C(a-$\bar{V}$)O$_2$（vol%） | 5.3 | 5.2 | 5.4 | 5.0 | 4.9 | 4.9 | 6.7 |
| PCWP(mmHg) | 3 | 5 | 8 | 11 | 12 | 13 | 18 |
| PAP(mmHg) | 37/21 | 39/25 | 41/24 | 43/25 | 40/21 | 38/24 | 45/30 |
| C.O.×CaO$_2$ | 627 | 748 | 732 | 851 | 845 | 854 | 647 |

**图 5-2-4 示确定最佳 PEEP 的记录示意图**

图中记录了 PEEP，氧合改变及血流动力学参数。当 PEEP 上升到 30 cmH$_2$O 后血压，PvO$_2$，氧传递均开始下降。而 25 cmH$_2$O 可能是更好的选择，因为此时氧合等参数改善。

增加 $3\sim5$ cmH$_2$O（或直接从 5 cm 开始也可以）。图 5-
2-5 不同 PEEP 压力下的压力曲线示意图。改变 PEEP 值
15 min 后应记录各种通气及血流动力学参数。

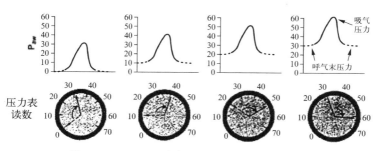

**图 5-2-5　PEEP 升高时, 压力-时间曲线的表现**

高 PEEP 可以造成峰压高、平台压高。而基线压力等增加代表了其功能
残气量的增加。

（1）患者表现：观察患者的反应非常重要——面色, 意识
状态, 焦虑程度以及疼痛, 必须多次严密观察患者是否出现各
种痛苦或应激反应。若患者情况突然恶化则可能出现严重血
流动力学紊乱或突发气胸。

（2）血压：增加 PEEP 后需要紧接着监测患者血压变化。
如果血压下降超过 20 mmHg 则说明患者可能存在血容量不
足或则患者神经反射迟钝未能维持正常的血压。

（3）呼吸音：对患者胸部进行查体可以发现气胸或患者
肺内其他情况变化。

（4）通气参数：通过观察患者的通气参数比如潮气量, 流
速, 峰压, 平台压可以提供患者许多重要信息比如顺应性变
化, 气道阻力等。不要指望着患者的 $V_t$ 通过 PEEP/CPAP 治
疗就得到改善提高, PaCO$_2$ 也是一样。如果在 PEEP/CPAP
治疗之前患者就存在有过度通气（低 PaCO$_2$）, 那么随着治疗
后 PaO$_2$ 氧合改善患者呼出气容量会随之降低, 患者的

$PaCO_2$ 也会随之上升。而当 PEEP 改善患者通气,肺泡灌注良好,$PaCO_2$ 可能又会下降。高水平的 PEEP 打开患者的气道,尤其是呼气时终末支气管,在某种程度上增加了无效腔量,导致 $PaCO_2$ 的增加。

(5) 静态肺顺应性:静态顺应性 $C_s$ 是评估 PEEP 对肺的效果的指标。当 PEEP 逐步使得功能残气量上升,肺顺应性也随之上升(图 5 - 2 - 6)。但必须注意的是当 PEEP 升高到某一点时会导致肺过度膨胀从而使顺应性下降。通过对 PV 曲线(鸭嘴样曲线图 5 - 2 - 7)的观察可以找到该点。

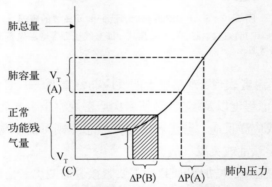

**图 5 - 2 - 6 正常肺组织的压力-容量曲线示意图**

X 轴是压力,Y 轴是容量,曲线的左下部,肺顺应性下降,压力 $\Delta P(B)$ 提升只带来肺容量 $V_t(C)$ 的少量提升,FRC 低。而在陡峭段,少量的压力 $\Delta P(A)$ 带来不错的容量提升 $V_t(A)$。理论上讲,通过 PEEP 可改善肺顺应性,提升 FRC。

计算肺顺应性值时,必须将管道顺应性及 PEEP 也考虑在内。如果有内源性 PEEP,那么也必须测量其值,在计算顺应性时必须将其作为呼气末压力的一部分纳入计算。

如果患者有胸壁损伤或则存在低血容量,那么仅仅使用 $C_s$ 来评估 PEEP 治疗的效果或心血管系统的变化就不恰当

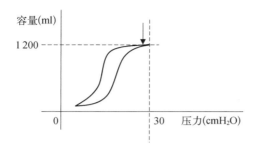

**图 5-2-7 肺过度扩张时的压力-容量环的表现**

图中可见患者接受了容量为 1 200 ml 的控制通气,其压力达到了约 30 cmH_2O。其鸟嘴样的上部提示患者肺部已经过度扩张。

了,即便 PEEP 不高。此时需要一些有创监测装置比如肺动脉导管。举个例子:当 PEEP 达到 $15\sim20$ cmH_2O 时,肺顺应性将不适合用来评估心血管系统的状态,而此时肺动脉导管确是更佳的评估手段。但肺动脉导管可能带来一些严重并发症,因此在放置的时候一定要小心谨慎。

4. 动脉 $PaO_2$,$FiO_2$ 以及 $PaO_2/FiO_2$

通常我们调整 $FiO_2$ 及 PEEP 的办法是首先使用高 $FiO_2$,在 PEEP 逐步改善患者的氧合后再逐步降低 $FiO_2$。目标是使 $PaO_2/FiO_2 > 300$。但有时可能很难达到。

5. 动脉 $PaCO_2$ 及 pH

使用 PEEP 治疗后,通气不足或则过量可以通过检测患者的 $PaCO_2$ 及 pH 值来评估。如果 $PaCO_2$ 或 pH 值不在正常范围内可能需要调整呼吸机。而患者的病情有时需要我们对患者的通气策略采取允许性高碳酸血症。

6. 肺泡-动脉氧分压差$[P(A-a)O_2]$

当 PEEP 增加后,$[P(A-a)O_2]$通常会降低,反映了 V/Q 得到改善。可以通过计算患者的 $PaO_2/P_AO_2$ 或者 $PaO_2/FiO_2$ 进行进一步评估。

表 5 - 2 - 8  PEEP 评估

注射油酸狗 ARDS 模型,通过[P(A - a)O$_2$]而不是 PaO$_2$ 来评估 PEEP 的作用

| PEEP | 0 | 5 | 10 | 15 | 20 | 25 |
|---|---|---|---|---|---|---|
| [P(A - a)O$_2$] | 17 | 13 | 8 | 8 | 10 | 14 |
| Qs/Qt | 14 | 3 | 2 | 2 | 2 | 2 |
| Cs(ml/cmH$_2$O) | 18 | 20 | 16 | 12 | 7 | 9 |
| PaO$_2$ (on FiO$_2$ = 0.5) | 95 | 180 | >200 | >200 | >200 | >200 |
| O$_2$ delivery (ml/min) | 250 | 200 | 300 | 280 | 220 | 180 |

Murray J F, Wilkins R L, Jacobsen W K, et al. CHEST 85: 100 1984
在这里 PEEP 等于 10 可能是该模型的最佳 PEEP

7. 动脉-呼气末二氧化碳压力差

当肺交换单位被 PEEP 完全复张,而没有过度扩张时,动脉-呼气末二氧化碳压力差(P(A - et)CO$_2$)是最小值,大约 4.5±2.5 mmHg。PEEP 提升后如果 P(A - et)二氧化碳也持续升高说明患者的肺可能存在过度膨胀,PEEP 过高,此时可能造成心排血量下降,V$_D$/V$_T$ 增加。表 5 - 2 - 9 中的例子可以看出 P(A - et)CO$_2$ 与 PEEP 之间的相对变化。

8. 血流动力学数据

除了监测 BP,血流动力学的监测还包括 PvO$_2$ 或 SvO$_2$,心排血量,C(a - v)O$_2$,肺动脉压(PAP),肺动脉楔压(PAOP),氧传递等数据。

9. 动静脉氧含量差

动静脉氧含量差[C(a - v)O$_2$](正常值 5 vol%)反映了组织对于氧的利用能力。PEEP 升高 C(a - v)O$_2$ 也随之升高可能存在容量不足,心脏功能异常,回心血量减少或由于 PEEP 使心排血量减少,或则组织氧利用升高。

PEEP 升高而 C(a - v)O$_2$ 降低,可能是因为心功能增强,血容量提高,代谢降低或组织中毒缺氧而氧解离进入组织能

力降低,导致心排血量增加。

10. 混合静脉血氧分压或氧饱和度

28 mmHg 是 $PvO_2$ 可接受的低限(正常水平在 35 ～ 40 mmHg),此时的对应 $SvO_2$ 大约是 50%。

PEEP 的增加通常可以是 $PaO_2$ 增加 $PvO_2$ 升高,而 P(a - v)$O_2$ 无明显升高。这说明氧传递增加而心排血量无明显增加,肺内分流减少。

PEEP 可以增加 $PaO_2$ 及 $PvO_2$,减少 C(a - v)$O_2$,改善氧传递。如果 $VO_2$ 恒定,那么以上参数的改变说明心排血量增加。另一方面,如果 PEEP 增加 C(a - v)$O_2$ 增加,而 $PvO_2$ 降低,那么心排血量及氧传递可能降低。然而,如果 $PvO_2$ 一开始很高后来降低到正常水平,那么患者可能并不存在什么异常情况(表 5 - 2 - 9)。

表 5 - 2 - 9 混合静脉血氧分压

选择最佳 PEEP
以下是对一名患者的 PEEP 及其他参数的记录以寻找最佳 PEEP,根据参数你如何选择哪个才是患者的最佳 PEEP?

| Time | PEEP/ (cmH_2O) | FiO_2 | PaO_2/ (mmHg) | BP/ (mmHg) | PvO_2/ (mmHg) |
|------|------|------|------|------|------|
| 1:00 | 5 | 1.0 | 43 | 125/90 | 28 |
| 1:30 | 10 | 1.0 | 57 | 120/85 | 33 |
| 2:00 | 15 | 1.0 | 104 | 120/85 | 38 |
| 2:30 | 20 | 1.0 | 143 | 100/70 | 31 |

11. 心排血量

心排血量的改变给我们提供了机体对 PEEP 反应的重要信息。PEEP 使得通气血流比改善,氧合改善,因此心功能也得到改善。但是当胸内压过高、肺膨胀过度时,回心血量减少心功能降低,此时不再是最佳的 PEEP 点。

有的医生给患者大量补液及血管活性药物来维持心功能

以满足高 PEEP 治疗的需要,这也是一种方法,保证心功能的正常同时满足氧的需求。

(七) PEEP 肺血管压力监测的使用

如果 PEEP 大于 $15\ cmH_2O$ 的时候需要严格监测患者的血流动力学状态,这个时候放置肺动脉导管是非常必要的。植入导管后需要行胸片检查保证导管尖端在肺 3 区,否则将不能正确反映左室压力,而是肺泡或气道压力。必须谨记,当 PEEP 增加,胸内压也随之增加。降低 PEEP 到 0 来测量肺血管压力,可能导致严重低氧血症且难以纠正。但是,对于是否要暂停机械通气来测量肺血管压力还存在争论。去掉 PEEP 将不能正确反映 PEEP 对心血管系统所施加的影响。因此比较合适的方法是在呼气末的时候测量肺血管压力。

如果 PEEP 上升后 PAOP 也大幅上升,那么可能存在肺过度膨胀,需要降低 PEEP。此时的肺血管压力不能正常反映左心的充盈情况。另一方面,当 PEEP 升高后 PAOP 可能降低,这是由于回心血量减少导致肺内低容量导致,这种情况常常是 PEEP 相关低血容量所导致。需要降低 PEEP 或则给予扩容补液来解决。

通过氧传递($C. O. \times CaO_2$)来反映 PEEP 的作用同样非常重要,因为氧传递将心功能,肺功能和血液系统携氧能力都考虑在内。其正常值是 $1\ 000\ ml/min$。如果心排血量低,需要降低 PEEP 或给予容量负荷(补液)或血管活性药物(多巴酚丁胺)。如果 $CaO_2$ 低可以通过增加 PEEP,$FiO_2$,或提升 Hb(给贫血患者输血)来实现。

一名 ARDS 患者的心血管系统参数对 PEEP 治疗的反应。患者的 $PaO_2$ 随着 PEEP 增加而改善,CVP 增加幅度很小,心排血量没有明显改变。而 PAOP 随着 PEEP 的增加与 PAP 同步增加。

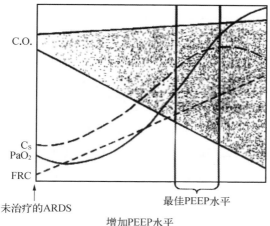

**图 5 - 2 - 8 显示几个常见的生理参数在 PEEP/CPAP 治疗后的变化**

图中可见 $C_s$，$PaO_2$ 及 FRC 随着 PEEP 的增加总体趋势增加，而 C. O. 是阴影部分，可能增加，持平或则降低。而最佳 PEEP 则使 $PaCO_2$，Cs，FRC 明显增加而 C. O. 正常或下降不明显的区域，这样才能保证组织氧供处于正常水平。

**表 5 - 2 - 10 PEEP 的增加对 $PvO_2$ 及相关参数的作用**

| PEEP($cmH_2O$) | 0 | 5 | 10* | 15 | 20 |
|---|---|---|---|---|---|
| $PvO_2$ (mmHg) | 35 | 37 | 39 | 37 | 35 |
| $C(a-v)O_2$ (ml/100 ml) | 3. 7 | 3. 7 | 3. 6 | 3. 8 | 4. 1 |
| C. O. (L/min) | 7. 0 | 7. 0 | 7. 5 | 6. 7 | 6. 5 |
| C. O. $\times CaO_2$（氧传递）/(ml/min) | | | | | |

注意 PEEP 为 10 $cmH_2O$ 时，$PvO_2$ 接近正常，而 C. O. 及氧传递处于最大值，当 PEEP 继续增加后 $C(a-v)O_2$ 增加而 $PvO_2$ 开始下降，心排血量下降，反映此时灌注能力下降时氧的解离增加。

**表 5 - 2 - 11 PEEP 的增加对 PAOP 的作用**

| PEEP($cmH_2O$) | 0 | 5 | 10 | 15 |
|---|---|---|---|---|
| $PaO_2$ (mmHg) | 90 | 160 | 280 | 450 |
| $FiO_2 = 1. 0$ | | | | |
| PAP(mmHg) | 39/15 | 43/18 | 45/20 | 47/23 |

续 表

| | | | | |
|---|---|---|---|---|
| PAOP(mmHg) | 9 | 13 | 16 | 21 |
| CVP($cmH_2O$) | 9 | 11 | 13 | 14 |
| C. O. (L/min) | 4.5 | 4.8 | 4.6 | 4.7 |

$PaO_2$ 随着 PEEP 增加而改善,CVP 增加幅度很小,心排血量没有明显改变。而 PAOP 随着 PEEP 的增加与 PAP 同步增加

### (八) 设置 PEEP 时的压力-容量环

静态压力容量曲线(SPV)常被用于急性肺损伤(ALI)患者的 PEEP 及 $V_t$ 水平的选择参考。SPV 曲线呈 S 形。其曲线的形态是所有肺泡,肺泡管,气道顺应性,以及气道和肺实质及胸壁弹性回缩力所共同决定的。

该曲线有几个特殊点需要指出:

• 下拐点(Lower inflection point LIP),也称为 PFLEX。

• 上拐点(Upper inflection Point UIP)。

• 两点间的曲线代表了吸气相肺泡复张时的呼吸系统肺泡总顺应性。

下拐点的位置是曲线的斜率发生大的改变的地方。最初认为在该点使,肺部主要塌陷的肺泡在此复张,因此很多医生喜欢将 PEEP 设置到比 LIP 高 2 $cmH_2O$ 的水平。现在人们意识到其实整个曲线过程中肺泡都在不断打开。通常选择 PEEP 都是下拐点高 2~4 $cmH_2O$,但也可以更高。

要测量下拐点需要许多的变量取值,有的时候这非常困难,当中可能有许多问题甚至根本无法测出。过高水平的 PEEP 可能导致肺过度膨胀,但 PEEP 的应用仍然非常必要,因为它可以帮助肺泡复张避免呼气相肺泡再次萎陷发生,即便是低潮气量通气时也要使用。

现在的理论认为应该将 PEEP 设置到呼气相的上拐点水平以上。在呼吸末及总肺容量后,肺将进入呼气也称为吐气

相,此时可以类似于吸气相建立相应的 PV 曲线。同样也存在偏离点,称为吐气点,在这个点上的时候开放的肺单位又开始快速萎陷。曲线斜率快速变化的点称为呼气相曲线上拐点(UIP)。而将 PEEP 设置在该点以上 2~4 cmH$_2$O 可能是更加明智的选择。

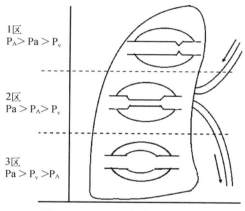

**图 5-2-9　示正常肺组织的分区**

　　在正常肺组织,血流和通气最丰富的地方都在肺的下部。在肺 3 区,肺动脉压(Pa 低氧含量血)大于肺静脉压(P$_v$ 高氧含量血)大于肺泡内压(P$_A$),而在肺 2 区则是 Pa >P$_A$>P$_v$,在肺 1 区则是 P$_A$>Pa >P$_v$。因此肺动脉导管只有放置到肺 3 区,其测量值才更加准确。

　　静态压力容量曲线也可以用于找出上拐点位置,在上拐点以上的位置曲线趋于平坦。在该曲线段肺已经过度充气,肺顺应性下降,此时尽管压力还能继续上升,但只带来肺容积极少量的改变。因此不建议在机械通气时将压力设置(包括PEEP 和吸气压力之和)超过该点。(注意,当部分肺泡正在复张而未全面复张,或设定的压力范围内并没有使得肺过度扩张,那么 SPV 曲线上可能不会出现上拐点)。如果超过该压力水平则可能导致肺损伤。

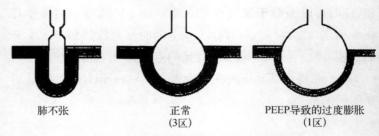

肺不张　　　　　　　　正常　　　　　PEEP导致的过度膨胀
　　　　　　　　　　　（3区）　　　　　　　（1区）

**图 5 - 2 - 10　ARDS 患者的肺内分区状况**

　　ARDS患者存在很多类似左图中的萎陷水肿肺泡,通过 PEEP 治疗可以使得这些肺泡复张,使得肺泡的通气血流比达到肺 3 区水平(中图),使得肺 3 区的区域增大。但如果肺过度膨胀(右图),则肺泡血流灌注下降,其通气血流比类似肺 1 区,造成肺 1 区的范围扩大。

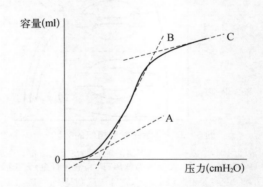

**图 5 - 2 - 11　ARDS 患者的 SPV 曲线**

　　容量每增加 100 ml 记录一次,测量此时的平台压,记录多个点后绘制 SPV 曲线。该曲线的 3 条切线(A,B,C)用虚线表示,其斜率越低,肺顺应性越小。切线的交点就是上下拐点。

### 1. 静态压力-容量测量法

　　静态压力容量曲线的测量有多种方法,比较常用的有三种：超级注射法,吸气阻断法和低流速法(又称为准静态法)。

　　超级注射法在患者的进气端连接的是一个带有刻度的 3 L 容量的大注射器,管路中连接压力传感器以达到类似于呼吸机的压力检测目的。患者的气管插管气囊必须充分充盈以保证无漏气(注意,支气管胸膜瘘的患者不适合本试验)。患者不能有自主呼吸,因此患者需要深度镇静甚至肌松。

每次注射 50～100 ml 气体进入肺内。记录此时的气道平台压力 $P_{plateau}$,反复如此直到压力上升的既定的目标,通常 40～45 mmHg。然后绘制 P-V 曲线图。图 5-2-13 是通过连续注射和测量后的 PV 曲线图。而图 5-2-14 则显示的是通过手工绘制的正常人与 ARDS 患者的 PV 曲线图。整个过程除去连接和计算的时间大约需要 1～1.5 min 的时间。在

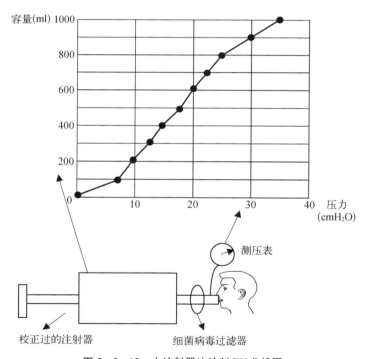

**图 5-2-12　大注射器法绘制 PV 曲线图**

在患者的进气端连接的是一个带有刻度的 3 L 容量的大注射器,管路中连接压力传感器以达到类似于呼吸机的压力检测目的。每次注射 50～100 ml 气体进入肺内。测量此时的气道平台压力 $P_{plateau}$,反复如此直到压力上升的既定目标,通常 40～45 mmHg,然后绘制 P-V 曲线图。

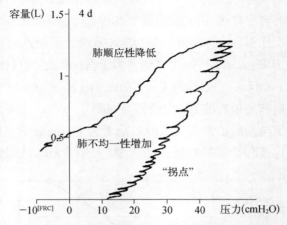

**图 5 - 2 - 13　用注射法绘制的 ARDS 患者的 PV 曲线**

由于本图实时记录了容量改变下的压力改变,因此曲线呈锯齿状。注意看患者肺部的顺应性变化。

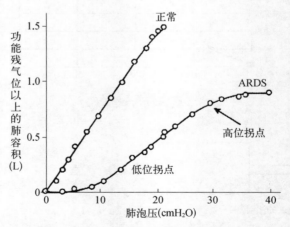

**图 5 - 2 - 14　通过注射法得到的 SPV 曲线**

一条是正常人而另一条是 ARDS 患者。注意看 ARDS 患者 SPV 曲线存在上下拐点。( Hess DR, Kacmarek RM: Essentials of mechanical ventilation, ed 2, New York, 2002, McGraw - Hill)

试验当中患者可能发生低氧和低血压等不良反应。当 $SaO_2$ 降低到 85% 以下,血压降低到 90 mmHg 以下时需要立刻停止操作。如果需要绘制放气曲线,只需要在呼气相进行相反的操作即可。

吸气阻断法又被称为多次阻断法。患者需要连接呼吸机。该方法是根据不同的潮气量多次分阶段阻断患者的吸气。在此之前必须测定患者的内源性 PEEP 是多少。记录每次的潮气量和压力值(记录时吸气停顿 3 s)。记录后恢复四次正常潮气量的通气,然后随机改变阻断潮气量值重复以上步骤。跟注射法一样患者需要镇静甚至肌松。

低流速法也被称为准静态法或恒定流速法。在一次吸气中给予 2 L/min 的低流速直到压力达到 45 cmH$_2$O。尽管流速小但不能被打断,也就是不能有 0 流速出现。患者同样需要镇静或肌松。其所能得到的静态压力容量曲线与前面两种方法类似。如果呼吸机可以设置较长的吸气时间,较低的吸气流速并且能够显示 PV 曲线就可以使用该方法。但该方法不能用于测量呼气拐点。如果流速增大(比如 9 L/min 而不是 3 L/min)会让 SPV 曲线右移。

现在很多呼吸机中增加了准静态 PV 曲线的软件。比如 Galileo 呼吸机中就有 P-V 工具,其中可以选择送气流速的大小,延长呼吸时间直到 PEEP 为 0。在一个呼吸周期结束后呼吸机自动显示出 PV 曲线,医生可根据软件的提示找出曲线的拐点。

2. 动态压力-容量环

动态压力容量环是存在较大流速的呼吸情况下取得的。现在很多呼吸机都可以自动显示呼吸过程中的动态 PV 曲线图。有的医生喜欢使用 DPV 曲线来获取上下拐点,但实际上对比 SPV 曲线,要在 DPV 曲线上获取这两点相对困难。由于肺内的不均匀性,同样潮气量和流速每次呼吸的压力需要可能不一样。肺内分泌物,内源性 PEEP 的存在,通气压力及每次潮气量的不同均可以影响每次呼吸的 DPV 曲线。在动态的通气过程中,压力还有相当一部分消耗在对抗肺泡的黏弹性上。因此,DPV 曲线不推荐用于测定上下拐点和选择最佳 PEEP。

## 二、PEEP 的禁忌证和生理作用

PEEP 尤其是用于治疗 ARDS 的高水平 PEEP 对正常生理有一定影响并有其副作用,其应用过程中可能存在不安全的因素。因此在临床应用中应该严密监测 PEEP 对机体所带来的影响,以避免这些副作用。

（一）PEEP 使用的禁忌证

PEEP 可以导致心排血量降低,影响循环系统,导致血压降低。因此,低血容量是 PEEP 使用的相对禁忌。如果患者存在失血或脱水引起的低血容量,在进行 PEEP 治疗前必须给予容量复苏。可以给予补液,扩容,也可以使用血管活性药物来提升容量,增加心排血量。

PEEP 应用的绝对禁忌是严重的,未经治疗的气胸或张力性气胸。因为提升通气正压会更进一步增加胸膜腔内气体,严重的甚至造成患者死亡。对于支气管胸膜瘘或类似的疾病都应慎用 PEEP。近期有过肺部胸腔手术的患者也应该慎用 PEEP,避免造成气胸或使气胸进一步发展。

颅高压的患者使用 PEEP 可能会造成颅内压增加,因为 PEEP 会造成 CVP 的升高。但部分患者仍可以使用 PEEP,特别是存在严重低氧危及生命的患者。对这部分患者使用 PEEP 治疗应密切观察颅内压变化。

PEEP 和肺复张的治疗作用在于通过促使肺泡复张提升

肺顺应性。但对于已经存在肺过度充气的患者(肺气肿)可能效果不大。PEEP 的使用可能使得已经过度充气的肺泡进一步膨胀,使邻近毛细血管受压,使得血流重新分布到那些无充分复张充分换气的肺泡。从而增加肺内分流,静脉掺杂加重缺氧。低水平 PEEP(3~5 cmH$_2$O)可能对这类患者有益,因为 PEEP 能抵消由于插管及仰卧位造成的肺顺应性下降。当患者存在内源性 PEEP 时,适当的低水平 PEEP 可以帮助触发呼吸。

如果患者的肺部疾病局限于单侧例如单侧肺炎,大叶性肺炎,对这类患者使用 PEEP 治疗可能产生一些意料外的并发症。对这类患者的 PEEP 治疗应使用双腔气管插管,使用 2 台呼吸机进行双肺的单独通气。

**表 5-2-12　PEEP 的增加对 PAOP 的作用**

过度膨胀和过度充气是两个概念。过度膨胀是指肺泡壁张力升高超过正常水平。肺膨胀但并非由于肺泡内大量气体充气引起(严重 ARDS)而常常是由于炎症介质的大量释放有关。
过度充气是肺泡内大量气体填充引起,CT 摄片显示肺内气体比肺组织比例超过正常。肺呈过度充气状态(肺气肿)。

（二）PEEP 对肺的作用

PEEP 对肺部疾患的作用研究的最多的就是 ARDS。PEEP 对 ARDS 的研究深入到了每个肺单位内。ARDS 使得肺内的通气情况发生不均一的改变。仰卧位的 ARDS 患者,其腹侧的肺组织接受了大部分的通气,这些肺组织的通气量达到一定程度时(10~15 ml/kg)可能造成这部分肺组织过度膨胀,压力升高,表现为这部分肺组织的顺应性 C$_L$ 降低。

当 PEEP 不断增加,肺内萎陷肺泡不断被打开。但在肺的腹侧,被复张的肺泡极少。PEEP 的增加仅仅使得已经张开的肺泡过度扩张。使其顺应性下降。PEEP 越高,这些区域的潮气量反而不断降低。因此很多医生建议 PEEP 的设置不要使得 $P_{plateau}$ 高于 $30\ cmH_2O$。

在肺的中部(腹侧与背侧之间的区域),PEEP 的提升可以使得一张开肺泡过度膨胀,也可以复张部分萎陷肺泡。两种情况同时发生,因此部分区域肺组织顺应性下降而部分肺组织顺应性改善。

在肺的背侧区域,大量的肺泡萎陷。给予高压力支持或肺复张高 PEEP 维持可以使肺泡复张并维持复张状态,使得肺顺应性改善,肺内气体分布和交换均改善。尽管全肺仍有散在的萎陷肺泡,但总体情况是 PEEP 的增加使得肺组织的一致性增加。在所有的 ALI/ARDS 的患者中都用 PEEP 的上限,大于该上限无益于氧合的改善反而有害。这个上限的范围大约是 $15\ cmH_2O$ 以上,每个患者不同。

表 5-2-13 是一个典型的 PEEP 研究表。PEEP 在 $15\ cmH_2O$ 以下水平,PEEP 升高,患者的氧和改善不明显。当 PEEP 在 $15\ cmH_2O$ 时氧合明显改善。说明在该点时肺泡开始复张。

表 5-2-13 　一名 ARDS 患者入院后经过 24 h 机械通气治疗的数据

| PEEP $cmH_2O$ | BP mmHg | HR Bpm | PCWP mmHg | C.O. L/min | Cs Ml/ $cmH_2O$ | PIP $cmH_2O$ | $PaO_2$ mmHg | $PvO_2$ mmHg |
|---|---|---|---|---|---|---|---|---|
| 0 | 130/65 | 130 | 16 | 4.8 | 28 | 50 | 40 | 27 |
| 5 | 120/55 | 135 | 13 | 4.2 | 31 | 58 | 45 | 37 |
| 10 | 135/65 | 125 | 18 | 5.8 | 33 | 60 | 50 | 35 |
| 15 | 130/70 | 120 | 19 | 5.9 | 36 | 55 | 115 | 37 |
| 20 | 110/50 | 130 | 20 | 4.1 | 27 | 63 | 150 | 29 |

Bone RC: Respir Care 27: 402 1982

(三) 气道压力到胸膜腔的传递

当进行正压通气时,压力从气道到胸膜腔,纵隔,胸内血管的传递是必须要加以考虑的。如果胸壁的顺应性正常肺顺应性低那么传导到胸腔的压力较小。而如果肺顺应性正常胸壁顺应性较低,那么传导到胸腔内的压力将较大。

历史笔记中记录的是一个 12 岁的男孩因为车祸导致右股骨骨折及闭合性颅脑外伤收治入院。并且对其进行了双腔插管和双肺分别的单肺通气。两肺分别连接一台呼吸机。对损伤肺进行一种通气策略而正常肺是另一种通气策略。

◆ 1975 年的 PEEP 治疗经典案例

一名患者收入急诊,其右肺大面积实变而左肺仅轻微受累。吸入纯氧患者仍有严重低氧血症。患者立即行气管插管机械通气及 PEEP 治疗。同时使用氙 - 133 测定患者的肺内血流。测量显示当 PEEP 增加时患侧肺的血流灌注增加。当 PEEP 过高时 $PaO_2$ 下降,结果显示未感染的左肺通气比重更大。右肺泡内大量的渗出物可能导致右肺对 PEEP 的压力存在缓冲作用,因此传导到右侧胸腔内的压力较小。而左肺的毛细血管无保护作用,因此其血管阻力增大。由于左肺顺应性较好,因此左肺的通气量更大,造成左肺的毛细血管受压,而右肺的灌注相对良好。撤去 PEEP 后血流情况会完全不一样。

**表 5 - 2 - 14　不同 PEEP 水平的肺内参数**

| | | | |
|---|---|---|---|
| PEEP($cmH_2O$) | 15 | 5 | 0 |
| $PaO_2$(mmHg) | 35 | 51 | 71 |
| $PaCO_2$(mmHg) | 51 | 46 | 54 |
| pH | 7.49 | 7.50 | 7.49 |
| Cl L/min/m$^2$ | 2.62 | — | 2.46 |
| PAP(mmHg) | 37/20 | — | 36/20 |
| PIP($cmH_2O$) | 46 | 35 | 30 |
| LL % | 33 | 44 | 59 |
| RL % | 67 | 56 | 41 |

Kanarek D J,Shannon D C:Am Rev Respir Dis 112:458 1975
CI 心输出指数,LL 左肺灌注百分比 RL 右肺灌注百分比

(四) 急性肺损伤 PEEP 的使用问题

1. PEEP 与充血性心力衰竭

中到重度充血性心衰患者的心排血量下降,心功能受损并逐步会发展成肺水肿。心衰的肺水肿与 ARDS 的肺水肿有本质的区别。心衰时肺血管的通透性并非发生改变,而是因为左心泵血功能降低导致肺血管内静水压升高所导致。最终造成肺水肿,低氧血症。肺血管阻力增加导致右心做功增加并最终使得右心功能不全,躯干水肿。

未经治疗的心衰患者常表现为咳粉红色泡沫痰,双肺湿啰音。经过正压通气后这些患者的病情往往能好转。因为正压通气使肺静脉回流减少,心脏所需要泵出的血量减少,心脏做功减少。机械通气提升 $FiO_2$ 以及正压通气可使心肌氧合改善,增强其做功。但是 PEEP 及 PPV 的正压作用并不总是有好处。在主动脉瓣或二尖瓣置换术后患者,PEEP 可能会导致 $V_D/V_T$ 的改变从而降低心脏指数。

2. 面罩 CPAP 通气治疗手术后肺不张及低氧血症

面罩 CPAP 通气可以用于治疗术后肺不张及改善氧合。试验已经证实在上腹部手术后的患者,使用面罩 CPAP 的患者比单纯靠深呼吸和咳嗽能更快地使患者的肺活量达到正常水平。CPAP 间断的给予压力,从 $5\sim15\ cmH_2O$ 不等,每 $1\sim8\ h$ 稍暂停一下或则每 $25\sim35$ 次呼吸周期后暂停。但具体的 CPAP 压力水平应该如何设置尚不清楚。CPAP 的作用与术后肺复张的作用类似。

3. 睡眠暂停综合征

面罩 CPAP 是治疗呼吸睡眠呼吸暂停综合征的有效手段。$5\sim15\ cmH_2O$ 的正压可以产生类似于呼吸夹板的作用防止咽部的通气阻塞。并且能增加患者的功能残气量。

4. 囊性纤维化病

EPAP 使用面罩或者鼻罩通气。它是一个单向的吸气阀和一个单向的呼气流速阻尼器所组成。他的呼吸相正压作用（PEP）可以帮助囊性纤维化患者排痰。PEP 技术将呼气相中段压力提高到 $15\sim20$ cmH$_2$O，如此每日 3 次可以帮助患者肺内分泌物排出，减少残气量增加气道的稳定性。

5. PEEP 应用时气道吸痰术

有的接受 PEEP 治疗的患者在吸痰后病情加重。对这部分患者采用封闭式吸痰可能是非常明智的。如果没有封闭式吸痰的系统，用一个复苏时带 PEEP 阀的简易呼吸球囊也可以用来做封闭式吸痰。吸痰本身也会带走肺内空气降低压力和肺顺应性。因此吸痰后也许需要再一次的肺复张来达到吸痰前的治疗目的。但目前尚无这方面的研究资料。

（五）PEEP 的撤离

目前还难以回答到底 PEEP 的治疗需要多长时间才能使复张的肺泡趋于稳定。过早的撤除 PEEP 肯定是有问题的。如果 PEEP 降低 5 cmH$_2$O，患者的 PaO$_2$ 降低到 65 mmHg 或以下可能就提示患者仍然需要继续 PEEP 来维持肺复张的状态。

即便是患者的 PaO$_2$ 很好，FiO$_2$<0.4，仍缺乏明确的指征说明此时可以撤去 PEEP。患者需要血流动力学稳定，无脓毒症表现。如果之前存在 ALI/ARDS，那么患者的胸部情况应该较之前有改善才能降低 PEEP。如顺应性改善，PaO$_2$/FiO$_2$>250，那么降低 PEEP 的成功率才更高。表 5-2-16 内列举了一些撤 PEEP 的过程。表 5-2-15 则是撤 PEEP 的具体病例。

表 5 - 2 - 15　撤离 PEEP 的实例

例1

| Time(h) | PEEP($cmH_2O$) | PaO$_2$(mmHg) | BP(mmHg) | Cs(ml/$cmH_2O$) |
|---|---|---|---|---|
| 1：00 | 12 | 90 | 115/65 | 30 |
| 1：03 | 7 | 60 | 120/75 | 30 |

注意患者 PaO$_2$ 下降明显。最好应该延长 PEEP 治疗数小时

例2

| Time(h) | PEEP($cmH_2O$) | PaO$_2$(mmHg) | BP(mmHg) | Cs(ml/$cmH_2O$) |
|---|---|---|---|---|
| 2：00 | 15 | 98 | 112/70 | 32 |
| 2：03 | 10 | 85 | 118/70 | 32 |

PEEP 撤离后患者 PaO$_2$ 无明显下降,说明患者病情稳定,可以将 PEEP 撤到 10。

表 5 - 2 - 16　撤离 PEEP 的步骤

1 血气在满意范围。PaO$_2$ 90 mmHg,FiO$_2$<0.4 血流动力学稳定,无脓毒症,顺应性改善($C_L$>25 ml/$cmH_2O$),PaO$_2$/FiO$_2$ 氧和指数改善(250~300)。

2 将 PEEP 降 5 $cmH_2O$。

3 三分钟之内抽取血气评估效果。在抽取血气时最好将 PEEP 设置到原水平。在抽取血气后可以开始撤离 PEEP 的步骤。

4 如果 PaO$_2$ 下降不超过 20%,则患者可能有条件撤离 PEEP。

5 如果 PaO$_2$ 下降超过 20%,取消撤离步骤恢复原有 PEEP 水平。

6 在每次降低 PEEP 5 $cmH_2O$ 后密切观察患者情况,重新评估,如果患者情况稳定,可以再次降低 5 $cmH_2O$,该评估过程可能需要 1~6 h。

7 在 PEEP 降低到 5 $cmH_2O$ 水平后,如果此时降低到 0 患者情况变差,那么最好将 PEEP 维持在 5 $cmH_2O$ 直到患者拔管。不需要将 PEEP 完全降低到 0,这可能使患者病情恶化。

30 多年来我们已经知道 ALI 患者在 PEEP 撤离后可能出现 PaO$_2$ 的大幅下降。这跟肺去复张有关。并且过程非常快。1970 年的一个研究表明,不稳定的患者在撤离 PEEP 后会导致患者的 PaO$_2$ 迅速、大幅度的下降。

(王瑞兰)

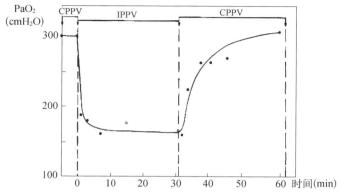

**图 5-2-15　8 名患者的平均 $PaO_2$ 随着时间变化曲线**

CPPV（非 CMV＋PEEP）通气模式下 $PaO_2$ 平均值为 304 mmHg，改 IPPV（CMV＋PEEP）模式 1 min 后降低 129 mmHg，此后 3 min 继续下降 32 mmHg。在接下来的 6 名患者（2 名患者退出）中，再次使用 CPPV 模式后 $PaO_2$ 平均值再次上升。

## 三、急性呼吸窘迫综合征患者的机械通气

### （一）定义和流行病学

急性呼吸窘迫综合征（acute respiratory distress syndrome，ARDS）最早是在 1967 年由 Ashbaugh 及其同事在柳叶刀杂志上发表的一篇文章提出的，是指包括以下症状：严重的呼吸困难、呼吸急促、氧疗难以纠正的发绀、肺顺应性下降和肺泡弥漫性渗出的综合征。2012 年"柏林标准"联合起病时间、低氧血症程度、肺水肿来源和影像学检查四个方面对诊断标准进行更新。发病时间：1 周以内起病、或新发、或恶化的呼吸症状；胸部影像学：双肺模糊影，不能完全由渗出、肺塌陷或结节来解释；肺水肿起因：不能完全由心力衰竭或容量过负荷解释的呼吸衰竭，没有发现危险因素时可行超声心动图等检查排除血源性肺水肿；氧合指数：轻度——200 mmHg＜$PaO_2/FiO_2$≤300 mmHg 且 PEEP≥5 $cmH_2O$，中度——

100 mmHg$<$PaO$_2$/FiO$_2$$\leqslant$200 mmHg 且 PEEP$\geqslant$5 cmH$_2$O，重度——PaO$_2$/FiO$_2$$\leqslant$100 mmHg 且 PEEP$\geqslant$5 cmH$_2$O。

ARDS 是一种急性、弥漫性的炎症性肺损伤，为常见的危及人类健康的呼吸危重症之一，重症 ARDS 患者的 ICU 病死率在 40%～50%。机械通气是救治 ARDS 患者的关键医疗措施，合理的机械通气治疗策略可以显著降低病死率，反之则会进一步加剧病情的恶化。2016 年中华医学会呼吸病学分会呼吸危重症医学学组依据国内外最新的研究进展，归纳和构建了 12 个在临床实践中常见的重要问题，并采用国际上广泛应用的循证医学方法——GRADE(Grades of Recommendation, Assessment, Development, and Evaluation，即推荐分级的评估、制定和评价)方法，制定了《急性呼吸窘迫综合征患者机械通气指南》。GRADE 方法将证据质量分级为"高""中""低"和"极低"4 个级别；GRADE 方法将推荐强度分为两类，即"强推荐"和"弱推荐"，强推荐时描述为"我们推荐……"；弱推荐时描述为"我们建议……"；但当利弊相当、未确定目标人群或推荐意见的证据不足等时，描述为"无明确推荐意见(UG)"。

(二) ARDS 患者机械通气的管理

1. 容量控制通气(VCV)模式与压力控制通气(PCV)模式如何选择？

推荐意见：临床医务人员可以根据个人经验选择 PCV 或 VCV 模式(UG，中级证据质量)。

通气模式的选择是机械通气实践时首先考虑的问题。VCV 和 PCV 是临床中最常用的两类通气模式，何种类型的通气模式更合适 ARDS 患者仍不清楚。VCV 可限制患者的 V$_T$，能减少肺泡过度充气所致呼吸机相关肺损伤的风险，因此，在一些多中心 RCT 研究中 VCV 常作为 ARDS 患者标准的通气方式。但目前越来越多的临床医师倾向于选择 PCV，主要有以下几点原因：PCV 能持续限制肺泡压低于设置的气道压力水平，降低呼吸机相关肺损伤的发生风险；PCV 时吸气流量是可变的，随自主呼吸用力程度的改变而变化，因而能改善人机协调性，降低呼吸功；PCV 流量波形为递减波，能延长吸气时间，增加平均气道压和促进气体分布；当肺部损伤加重或顺应性降低时，$V_T$ 会随之下降，避免了此时肺组织应变（$V_T$/功能残气量）增加的风险。最近 3 个比较 VCV 和 PCV 的系统综述均发现两者在生理学指标和临床转归方面差异均无统计学意义。因此，ARDS 机械通气时，没有哪种通气模式明显优于其他模式，临床医务人员可根据自己的经验选择 VCV 或 PCV，但更为重要的是应仔细评估患者病情并进行个体化的参数设置，如 $V_T$、PEEP、平台压、吸气流量、吸气时间和 $FiO_2$ 等参数。

2. 肌松药是否可以常规应用于机械通气的成人 ARDS 患者？

推荐意见：我们建议对早期中、重度 ARDS 患者（$PaO_2$/$FiO_2$＜150 mmHg）进行机械通气时可短时间使用肌松药（弱推荐，中级证据质量）。

对于中、重度 ARDS 患者（$PaO_2$/$FiO_2$＜150 mmHg），早期短时（48 h）应用肌松药可以改善患者的生理学指标和病死率，但机制仍不清楚。目前已有大量临床研究发现，保留适度的自主呼吸能显著改善轻中度 ARDS 患者的生理学指标，如改善气体交换功能、降低呼吸机相关肺损伤发生风险、维持循环的稳定、降低镇静镇痛和肌松药的使用和降低呼吸机相关膈肌功能不全的发生等，但对临床转归的影响亟待进一步证实。在保留自主呼吸时，应避免患者自主吸气努力程度过大导致跨肺泡压（即肺泡压与胸腔内压之间的压差）的显著增加和肺组织的过度牵张,若此时 ARDS 病情较重($PaO_2/FiO_2 <$ 150 mmHg)应考虑短时间(48 h)应用肌松药。

3. 成人 ARDS 患者机械通气时是否应该实施肺保护性通气策略(限制潮气量和平台压)?

推荐意见:我们推荐 ARDS 患者机械通气时应采用保护性通气策略(限制 $V_T \leqslant 6$ ml/kg 和平台压$\leqslant 30$ cmH$_2$O)(强推荐,中级证据质量)。

小潮气量通气策略的实施可以逐渐降低 $V_T$ 水平至 6 ml/kg(理想体重),理想体重的计算方法:男性理想体重(kg)$=50+0.91$[身高(cm)$-152.4$],女性理想体重(kg)$=45.5+0.91$[身高(cm)$-152.4$]。调节潮气量后,应注意监测平台压大小,目标水平应低于 30 cmH$_2$O。测量平台压时应给予充分的镇静或肌松以避免自主呼吸的干扰。若平台压$>$ 30 cmH$_2$O,应逐渐以 1 ml/kg 的梯度降低 $V_T$ 至最低水平 4 ml/kg。降低 $V_T$ 后应逐渐增加呼吸频率以维持患者分钟通气量,呼吸频率最大可调解至 35 次/min,同时注意气体陷闭的发生。需注意的是,降低 $V_T$ 后,虽然最大程度的调解呼吸频率,但部分患者仍会出现高碳酸血症。除伴有颅内高压、血流动力学不稳定等情况的患者外,一般大多数患者能耐受高碳酸血症的发生,即采用允许性高碳酸血症。对于非常严重的 CO$_2$ 潴留患者(经积极处理后 pH 仍低于 7.2),有条件单位此时可考虑联合 ECMO、体外 CO$_2$ 清除技术等。

虽然大多数研究采用 6 ml/kg 的 $V_T$ 为小潮气量通气标准,但对于重度 ARDS 患者,6 ml/kg 的 $V_T$ 仍可能会加重肺损伤的发生,其原因可能是由于不同 ARDS 患者正常通气肺组织容积差异较大,因而会出现同一 $V_T$ 通气时不同 ARDS 肺组织所受应力水平存在显著差异。因此,ARDS 患者潮气量的选择应强调个体化,应综合考虑患者病变程度、平台压水平(低于 30 cmH$_2$O)胸壁顺应性和自主呼吸强度等因素的影响。如对于胸壁顺应性显著降低的患者(如严重肥胖、腹腔高压),常因胸腔内压力异常增加导致大量肺泡塌陷,为增加跨肺泡压复张塌陷肺泡,此时平台压水平有可能会超过 30 cmH$_2$O。此外,对于重度 ARDS 患者,过强的自主吸气努力会显著增大跨肺泡压和增加肺泡过度牵张的风险。建议对有条件的单位可进行食管压力监测评估跨肺泡压大小,避免吸气末跨肺泡压大于 20～25 cmH$_2$O 和维持呼气末跨肺泡压大于 0 cmH$_2$O。

4. 高水平 PEEP 和低水平 PEEP 如何选择?

推荐意见:我们建议对于中、重度 ARDS 患者早期可采用较高 PEEP($>$12 cmH$_2$O)治疗(弱推荐,中级质量推荐)

高水平 PEEP($>$12 cmH$_2$O)不能改善整体 ARDS 患者的病死率,但可能有益于中、重度 ARDS 患者。此外,有 1 项 Meta 分析结果提示高水平 PEEP 可能会增加轻度 ARDS 患者住院病死率的风险,因此,轻度 ARDS 患者应避免使用高水平 PEEP 治疗。有学者建议根据肺的可复张性调节 PEEP 水平,因为不同患者肺组织的可复张性差异较大。若 ARDS 患者出现下列情况之一,即可认为肺可复张性低:① 当 PEEP＝5 cmH$_2$O 时 PaO$_2$/FiO$_2$$<$150 mmHg;② PEEP 由 5 cmH$_2$O 增加至 15 cmH$_2$O 20 min 后,患者出现两种或以上的下述情况:PaO$_2$ 增加、呼吸系统顺应性增加和无效腔量降低。对于肺泡可复张性差的患者,高 PEEP 可能会导致正常肺泡的过度牵张,加重肺损伤,此时应给予低水平 PEEP 治疗(可参见下表中 ARDSnet 研究的低 PEEP 设置方法);相反,对于肺泡可复张性高的患者,高 PEEP 能复张萎陷肺泡,减轻肺组织剪切伤和应变,应给予高水平 PEEP 治疗(可参见表 5 - 2 - 17 中 ARDSnet 研究的高 PEEP 设置方法)。

表 5 - 2 - 17　ARDSnet 研究中根据 PEEP - $FiO_2$ 表格设置高/低水平 PEEP

| 设置方法 | 参 数 调 节 | | | | | | | | | | | | | |
|---|---|---|---|---|---|---|---|---|---|---|---|---|---|---|
| **低水平 PEEP** | | | | | | | | | | | | | | |
| $FiO_2$ | 0.3 | 0.4 | 0.4 | 0.5 | 0.5 | 0.6 | 0.7 | 0.7 | 0.7 | 0.8 | 0.9 | 0.9 | 0.9 | 1.0 |
| PEEP($cmH_2O$) | 5 | 5 | 8 | 8 | 10 | 10 | 10 | 12 | 14 | 14 | 14 | 16 | 18 | 18~24 |
| **高水平 PEEP** | | | | | | | | | | | | | | |
| $FiO_2$ | 0.3 | | 0.3 | 0.4 | | 0.4 | 0.5 | 0.5 | 0.50~0.78 | | 0.8 | 0.9 | | 1.0 |
| PEEP($cmH_2O$) | 12 | | 14 | 14 | | 16 | 16 | 18 | 20 | | 22 | 22 | | 22~24 |

注:调节 PEEP 和 $FiO_2$ 维持氧合目标:$SpO_2$ 88%~95% 和 $PaO_2$ 55~80 mmHg;调节时应根据氧合目标渐进式调节,如:在低水平 PEEP 的设置方法中,若患者初始 $FiO_2$=0.5,PEEP=8 $cmH_2O$,但氧合未能达标,此时依据表格 PEEP 调至 10 $cmH_2O$;若氧合仍未达标,下一步则将 $FiO_2$ 调至 0.6,此后依此类推。PEEP:呼气末正压;$FiO_2$:吸氧浓度;1 $cmH_2O$=0.098 kPa;1 mmHg=0.133 kPa

在临床实践中,个体化滴定 PEEP 的方法很多,但目前未有研究证实何种 PEEP 设置方法最佳,有条件的单位可参考下表设置方法指导 PEEP 的个体化设置。

表 5 - 2 - 18　临床常见的 PEEP 设置方法

| 设 置 方 法 | 方　法　描　述 |
| --- | --- |
| PEEP - $FiO_2$ 表格法[4] | 结合 PEEP 和 $FiO_2$ 的调节达到氧合目标($PaO_2$ 55~88 mmHg 和 $SpO_2$ 88%~95%) |
| 食管压法[79-80] | 通过食管压间接评估胸腔压,调节 PEEP 使呼气末跨肺压>0,维持肺泡在呼气末的开放状态,限制吸气末跨肺泡压低于 25 $cmH_2O$ |
| 应力指数法[81] | 在持续流量送气的容量控制通气模式下,观察压力时间曲线的形态和计算应力指数。若应力指数>1,提示 PEEP 水平较高,若<1,提示应增加 PEEP 复张肺泡 |
| PEEP 递减法[82] | 开始将 PEEP 设置于较高水平(如>20 $cmH_2O$),然后逐渐降低 PEEP 水平直到出现 $PaO_2$ 和肺顺应性下降 |
| P - V 曲线法[56] | 设置 PEEP 于该曲线低位拐点之上 1~2 $cmH_2O$ |
| 影像学法[75,83-84] | 通过 CT、超声和体层阻抗扫描等影像技术评估肺泡的复张情况 |

注:PEEP:呼气末正压;$FiO_2$:吸氧浓度;$PaO_2$:动脉氧分压;$SpO_2$:经皮血氧饱和度;P - V 曲线:压力-容积曲线;1 mmHg = 0. 133 kPa;1 $cmH_2O$ = 0.098 kPa

5. $FiO_2$ 如何设置?

推荐意见:调节 $FiO_2$ 水平维持 ARDS 患者 $SpO_2$ 88%~95% 和 $PaO_2$ 55~80 mmHg(UG,极低级证据质量)。

我们建议 ARDS 患者机械通气时,应结合其他通气参数调节 $FiO_2$ 水平维持 $SpO_2$ 88% ~ 95% 和 $PaO_2$ 55~80 mmHg,以避免高氧血症导致不良后果;一旦氧合改善,应及时降低 $FiO_2$。临床中,对于严重的低氧血症,为达到该氧疗目标可能需进行高浓度吸氧,甚至需调节至 100%。此时虽有可能氧中毒,但目前未有临床研究证实单独高浓度吸氧会加重 ARDS 肺损伤,而不及时纠正严重的低氧血症会危及患者的生命安全。此外,一些已发表的大规模临床研究也提示,当患者出现严重低氧血症时上调 $FiO_2$ 不会增加患者的病死率。另外,对于不同病情的 ARDS 患者,氧疗目标的设定还应根据患者是否存在组织缺氧的危险因素进行适当调整,如血色素下降、血容量不足和心排血量降低等。

6. 成人 ARDS 患者机械通气时是否应该常规实施 RM?

推荐意见:我们建议对中、重度 ARDS 患者实施 RM(弱推荐,低级证据质量)。

RM 是指通过短暂地增加肺泡压和跨肺压以复张萎陷肺泡,从而达到显著改善氧合的一种方法。RM 是治疗 ARDS 患者的重要手段,但 RM 是否会影响患者临床转归仍不清楚。临床中常见的 RM 方法如表 5 - 12 - 19 所示。到目前为止,未有研究证实何种 RM 优于其他方式,而且 RM 时最佳的气道压力、实施时间和频率仍不清楚。无论何种 RM,应注意以下几个问题:① 在大多数显示 RM 有效性的研究中,90% 患者是中、重度 ARDS 患者,因此,RM 可能对于这些患者有效;② 目前研究发现 RM 后设置高水平 PEEP 可以使 RM 改善氧合的效果延长 4~6 h,因此多数学者建议通过 PEEP 递减法设置 RM 后的 PEEP 水平;③ 预测 RM 实施可能有效的因素包括早期 ARDS 患者(机械通气时间<48 h),病变呈弥漫性改变的肺外源性 ARDS 患者,低 PEEP 水平,重度 ARDS,呼吸系统顺应性高($>30$ ml/$cmH_2O$)和胸壁顺应性正常患者;④ 对血流动力学不稳定和有气压伤高危风险人群实施 RM 应慎重。

7. 与仰卧位通气相比,俯卧位通气是否可以常规应用于重症成人 ARDS 患者?

推荐意见:我们建议重度 ARDS 患者机械通气时应实施

表 5 - 2 - 19　临床实施肺复张手法的常用方法

| 实施方法 | 方法描述 |
|---|---|
| 控制性肺膨胀（SI）/CPAP 法[59] | CPAP 水平 30～50 cmH₂O，维持 20～40 s |
| 压力控制通气法[116] | 压力控制通气模式，调节吸气压 10～15 cmH₂O 和 PEEP 25～30 cmH₂O，使峰压达到 40～45 cmH₂O，维持 2 min |
| 叹气法（Sign）[117] | 每分钟 3 次连续的叹气呼吸，叹气呼吸时调节潮气量使平台压达到 45 cmH₂O |
| 增强叹气法[118] | 逐步增加 PEEP 水平（每次 5 cmH₂O，维持 30 s），同时降低潮气量，直到 PEEP 水平达到 30 cmH₂O，维持 30 s，然后以相同方式降低 PEEP 水平和增加 $V_T$ 直到恢复基础通气 |
| 间断 PEEP 递增法[113] | 间断（每分钟连续 2 次）增加 PEEP 水平至预设水平 |

注：CPAP：持续气道内正压通气；PEEP：呼气末正压；1 cmH₂O = 0.098 kPa。

俯卧位通气（弱推荐，中级证据质量）。

目前俯卧位通气主要用于治疗早期重度 ARDS，尤其对于 PEEP 水平＞10 cmH₂O 的患者。俯卧位通气时，采用保护性通气策略可以显著减少呼吸机相关肺损伤的发生，因此联合二者可能有相互叠加作用。此外，俯卧位肺复张肺泡具有时间依赖性。最近 1 项 Meta 分析还证实俯卧位通气时间与病死率呈一定的负相关，因此，应尽量延长俯卧位通气时间（＞12 h/d）。

在实施俯卧位通气时，还需注意其并发症的预防，其中压疮和气管插管堵塞最为常见。临床医师在决定实施俯卧位通气之前一定要考虑到本单位实际的临床操作经验。

8. 与传统氧疗方式相比，NPPV 治疗成人 ARDS 是否有效和安全？

推荐意见：我们建议对无禁忌证的轻度 ARDS 患者，可应用 NPPV 治疗(弱推荐,低级证据质量)。

由于 NPPV 可以避免人工气道的建立及其并发症的发生,近年来被广泛应用于治疗多种疾病所致的呼吸衰竭。与传统氧疗方式相比,NPPV 可提供一定水平的肺泡内正压,因此能开放塌陷的肺泡,减轻肺水肿和改善氧合,并可能降低患者气管插管需求和病死率。

由于 ARDS 的病因和疾病严重程度各异,NPPV 失败率在 50% 左右,而一旦失败,患者病死率高达 60%~70%。因此,早期识别 NPPV 治疗 ARDS 患者失败的高危因素可以显著提高 NPPV 治疗 ARDS 的安全性。临床中常见的预测 NPPV 治疗 ARDS 患者失败的高危因素如表 5-2-20 所示。此外,NPPV 的临床操作也是影响 NPPV 治疗效果的关键因素之一(表 5-2-20)。

**表 5-2-20　预测 NPPV 治疗 ARDS 失败的高危因素**

| 预测 NPPV 治疗 ARDS 失败的高危因素 |
| --- |
| 年龄>58 岁 |
| 感染性休克 |
| 代谢性酸中毒 |
| 病原学诊断不明确 |
| 外科术后并发急性肾功能不全和心肌梗死 |
| 基础 $PaO_2/FiO_2$ <140 mmHg |
| NPPV 治疗后 1 h,$PaO_2/FiO_2$ <175 mmHg;呼吸频率>25 次/min;pH<7.37 |
| NPPV 治疗时出现高通气需求,如分钟通气量>14 L/min,潮气量>500 ml |

注:NPPV:无创正压通气;ARDS:急性呼吸窘迫综合征;$PaO_2$:动脉氧分压;$FiO_2$:吸氧浓度;1 mmHg=0.133 kPa

9. 体外膜氧合(ECMO)是否可以应用于重症成人 ARDS 患者?

推荐意见:我们建议给予重度 ARDS 患者机械通气联合

ECMO 治疗（弱推荐，中级证据质量）；建议给予新型甲型 H1N1 流感所致重症 ARDS 患者机械通气联合 ECMO 治疗（弱推荐，极低级证据质量）。

对于重症 ARDS 患者，目前 ECMO 是重症 ARDS 患者在传统治疗措施失败后的最终补救措施。一般认为，当重症 ARDS 患者满足下述条件时可考虑实施 ECMO：采用非保护性通气并且联合肺复张、俯卧位通气和 HFOV 等处理，在纯氧条件下，$PiO_2/FiO_2 < 100$ mmHg，或肺泡-动脉氧分压差 $> 600$ mmHg；通气频率 $> 35$ 次/min 时，pH $< 7.2$ 且平台压 $> 30$ $cmH_2O$；年龄 $< 65$ 岁；机械通气时间 $< 7 \sim 10$ d；无抗凝禁忌。

10. 体外 $CO_2$ 清除技术是否可以应用于重症成人 ARDS 患者？

推荐意见：重症 ARDS 患者目前不宜常规应用体外 $CO_2$ 清除技术（未予分级，中级证据质量）。

目前证据暂不能支持该技术在临床中的常规应用。对于中重度 ARDS 患者，体外 $CO_2$ 清除技术可能会增加 28 d/60 d 内的无通气辅助时间，但仍需大规模的临床研究进一步证实。此外需要注意的是，作为体外肺辅助技术中的一种，由于该技术对设备和人员要求都很高、可借鉴的临床经验少、并发症严重和医疗费用昂贵等问题，具有丰富技术经验的单位可尝试应用。

11. 高频振荡通气（HFOV）是否可以应用于重症成人 ARDS 患者？

推荐意见：我们建议 ARDS 患者机械通气时不应常规采用 HFOV（弱推荐，中级证据质量）。

HFOV 不能改善 ARDS 病死率，而且可能会增加其相关并发症的发生，因此，HFOV 目前不能常规应用于 ARDS 患者。尽管如此,多数研究均显示 HFOV 能显著降低难治性低氧血症的发生,因此,对于有丰富经验的单位,HFOV 仍可作为 ARDS 患者出现难治性低氧血症的补救措施。在临床实施中,为改善 HFOV 治疗效果和降低其相关并发症的发生应注意以下几点:

(1)患者的选择:ARDS 患者病因复杂,肺部损伤程度不一致,因此不同患者对 HFOV 治疗可能会存在不一样的反应。有研究发现,HFOV 更能显著改善肺外源性 ARDS 患者的氧合,可能与该类患者的肺可复张性高有关。HFOV 能稳定肺泡的开放状态,减少肺泡周期性复张和萎陷,因而可能对伴发气胸的 ARDS 患者有益。另外在患者的选择方面,患者的原发病、病变程度和循环状态等因素都是需要考虑的因素。

(2)参数设置:目前对于最佳的 HFOV 参数设置尚无统一标准,但前期研究提示 HFOV 应避免较高的平均气道压(尽量<30 cmH$_2$O),同时尽量增加振荡频率(>7 Hz),减少循环抑制和肺泡过度充气。

(3)尝试联合应用其他通气策略(如俯卧位和 RM 等)以期发挥其叠加效应来改善临床效果,但关于这方面的研究还较少。

(4)注意严密监测 HFOV 相关并发症的发生,若有条件可进行右心功能的监测。一旦发现 HFOV 无效或病情恶化,应立即改换为其他通气方式。

12. 吸入 NO 治疗是否可以应用于重症成人 ARDS 患者?

推荐意见:我们建议 ARDS 患者不应常规应用吸入 NO 治疗(弱推荐,中级证据质量)。

吸入 NO 治疗不能改善 ARDS 患者病死率,并且会增加患者肾损伤的发生风险,医疗费用较高,因此,吸入 NO 治疗不能常规用于 ARDS 患者。但吸入 NO 能选择性地扩张肺血管和改善通气血流比,所以对于临床应用吸入 NO 经验丰富的单位可将其作为重症 ARDS 患者难治性低氧血症的补救措施。

(欧阳彬 章守琴)

## 第三节 肺保护性通气策略

本节要点:

ARDS 的呼吸力学。

小潮气量的用法。

引言:急性呼吸窘迫综合征(ARDS)以弥漫性肺水肿及顽固性低氧为特点,根据最新的 ARDS 定义,将 ARDS 按照氧合指数和 PEEP 分成 3 种不同严重程度,并建议以严重程度为导向进行呼吸治疗。自从被应用于临床,人们就认识到机械通气是造成肺损伤的原因之一,尽管 1993 年才首次提出呼吸机相关性肺损伤(VILI)的概念。气压伤首先被发现并提出,指过大的压力会导致肺实质微观的损伤;1988 年,容积伤的概念被提出,指过大的肺应变使组织受到过度牵拉产生的损伤;与气压伤相关的肺萎陷伤以及生物伤 1997 年由 Slusky 团队提出,他们通过动物实验观察到,当肺泡处于潮汐式的塌陷和再次膨胀状态时,炎症因子出现了显著的升高。尽管 VILI 概念的提出,倾向于反应致伤因素,但事实上,VILI 造成的影响,包括从微观损伤到显著损伤,从细胞因子产生到白细胞募集,从肺泡渗透性改变到肺泡内出血形成,始终贯穿于整个损伤过程。肺保护性通气策略是与患者较理想预后相关的关键因素,尽管很多随机临床试验已经被证实患者可以获益,如：机械通气早期短时间使用神经肌肉阻滞剂、严重ARDS患者的俯卧位通气,以及流感肺炎导致的 ARDS 使用体外膜氧和(ECMO)。尽管如此,ARDS 的死亡率仍然居高不下,因此早期识别多种危险因素导致的 ARDS,以及尽量避免导致患者住院期间病情恶化的因素,能够帮助延缓病情进展。因此,本章着重于阐述肺保护通气策略及其近几年的进展,以及肺保护性通气策略在 ARDS 患者机械通气种所发挥的作用。

## 一、肺保护性通气策略的历史沿革

绝大部分重症患者住 ICU 期间都需要进行有创机械通气,ARDS 患者几乎更是无一例外地进行有创机械通气。尽管近半个世纪大量的研究进行着,对于 ARDS,机械通气仍然是关键的生命支持手段。事实上,机械通气并不能够治愈ARDS,它仅仅作为一种支持手段,通过保持充分的气体交换,为患者的存活赢得宝贵的时间。由呼吸机改善氧合具有两面性,然而不幸的是,完全安全的肺通气是不存在的。机械通气主要的副作用来源于：机械通气导致胸腔内压升高,使血流动力学不稳定,以及对肺实质造成的机械性损伤。实际上,机械通气本身可以通过激活炎症反应导致进一步的肺损伤;甚至研究已证实,在先前不存在肺损伤的情况下,机械通气也能够导致肺损伤。因此,所谓的"保护性通气策略"是一种手段,试图将通气支持根据患者的具体情况个体化,能够充分协调呼吸力学、肺可复张性、气体交换、血流动力学等因素之间的平衡。

过去 30 年已经积攒了大量的实验证据证实,过大的潮气量或过高的压力能够直接导致肺损伤。过大的潮气量产生的肺损伤被称为气压伤,这是机械通气小潮气量临床研究完成的基石。研究已经反复证实,机械通气如何对过度通气的肺泡造成肺泡上皮的破坏。实际上,ARDS 患者肺浸润程度是不均一的,即肺的某些区域比其他区域更容易受影响。这种不均一性是机械传输潮气量的不当分配的决定性因素,因此一些肺泡倾向于比其他肺泡更加膨胀;实际上大部分情况下也能够预见到,一些相对正常通气的肺泡一定程度上会过度充气。因此一些非充气的肺组织相对正常肺组织来讲就变硬了,导致总的肺顺应性下降,气道压上升。通气使用过大的压力或潮气量,随之而来的就是上升的跨肺压(气道压与胸膜内压差值),这在 VILI 的产生中起到非常关键的作用。另外,靠近不能膨胀肺泡的健康肺泡在通气时,非正常肺泡可能产生一个升高的剪切力,这会进一步导致并且加重肺损伤;甚至即使压力在安全范围内,通过“应力放大”机制,仍然可以导致肺损伤。这种影响,能够在细胞水平观察到,当肺泡受到超过其容量的牵拉时,肺泡内的细胞膜会被破坏。随之而来的便是细胞死亡,然后诱发炎症反应。甚至,比较轻微的对于细胞骨架或细胞外基质的损伤,都会通过细胞内信号的瀑布样传导诱发炎症反应。潮气量过大的通气,例如:$10 \sim 15$ ml/kg 潮气量,会导致弥漫性肺水肿加重,包括已经形成肺水肿的损伤的肺,甚至先前没有损伤的肺也包括在内。最早的用来阐述机械通气使肺泡过度膨胀的一些理论,将这种负面影响主要归因于毛细血管应力损伤以及随后导致的内皮以及上皮的损伤。近期更多理论揭示了高潮气量机械通气也能够驱动促炎反应,之后导致肺损伤。

　　直到 20 世纪 80 年代,传统的 ARDS 机械通气方式主要是潮气量 $10 \sim 15$ ml 每公斤体重。1993 年,美国胸科医师协会共识会议建议,平台压 35 $cmH_2O$ 以上的 ARDS 患者降低潮气量,用时要允许适度的高碳酸血症。那时,这些建议的证据大部分是基于动物实验,考虑到人体数据的缺乏,没有决定性的证据表明低潮气量通气策略能够有益于患者预后。但是,推荐背后的生理学原理已经足够强烈将这种通气方式引入临床实践。第一个随机试验,由 Amato 团队 1998 年提出假设,低潮气量通气具有保护作用,并将其在临床上实施。研究将患者分为传统通气组(潮气量 12 ml/kh,低 PEEP,$PCO_2$ 目标控制在 $35\sim38$ mmHg)与保护性通气组(潮气量 6 ml/kg,高 PEEP,允许性的碳酸血症),一共 53 名患者纳入研究,保护性通气组 28 d 死亡率明显降低,并且气压伤发生率明显降低,患者脱机率更高。随后,一个关键性的更大的临床试验由 ARDSnet 实施,一共纳入了 861 名 ARDS 患者,随机接受 6 ml/kg 或 12 ml/kg 潮气量(根据预期体重);研究表明小潮气量组死亡率降低 22%。尽管 Amato 团队的 ARMA 试验已经发表超过了 15 年,小潮气量通气策略仍然没有作为常规用于临床。对于如何对 ARDS 患者进行更好的肺保护性通气,各组织团队仍然在进行努力的探索。

## 二、肺保护性通气策略相关的呼吸力学

### 1. 潮气量,平台压

在里程碑试验 ARMA 中,当潮气量限制在 6 m/kg(PBW),平台压限制在 30 $cmH_2O$ 范围内时,患者的远期死亡率可以得到改善。Express 研究通过滴定 PEEP,使平台压维持在 $28\sim30$ $cmH_2O$ 之间,这在限制肺泡过度膨胀的同时,提高了 PEEP 来源的肺复张。该策略,减少了患者呼吸机天数以及器官衰竭,但对于死亡率没有改善。尽管使用小潮气量和低平台压能够改善 ARDS 患者死亡率,但对于这些条件的下限没有进一步进行限制。

平台压是 PEEP 和驱动压(或 $\Delta P$)的总和,较高水平的平

台压(接近 30 cmH₂O),对于临床医生来讲,是重要预警。自从应用较低的平台压以来,并发症的发生,例如气胸,已经显著下降了。过高的 ΔP 会产生过高的平台压,这会使潮气量诱导的应变及其死亡率上升。高 PEEP 产生的机械影响,主要取决于肺的可复张性以及能够从 PEEP 中获益(使之前关闭的肺泡复张)还是受损(使之前打开的肺泡过度膨胀)。因此,由提高 PEEP 带来的平台压上升,可能会产生不同的 ΔP,这使其应用至临床变得困难;当 ΔP 分层固定时,平台压在 22～34 cmH₂O,都与死亡率没有相关性。

2. 驱动压

Amato 团队提出,VILI 的产生,可能是由于在通气过程中压力的变化所导致,而不是其绝对值的最高水平所致。这个变化值被称为驱动压(ΔP),与弹性压力变化相一致。ΔP 等于潮气量($V_T$)与呼吸系统顺应性(Crs)的比值,Crs 与功能残气量(FRC)相一致。ΔP 因此描述的是,潮气量和肺容量(吸气时能够接受多少容积)的关系。应用统计学工具多水平中介分析,通过分析 9 个随机临床试验 3 562 名 ARD 患者数据证实:ΔP 是肺部机械变量中最能够预测 ARDS 患者 60 d 生存率的指标。另外有研究表明,ΔP 与肺应力密切相关:水平 15 cmH₂O 的 ΔP 预计其肺应力为 24 cmH₂O,该肺应力水平与产生 VILI 密切相关。

ΔP 是指机械通气过程中,由潮气量带来的气道压的上升,等于 $V_T$/Crs,为了方便临床应用,其比较简单的计算方式为:$P_{plat}$(吸气末)－PEEP。限制 ΔP 使其维持在 14 cmH₂O 能够通过降低潮气量或者提高肺顺应性实现。潮气量减少,会使潮气量不能够提供足够的氧合以及充分的 CO₂ 清除;同样,通过提高 PEEP 改善肺顺应性也并不总是能够可行。未来仍需要进一步研究,如何优化 ΔP 在临床通气使用流程。

3. 跨肺压

Talmor 团队在一项多中心的前瞻性临床试验中,通过滴定 PEEP 来保持呼气末跨肺压为正值,检测这个理论。Gattinoni 团队通过吸气末跨肺压值来指导机械通气压力的上限。Gattinoni 团队跨肺压的算法不是基于直接测量胸膜腔内压,而是使用肺的呼吸系统弹性比率,这种吸气末胸膜腔内压的估计方法,比直接测量食管压的方法测得的水平偏低。

最近有研究表明,对于大部分机械通气患者,如:神经科患者或接受 ECMO 治疗的患者或普通麻醉的患者,驱动压可能更加重要。因为这些患者胸壁顺应性相对固定,甚至有一些肥胖患者,在很多情况下,呼吸系统顺应性都能够很好的代替食管内压。但有时,直接测量食管内压还是有意义的,这可以更准确地评估肺泡壁的应力,尤其是在明确的胸壁顺应性受损、腹内高压或严重的脊柱侧弯等情况下。肺部驱动压是造成 VILI 的独立因素,一定程度上能够代表肺应力反应肺泡壁的应力情况。

4. 肺应力和应变

具有相同体重,相同潮气量的通气患者,可能会产生不同的呼吸力学指标,这取决于他们各自不同的,有功能的肺容积。这种现象所表达的机械通气概念称为:应力(stress)和应变(strain)。应力是指作用于物质结构的净力,例如:一个离体肺,肺组织在肺门处与脏胸膜相连,吸气时,肺组织会产生形变,这种变化被称为应变。在呼吸力学范畴内,肺应力反应的是,作用于肺实质上,是肺泡扩张的净力,这与肺组织弹性阻力(由肺泡张力和肺框架产生)相反。应力=气道压-胸膜内压(流量为 0 情况下)。肺应变代表一个组织结构产生的变形,被定义为:相对于组织原本的长度和容积(dL),组织在长度和容积($\Delta L$)上发生的变化。因此其计算公式为:

$$Strian = \Delta L/dL; Stress = Paw - Ppl$$

应用于肺呼吸力学其公式为：

$$Strain = V_T/FRC$$

FRC 在这里是指没有受到应力作用,休息状态的肺容积。应变的概念能够表明：具有相同理想体重,相同潮气量,但是不同 FRC 患者,是如何能够受到不同程度肺损伤的。高于生理情况的肺应变,与肺损伤的临床和生物化学标记物有关。有研究表明,通过给健康猪,使用肺应变 $1.5 \sim 2$ 进行机械通气,与 VILI 的发生系统化相关。相似的,在一项观察性的人体实验中,与正常应变通气组相比,高应变通气的 ARDS 患者组,支气管灌洗液中的 IL - 6 和 IL - 8 表达 4 倍升高。尽管临床上测量 FRC 和呼气末容积仍然是一项挑战,但是改变肺顺应性是肺容积下降的标志。同样的,$\Delta P$ 反应的是潮气量($V_T$)和功能肺容积的比率,这也为床边估计潮气量带来的肺应变提供了一种间接方式。

通过测量应力,也能够评估应变,两个值被肺固有弹性相连接(specific elatance of lung,$E_{Lspec}$)：

$$Strain = Stress/E_{Lspec}$$

当然,如果净的扩张肺泡的力($P_L$)是已知的,那么应变就等于：

$$Strain = P_L/E_{Lspec}$$

$E_{Lspec}$ 的值大约为 $13 \ cmH_2O$,这个值在各种疾病范围内,机械通气时,几乎不变。因此,通过测量跨肺压(应力),应变也能够被推测。

5. PEEP

众所周知,在较低压力水平时,肺泡会周而复始的复张-

塌陷。在较低的肺容量时,VILI 由局部组织较高的应力和剪切力(肺泡和远端小气道重复的开放和关闭所产生,又称为肺萎陷伤)所致。

在患者的肺具有可复张性时,相比与 PEEP(PEEP 为 0),PEEP 能够增加呼吸末时,含气肺泡的数量,因此能够潜在的减小肺应变。自从肺应变的概念提出以下假设:存在当应力为 0 时,处于休息状态的肺容积;由 PEEP 产生的肺复张产生了一些概念性问题。PEEP 有以下两方面影响:a)复张先前塌陷的肺泡,使之成为功能性肺泡,并且可以避免受过度牵拉;b)对先前的功能性肺泡以及新的功能的肺泡产生应变。因此,PEEP 能够增加呼吸末肺容积,产生所谓的由 PEEP 产生的潮气量($V_{PEEP}$),但这同时也能够提高 FRC。

由 $V_{PEEP}$ 产生的潮气量部分属于一个非应力组成部分,应该从真实应变中去掉。在实践中,很难去评估新增加的肺容积,我们尽量简化这一过程。有学者建议,将 $V_{PEEP}$ 定义为"静态应变",$V_T$ 定义为"动态应变",因此计算总的应变为($V_T$ + $V_{PEEP}$)/FRC。有些人计算应变 = $V_T$/EELV,EELV 包括 FRC 和 $V_{PEEP}$。后面的定义,将静态应变从分子移至分母,这与最近的一些研究表明,静态应变比动态应变不容易导致损伤,并且更具保护作用这一结论是一致的,也就是说,PEEP 产生的 $V_T$ 是 IEEV 的一部分。由 PEEP 带来的肺复张在应变计算中产生强烈的影响:复张的容积以及新的由 PEEP 产生的功能残气量将在应变计算中,增加分母的数值。因此,能够辨别哪些患者的肺具有可复张性是一项非常重要的能力,与 ARDS 患者 PEEP 的滴定密切相关。Dellamonica 团队证实了通过比较 2 种不同 PEEP 下的 EELV,能够床边评估 PEEP 相关的肺复张,这项技术能够帮助指导 PEEP 滴定以及 ARDS 患者的应变处理。

6. 应力升高（Stress Rasiers）

ARDS 患者的肺实质表现为肺不张和肺实变分布的不均一性。在局部应变较高的地方，可能会加剧这种"应力升高"——在能够充气和不能充气的肺泡交界区域，这种局部组织力会被放大。Mead 团队证实，这将导致应力的不均一分布，随后会出现局部的应力上升。相应的，当 1 到 2 个邻近肺单位弹性下降时，邻近肺泡开放的应力将上升 4 倍。正常和非正常肺单位的交界处，被称作"Stress Raiser"。应力升高的概念体系，已经在无生命的结构工程中完善建立，这也能提供解释，为什么对健康主体实施的压力和应变在 ARDS 患者身上应用会产生肺损伤。

## 三、基于"Baby lung"的其他保护性通气方式

ARDS 起初被想象为肺组织弥漫性均匀弹性阻力升高，CT 显示 ARDS 的非正常表现大部分为局部的，表现为区域肺实变密度上升或塌陷，其他区域正常或接近正常充气状态。能够充气的肺的减少反应在 FRC 下降上，理论上其最低值可低至健康个体的 20%～30%。Gattinoni 团队应用定量 CT 分析，发现肺总的顺应性下降，大部分能够由可通气肺泡的减少来解释。这个发现使"baby lung"的概念流行起来。

来源于这些观察最关键的发现是，ARDS 中可充气的肺的呼吸力学，已经接近正常的肺，这也解释了为什么通气的肺不是变硬了，而是变小了。尽管有正常的机械性能，ARDS 患者可充气的肺的水渗透性已经代谢速率也有不正常的升高，这可以通过 PET 检测得到。这提示了，"正常的"肺区域也受到了不同程度的炎症反应影响，因为他们要通过过度通气来补偿巨大的肺单元的损失。

### 1. 神经肌肉阻滞剂（NMBAs）

NMBAs 经常被用于减少患者吸气及呼气做功，为了达到改善人机同步，使肌肉氧耗最小化。另外，NMBAs 能够通过降低自主呼吸做功产生的胸膜腔负压，减少肺部产生的应力/应变。但是，NMBAs 能够增加 ICU 获得性神经肌肉障碍以及膈肌功能障碍风险，延长机械通气时间。为阐明 NMBAs 在 ARDS 患者中的作用，近几年有几项临床试验，对此专门进行了研究。2004 年，Ginnier 团队，研究了重度 ARDS 患者 48 h 内 NMBAs 协同镇静药物的使用效果，发现使用 NMBAs 组患者氧合更高；有小样本随机试验进一步研究表明，第一个 48 h 连续输注 NMBAs 能够显著降低局部和全身炎症反应，可以降低 PEEP 水平，获得更好的氧合。在一项多中心试验中，340 名重度 ARDS 患者随机接受 NMBAs 或安慰剂治疗，发现 NMBA 组患者 90 d 死亡率明显降低，气胸的发生率更低，且 ICU 获得性肌肉麻痹，无明显差别。基于一些可获得的数据，NMBAs 应该应用于最严重的 ARDS 患者，主要用于急性阶段以及机械通气的前几个小时，这是为了确保人机协调，避免有害的跨肺压产生。当然，呼吸机设置的调节及是否需要肌松仍需要每日评估。

### 2. 俯卧位通气

30 年前，一些观察性研究报道，俯卧位能够提高大部分急性呼吸衰竭患者的动脉氧合。因此在威胁生命的低氧状态下，俯卧位被保留为一种补救的治疗措施。俯卧位通气带来的影响主要包括：肺部密度的重新分布——使背段区域的肺复张，是胸壁的弹性阻力升高，肺泡分流减少，以及更好的通气血流比值；这不仅能够得到更好的氧合和二氧化碳清除率，还能够是通气均一分布减少 VILI，对抗右心衰。基于一些有利影响，从 1996 年，俯卧位通气研究开始实施。第一个临床试验,主要纳入了中到重度的 ARDS 患者,没有实施保护性通气,在短期(每天小于 8 h)应用俯卧位通气后,并未获益。随后的 2 个临床试验,纳入了更加严重低氧的 ARDS 患者,并且使用了较长时间(每天 20 h)的俯卧位通气,仍然没有任何获益。但就之前研究的 meta 分析显示,对于入院氧合指数小于 140 mmHg 的患者增加生存率。在此背景下,Guerin 团队实施的多中心随机研究,给重度 ARDS 患者进行长时间(每天至少 16 h)应用俯卧位通气,发现 28 d 死亡率显著下降,平均每天俯卧位通气时间是 17±3 h。根据柏林定义,俯卧位通气应该应用于重度 ARDS 患者,尤其是在急性阶段,肺水肿、肺泡塌陷以及肺可复张性更高的患者,并且应该较长时间应用。尽管少数患者的氧合未得到改善,俯卧位通气还是有额外的好处,主要与减轻 VILI 相关。尽管俯卧位通气仍存在一些技术难题,但由技术熟练的团队实施时,副作用相对比较低,并且能够被其益处所抵消。当然,在改变患者体位之前,需要排除以下绝对禁忌证:怀孕,不稳定骨折,腹部开放性损伤,血流动力学极度不稳定。

3. 肺复张

在临床实践中,肺复张常常被认为是一项很有用的策略,Gattinoni 团队 2006 年,就 68 名患者在气道压 51 ～ 54 cmH$_2$O 进行了研究,CT 表明,ARDS 患者肺的可复张性范围约在 50%。在临床上,肺复张被认为是有用的治疗策略,对于可复张肺具有更高的治疗价值。应用呼吸生理变量在床边评估肺可复张性,无法达到预期的特异性和敏感性,因此应用 CT 能够较好地观察之前塌陷的肺泡再次张开(解剖上的肺复张),这种改变在呼吸生理变量上与"功能性"的肺组织复张相关。可复张性肺泡比例对于 PEEP 的选择和肺复张手法有较大影响。

## 四、临床应用的 ARDS 保护性通气策略指南意见

1. 小潮气量通气

推荐意见：推荐小潮气量应用于 ARDS 患者，能够降低死亡率（grade 1A）。

关键点：ARDS 患者潮气量维持在 6 ml/kg（PBW）以下；平台压需要在 30 cmH$_2$O 以下。

2. 高 PEEP

推荐意见：推荐 PaO$_2$/FiO$_2$≤200 mmHg 的 ARDS 患者应用较高的 PEEP，能够减少死亡率（grade 2B）。

关键点：应用高 PEEP，不会增加气压伤的风险；高 PEEP 组，氧合指数在第 1 d 和第 3 d 氧合指数能够得到明显改善。

3. 俯卧位通气

推荐意见：推荐 ARDS 中度及以上的患者在排除禁忌的前提下，使用俯卧位通气（grade 1B）。

关键点：俯卧位通气应该应用于机械通气早期，氧合无法改善的情况下；俯卧位通气每日不少于 10 h；俯卧位通气时，仍需要肺保护性通气。

4. 体外膜氧合

推荐意见：推荐 ECMO 作为补救性治疗，应用于肺保护性通气策略无法改善低氧血症的 ARDS 患者（grade 2C）。

5. 肺复张

推荐意见：推荐肺复张应用于 ARDS 患者，能够降低死亡率（grade 2B）。

关键点：肺复张能够改善低氧血症，并且不增加气压伤风险。

6. 神经肌肉阻滞剂

推荐意见：建议 ARDS 患者开始机械通气的 48 h 内使用

神经肌肉阻滞剂(grade 2B)。

关键点：ARDS 患者 48 h 内使用神经肌肉阻滞剂能够改善低氧血症；使用神经肌肉阻滞剂能够降低气压伤如气胸的风险。

## 五、ARDS 患者应该如何进行肺保护性通气？

机械通气的负面作用主要来源于两方面：其一，与肺相关，其二与血流动力学相关。前者，与跨肺压相关(持续膨胀肺实质的正压)；后者与胸腔内压相关(促进或阻碍静脉回流)。为了能够将其中的问题分辨清楚，多年以来，人们都致力于研究如何避免 VILI。但事实上我们并不知道，目前患者死亡率究竟有多少比例该归因于 VILI；尤其是，我们今天应用的"比较柔和的"通气策略，是否正确。因此，如果现如今我们不能够评估它对肺损伤以及患者生存的真正影响，VILI 的未来将是怎样？未来的机械通气应该是建立在我们对人工通气和肺部疾病二者相互作用充分地理解上。事实上 VILI 确实一部分来源于，呼吸机的设置，但另一部分来源于肺部疾病本身的病理生理改变。

1. 呼吸机来源的 VILI

呼吸机设置包括：潮气量、压力、呼吸频率、流量，所有这些组成部分都能够影响 VILI，并且明显依赖于其程度大小。我们提议，把这所有的物理组成部分统一由一个变量表示，叫作机械能。一个体重 70 kg 的正常人，呼吸系统弹性阻力正常的情况下($12 \text{ cmH}_2\text{O/L}$)，普通麻醉的代表性参数设置为：潮气量：420 ml，呼吸频率：12 次/min，PEEP：$5 \text{ cmH}_2\text{O}$，吸呼比为 1∶2。这时与其相关的呼吸系统机械能约为 4 J/min，作用于正常功能残气量(1 500 ml)，将约为 2.7 mJ/min/ml。

### 2. 肺来源的 VILI

相同的机械能,可能产生完全不同的影响,这取决于,实际操作时,肺的病理生理改变。主要有以下 3 个重要组成部分:肺容积的大小,肺的不均一性程度,肺的可复张性。肺容积的大小(功能残气量)将用来标准化计算机械能,但更重要的是机械能在肺实质的分布,这与应力和应变的分布是平行的。在严重 ARDS 患者中,肺的不均一性(占肺实质 30%～40%)会引起局部的"stress raisers",使压力增加 2 倍。因此在肺的薄弱部位,机械能会变成其他部位的 2 倍。最后,高肺可复张性的患者,若 PEEP 没有充分应用,肺萎陷伤将加速VILI 进展。因此,评估患者的肺容积的大小,肺的不均一性以及肺可复张性,有利于评估 VILI 产生的风险大小。

最后,我们相信 ARDS 肺保护性通气策略应该建立在以下原则的基础上:对 ARDS 的诊断明确,积极针对其病因进行治疗;充分评估其严重性以及在 PEEP 为 5 cmH_2O 时进行分层,评估其肺可复张性;在机械能最小化、肺均一性最大化的前提下,尽量满足患者的氧合需求。

## 第四节　俯 卧 位 通 气

本节要点:

俯卧位通气的时间需要应个体化。

俯卧位通气只是一种策略,应全面考虑患者的适应证与生命体征允许情况。

自 20 世纪 70 年代起,俯卧位通气就运用于 ARDS 严重低氧血症的患者中。俯卧位通气的运用,最初源于有研究者观察到,在肺囊性纤维化的患者中,孩童会自然的摆放他们上下肢的位置以改善通气。同时发现在仰卧位机械通气的患者中，非重力依赖区的通气得到改善，但是血流灌注减少。随后有 40 多篇的观察性研究报道，急性呼吸窘迫综合征患者进行俯卧位通气后，氧合可有轻度或者显著的改善。

## 一、俯卧位通气的理论基础

俯卧位的理论基础是基于胸腔和腹腔是一个由不同密度器官被横膈分隔的腔室。不同的器官密度差异导致容积不同，腹腔为 10 L，胸腔体积为 5 L。

脓毒症或外伤等引起的 ARDS 常伴有腹腔间隔综合征，腹内压异常升高（>25 mmHg 或 34 cmH$_2$O）。背部区域的腹内压最高，并被传送到胸膜腔，从而起到压缩背部肺区的作用。

在仰卧位（SP）被动通气期间，胸廓尺寸减小，用力肺活量降低大约 17%（0.5 L），而腹部体积增加。在被动机械通气时给予生理潮气量（5~6 ml/kg），通气优先分配给非依赖性腹侧肺部区域。例如，与自主呼吸相比，在平卧位被动通气时，肋骨扩张程度由 40% 增加到 72%。仰卧位时，大约 20% 的肺组织偏向于腹侧，相比之下，有 50% 在背侧平面（心脏水平以下）。虽然俯卧位时肺组织向胸腔的腹侧重新分布，但是暴露于压缩力的肺组织相对减少。而且，俯卧位被动机械通气导致背侧壁膈肌更大的位移，产生更大的容积变化。此外，在俯卧位通气期间，心脏几乎完全位于在胸骨上，解除了对肺左下叶和部分右下叶的压迫。由于计算方法的差异，在垂直方向重力对仰卧位和俯卧位时肺部血流分布的影响为 4%~7%，4%~13%，21%~41%。

除了体位，还有其他机制来揭示肺部血流分布异常的原因。与腹侧肺组织相比，背侧肺组织血管内皮能产生更大量的一氧化氮;而且背侧肺组织血管组织更加丰富,能够容纳更多血供;再者背部肺组织血管阻力也相对较小。

在狗的正常生理条件下,俯卧位通气,稍微改善了氧分压,二氧化碳分压没有明显改变,但由于肺内分流减少而增加了通气血流比(0.83~0.94)。猪在俯卧位时通气血流比也有类似的改善(0.72~0.82)。

俯卧位通气除了通过上述各种机制改善氧合以外,它还能降低呼吸机相关肺炎的发生率。长时间的仰卧位可导致肺不张和引流不畅,从而诱发坠积性肺炎,俯卧位通气则有利于促进下叶肺组织痰液向中央主气道的引流。俯卧位通气理论上还能够减少胃食管反流,促进气管插管囊上腔积液的引流,减少感染性液体的吸入;但同时也会导致胃潴留的增加,可能会增加吸入性肺炎的风险。

对 ARDS 患者进行俯卧位通气时,氧合随时间的改变也具有一定特征,起初(小于 30 min)氧合可有较快地改善,随后会出现缓慢的逐渐的改善。此外,有研究报道,大约 73% 的患者在俯卧位 1 h 内就会有氧合的明显改善,27% 的患者则需要更长的时间,时间可达 6 h。大多数研究建议,每次俯卧位通气需持续 10~12 h,最好可达到 16~20 h。在 ARDS 早期进行俯卧位通气(小于 3 d),能更有效地改善氧合;当病情发展(超过 1 周),肺纤维化、Ⅱ 型肺泡上皮细胞增生时,效果则不明显。

1. 适应证

严重低氧血症,常规机械通气不能纠正;促进塌陷肺泡复张;促进气道分泌物引流。

2. 相对禁忌证

严重的血流动力学不稳定;颅内压增高;急性出血性疾病;颈椎脊椎损伤;骨科手术;其腹部手术需要限制体位;妊

娠;不能耐受俯卧位姿势等。

## 二、俯卧位通气的步骤

1. 操作前准备

施行俯卧位通气前,应使用镇静药物使患者处于相对镇静状态,以减少患者不安(建议 Ramsay 5 分)。

施行俯卧位通气过程中,保持患者呼吸道通畅,防止窒息。

暂停饮食,撕开电极贴,并准备新电极 5 个。

2. 操作步骤

若存在翻身床,则按翻身床使用和操作方法进行。若是普通床,则按以下步骤:

(1)物品准备:凹形枕、软枕 2～3 个或啫喱垫。

(2)位置与分工

第一人位于呼吸机床头,负责呼吸机管道的妥善固定、头部的安置和出口令。

第二人位于左侧床头,负责固定监护仪导线、胃管。

第三人位于左侧床尾,负责保留导尿管、股静脉置管、输液导管。

第四人位于右侧床头,负责颈内(或锁骨下)静脉置管、该侧的胸腔闭式引流或腹腔引流管。

第五人位于右侧床尾,负责骨牵引等。

第六人位于患者稍后侧卧转俯卧的方向,负责放软枕或啫喱垫。

人员分配情况根据患者病情及身体上的管路确定。

(3)操作步骤第一人发出口令,其余 4 人同时将患者托起,先移向床的一侧,然后将患者转为侧卧,再在患者双肩部、胸部、髂骨、膝部、小腿部及骨粗隆处垫上柔软的敷料,并使患者的腹部不接触到床垫,敷料需要 1～2 h 更换一次。

(4) 翻身后处理把头部垫高 20°～30°,头下垫软枕,也可垫马蹄形枕头,使颜面部悬空,可避免气管插管的受压,患者的双手可平行置于身体的两侧或头的两侧。

3. 并发症及注意事项

(1) 皮肤黏膜压迫受损。

(2) 气管插管、动静脉置管及各种引流管的压迫、扭曲、移位、脱出等。

(3) 注意患者气道的引流,防止气道阻塞。

(4) 颜面部水肿等。

4. 结束

若有翻身床则按使用和操作方法进行。若为普通床,则按如下步骤进行。

(1) 俯卧位结束后,先由第一人安排人员管理好患者的管路,并且发出口令,其余人员同时将患者托起,先移向床的一侧,然后将患者转为侧卧位,撤除床垫上的敷料及软枕,整理好床铺,然后将患者摆放至需要的体位。

(2) 俯卧位结束治疗后,积极做好气道管理,加强气道引流。

# 第六章
# 机械通气的效果和并发症

## 第一节　机械通气对心血管、神经、肾脏和其他脏器的影响

本节要点：

有效的机械通气取决于气道压力和个体的心肺状况。

在实施机械通气时，机体通过代偿机制对循环产生的影响很小。

在机械通气时，保持低水平的平均气道压可减少对心血管的不良影响。

机械通气可对胸腔外脏器功能产生一定的影响。

重症患者的营养问题尤为突出，因此营养状态必须被仔细监测和维持。

### 一、机械通气对心胸血管的影响

机械通气主要通过肺容积的扩大，肺泡正压和胸腔内正压的增高以及心脏的移位对机体循环系统产生影响。因此每一位操作呼吸机的临床医师都应掌握机械通气的生理学效应和可能发生的并发症，以便将其产生的不良影响降至最小，挽救患者生命。

（一）机械通气对心血管系统的影响

机械通气患者,吸气时胸腔内压增高,胸腔压力的大小取决于气道正压的大小和个体的心肺状态。

1. 自主呼吸与机械通气的胸泵机制

比较在自主呼吸和机械通气时胸腔内压力变化（即胸泵机制）的不同,就能更好地解释机械通气导致心排血量下降的现象。

自主呼吸时,吸气相胸腔内压力下降,形成负压将气体吸入肺内;压力梯度的增加,导致壁薄的大静脉扩张,静脉血液回流增加,右心室前负荷增加,导致右室舒张末期容积和心排血量增加（Frank-starling 机制）。相反,呼气相胸腔内压力上升（负压值降低）,压力梯度减小,静脉血液回流减少,右心室前负荷减少,导致右室舒张末期容积和右心室输出量降低。在同样的胸腔内压力变化时,左心排血量的变化与右心的改变类似。

在机械通气时,血流动力学的改变与自主呼吸正好相反。机械通气时,吸气相上升的气道压会快速传导至胸内空间,包括大血管和其他胸内结构,随着气道压的上升胸腔内压也随之升高,胸腔内血管受压,导致中心静脉压升高,右心室与静脉系统的压力梯度缩小,右心静脉回流减少,右室前负荷降低,导致右心室输出量减少。

值得注意的是胸内静脉压是随平均气道压和胸内压成比例上升,在正压通气同时加 PEEP 对循环的影响正好解释这种现象,在正压通气模式下设置 PEEP 使平均气道压升高,中心静脉压随之升高,右心与静脉系统的压力梯度缩小,静脉回心血流量减少,最终导致右心排血量降低,同样的道理,在控制/辅助模式下使用 PEEP,比在 IMV/SIMV 模式下使 PEEP 或单独使用 CPAP,右心排血量下降更明显。

2. 机械通气对肺血管的影响

机械通气时,肺泡被动扩张,肺泡毛细血管网受肺泡膨胀的物理影响,拉伸受压而变狭窄,血流通过肺泡毛细血管网的阻力增加,同时肺泡正压也可向肺间质传导,使血流阻力增加,虽然与肺泡毛细血管相比,其增加程度轻得多,但两者效应联合导致肺容积增加,总肺血管阻力增加(PVR),肺血流量减少。肺血管阻力(PRV)还与肺容积的变化密切相关。若肺容积缩小(ARDS),或肺血管床减少(COPD、肺动脉高压),机械通气均可引起 PVR 增加;若在机械通气的 $V_T$ 过大,PEEP 水平过高或呼气时间过短均可导致肺过度通气引起 PVR 增加;若呼气末容积超过 P-V 曲线的高位拐点(UIP),也可显著增加 PVR。综上所述,低于或高于功能残气量(FRC)的肺容积变化均可引起 PVR 增加,随之影响右心室排血量,因此任何能使肺容积处于生理 FRC 的治疗措施均可降低 PVR。

3. 机械通气对右心室的影响

机械通气引起胸腔内压力增加,静脉回心血量减少,在心功能正常时,心排血量主要取决于前负荷,机械通气过度可引起右心室舒张末期容积变化,右心室收缩力下降导致心排血量减少,此时通过适当调整呼吸参数,如降低通气压力,防止肺过度扩张,补充血容量等治疗方法可改善右心功能;但在已存在心功能不全的患者,心功能与后负荷关系更大,对前负荷不敏感,机械通气可通过降低左心室后负荷而改善心功能;同时静脉回心血量减少,右心室过度充血减轻,也有助于改善心功能。

4. 机械通气对左心室的影响

在使用高水平正压通气治疗(PEEP>15 cmH_2O)及右心衰竭的患者,扩大的右心室可使室间隔左移,左心室舒张容积下降,左室舒张末期充盈受限,导致左心室输出量减少。但在多种影响左室输出量减少的因素中,该机制并不比静脉回流量减少所产生的影响更大,但对机械通气前已存在左心功能不全的患者足以造成巨大的影响。在使用高潮气量加高PEEP的正压通气时,左心排血量下降的原因还可能与心脏受到膨胀肺挤压有关,从而产生类似于心包填塞表现,结果导致左心室前负荷和顺应性下降,心排血量下降。由此可见,在高水平的峰值压力和吸气时间延长的通气状态下,这种作用更加显著。

尽管以上内容均阐述了机械通气对循环的抑制作用,但对急性左心功能不全的患者也可带来明显的益处。引起左心功能不全的因素有心肌收缩力下降,容量负荷(前负荷)和阻力负荷(后负荷)增加。如果急性左心功能衰竭是由缺氧引起,可以通过机械通气提高动脉血氧分压,改善心肌缺氧状态,增强心肌细胞代谢,提高心肌收缩力,从而改善心脏功能。机械通气也可通过改善胸腔内压的过度下降,减少静脉回心血量,降低右心室前负荷,从而减轻肺水肿;增加胸腔内压,还可以降低左心室收缩时跨壁压和左室后负荷,增加左室输出量,改善左心功能。基于以上机制,机械通气可作为急性左心功能衰竭的有效治疗手段之一。但值得一提的是对给予机械通气前已存在左心功能不全的患者,需改善心功能后缓慢撤机,如若突然撤机,将可能导致左心室后负荷增加和心功能失代偿,最终导致撤机失败。

5. 机械通气时对冠状动脉血流的影响

冠状动脉血流依赖于冠脉灌注压,左心室冠脉灌注主要是由主动脉舒张压和左室舒张末期压力之差所决定,右心室的冠脉灌注主要是由主动脉压与肺动脉收缩压之差决定。造成冠状动脉灌注压力梯度下降的因素,如心排血量减少、血压下降、冠状动脉痉挛或在机械通气时,胸腔内压增高导致冠状动脉直接受压等,均可导致冠脉灌注减少,最终造成心肌缺血。

**(二)影响心血管系统的机械通气因素**

机械通气时心排血量的水平受多种因素影响,包括肺和胸壁的顺应性,气道阻力和实施机械通气压力的大小、持续时间。

**1. 肺和胸壁顺应性及气道阻力的影响**

顺应性是反映肺和胸廓弹性的特征,它是反映单位压力改变时的肺容积变化。对于肺顺应性差(僵硬肺)的患者如ARDS和肺纤维化,气道压力和肺容积变化均不大,因此对血流动力学的影响也微乎其微。分析其原因可能是由于肺泡内压受肺弹力的限制不能传至胸腔内,故胸腔内压力变化不大;反之,当肺的顺应性良好,而胸壁的顺应性较差的患者,如胸廓畸形,神经肌肉病变等,在机械通气时,更多的压力传入胸腔内而使胸腔内压增高,因此对循环的抑制作用更明显。

在机械通气时,若气道阻力增高,导致气道峰压($P_{peak}$)明显增高,但大部分压力可能在气道内传递不充分而丢失。因此,高气道峰值压有可能不能传递到肺泡和胸廓内,因而对血流动力学影响不大。

**2. 机械通气压力大小和持续时间**

机械通气对循环功能的影响主要取决于通气压力和P-V曲线的关系,以及自主呼吸的存在。PEEP略高于低位拐点(LIP)时,可改善肺循环,对体循环血流动力学无明显影响,气道平台压($P_{plat}$)超过高位拐点(UIP)对肺循环和体循环的影响将显著增加。高水平的PEEP和$P_{plat}$也可通过增加肾素-血管紧张素-醛固酮系统(RASS系统)的活性,导致脑、肝、肾脏等重要脏器静脉淤血,因此在机械通气患者限制平台压在35 cmH_2O(控制通气时)或30 cmH_2O(有适当自主呼吸触发)以下,时间一般为呼吸周期的 5%～10%,不超过 15%;而 $P_{peak}$ 实质上也是通过 $P_{plat}$ 的大小,持续时间和分布影响循环功能。

(三) 影响心血管系统的呼吸机参数

上文已提及,机械通气对循环的不利影响均源于呼吸机正压对肺泡内压和胸腔内压的改变,但这两者均无法直接测定,而平均气道压与平均肺泡压有一定程度的相关性,因此临床上常用 $P_{mean}$ 来表示。在实施正压通气时,各种降低肺内压的方法均可降低对循环的副作用,因此在治疗中,保持低水平的平均气道压可减少心血管的不良影响。

1. 平均气道压($P_{mean}$)

平均气道压是在一个呼吸周期中气道压力基线和压力上升曲线间组成的封闭图形的面积,而现今使用的呼吸机上仅需要简单的触摸按键,就可显示平均气道压和其他参数的数值,其测量计算均由微处理器完成,但理解和掌握平均气道的具体计算方法和临床意义依然十分重要。在流速恒定,容量控制的正压通气中,压力上升近似一条直线,依时间变化形成时间—压力波型。

平均气道压估算公式: $P_{mean} = 1/2(PIP \times [$吸气时间/一个呼吸周期时间$])$。

在 PEEP 模式下估算公式 $P_{mean} = 1/2(PIP - PEEP) \times ($吸气时间/一个呼吸周期时间$) + PEEP$

在机械通气时,由于患者自身疾病导致肺的个体差异、操作者的经验和选择的呼吸机通气模式不同,可产生不同水平的平均气道压和压力波型。例如,反比例通气(IRV)和 PEEP 技术相对于普通正压通气将产生更高的平均气道压。一般认为 $P_{mean} < 7\ cmH_2O$ 时对循环功能影响不明显,但在不同疾病的影响特点各有不同。在气流阻塞性肺疾病(如 COPD),

$P_{mean}$ 不能作为反映肺泡内压和胸腔内压参数,此时肺容积的变化与肺泡内压和胸腔内压直接相关,因此在此类患者可选择肺容积参数,当吸气末肺容积≤20 ml/kg,对循环功能的影响较小;在限制性肺疾病患者(如肺实变或肺泡闭陷),高PEEP 可防止肺泡萎陷,改善肺顺应性,改善氧合,但它同时也使肺泡内压向胸腔的传导增强,增加平均气道压,对体循环产生不利的影响。总而言之,用 $P_{mean}$ 反映机械通气对循环功能的影响程度有一定的价值,尤其在动态随访时。

2. 影响平均气道压的因素

高气道压预示高胸腔内压,为保障有效地通气和氧合,又可将高胸腔内压对循环产生的不利影响降至最低,气道压应保持在一个合理的范围内,并实施动态管理。以下分别阐述影响平均气道压的几个因素:吸呼比(I∶E);吸气流速;PEEP;控制性肺膨胀;间歇指令通气/同步间歇指令通气(IMV/SIMV)模式。

(1) 吸呼比(I∶E):吸气和呼气关系对平均气道压的影响十分重要,需认真考虑,合理设置。吸气时间增加有利于气体分布,增加气道压力,改善氧合,而呼气时间延长有利于肺泡内气体充分排除,有利于血液回流。因此更短的吸气时间和更长呼气时间,形成的气道正压均会下降,在机械通气患者通常将 I∶E 的设置在 1∶1.5～1∶2.0。而 I∶E 在 1∶1、2∶1 或更小时将导致平均气道压明显升高,残气量增加,血流动力学影响将明显增加。因此在有气流阻塞性疾病的患者设置长的呼气时间有助于肺残气量减少,减少内源性 PEEP(PEEPi),而另一方面对于窒息患者在控制通气模式下,若设置 I∶E 在 1∶6 或更长时,会因吸气时间($T_i$)过短导致生理无效腔增大,无法达到氧合目标。正确的设置吸呼比有利于氧合和促进 $CO_2$ 的排出,有助于保持良好的人机同步性,同时又保持了血流动力学的稳定。因此临床医师应依据患者自身情况,个体化调整 I：E 比以达到最理想的治疗效果。

(2) 吸气流速：吸气流速影响气体在肺内的分布、二氧化碳排出和通气血流比值。高的吸气流速会在较短时间内输送所设置的潮气量而提高气道峰压,但在一个气道传导正常的患者并不会增加平均气道压水平。在使用高流速通气时,必然掌握三个重点：第一,较高的气道峰压在呼吸周期中必定损失平均气道压,第二,克服气道阻力所需的压力增大($R_{aw} = \Delta P/flow$),第三,高流速时更容易出现不均衡通气,例如,如果右主支气管部分阻塞,气流遵循最低阻力传导路线,使大部分气体涌入左肺,造成左肺压力高于右肺压力,气体分布出现不均衡状态,过度增高的左肺压力引起通气血流比(V/Q)失调,其原因是因为压力增高使左肺肺毛细血管受压血流减少。即增加左肺容积相当于增加生理无效腔的通气,相对的灌注更少。此外左肺高容积明显增加肺泡破裂的风险。而右肺受到来自左肺压力的影响,两侧胸腔压力不均衡致纵隔右移使右肺容积减小更加明显,相当于更少的通气和不变的灌注,导致肺内分流增加,V/Q 失调进一步加剧,此外纵隔摆动将加剧血流动力学改变及心律失常的发生。

综上所述,实施正压通气时应采用合理的不太快的吸气流速,使用减速波时,峰流速一般设置在 $60 \sim 90$ L/min,而有阻塞性肺疾病的患者吸气峰流速一般选择在 $40 \sim 60$ L/min,以延长呼气时间。但过慢的吸气流速也是有害的。它可能导致吸气做功和 auto - PEEP 增加,因此应仔细观察在流速变化时无效腔量/潮气量($V_D/V_T$),通气/血流比(V/Q)和跨肺压的变化来设定合理的吸气流速。

(3) 呼气末正压(PEEP)：PEEP 可使萎陷的肺泡复张并维持开放,增加肺泡内压和肺容积,增加肺顺应性,改善通气血流比例,改善氧合,对抗气道陷闭,克服内源性 PEEP 引起的呼吸功增加,但随着 PEEP 水平升高,气道峰压和平均气道压也随之增高,增加了气压伤的风险,对心血管系统的抑制作用也相应增加。因此设置 PEEP 的水平一般不宜超过 20 $cmH_2O$。但应注意在肺顺应性差的患者实施 PEEP,气道压力并不总能传至胸腔内及腔内血管,因此对有"僵硬肺"患者实施 PEEP,并不一定产生心排血量降低的结果。对于低血容量、低血压、低颅内压和肺过度充气患者应严格控制 PEEP 值。

(4)控制性肺膨胀:最早提出控制性肺膨胀或吸气暂停是为了在容量通气状态上改善肺内气体分布和高氧合。近年来人们逐渐认识到这种策略由于增加了吸气时间和平均气道压会引发严重的不良后果,因此现在仅将此技术用于测量平台压和计算肺的静状顺应性。由于控制性肺膨胀策略能明显提高平台压及潜在的不良血流动力学效应,应慎用。

(5)间歇指令通气(IMV)/同步间歇指令通气(SIMV):实施正压机械通气时,IMV/SIMV 模式可降低平均气道压。IMV 是指呼吸机以预设的频率输送预设容量或压力,在指令呼吸之间允许患者自主呼吸。SIMV 是 IMV 模式的改进。它利用触发窗实现指令正压通气与自主呼吸同步。这种模式下因存在自主呼吸的调节作用,有利于改善通气/血流比例,改善人机协调,降低平均气道压,减少气压伤,对血流动力学的影响较小。但临床医生应有足够的认识,IMV/SIMV 需患者自主呼吸触发,当患者自主呼吸较弱时,若设置的通气支持水平过低,如通气频率过低,预设潮气量过低或吸气压力过低,吸气流速过低等,容易导致通气不足,患者自主呼吸做功增加,导致患者呼吸肌疲劳或增加其他额外风险。

如果在 IMV/SIMV 通气模式下,两次机械通气之间的浅快自主呼吸常伴随着低潮气量（$V_T$），势必增加患者的呼吸功，诱发呼吸肌疲劳。如果该模式下在动脉血 $PaCO_2$ 正常时出现自主呼吸快和深的潮气量（$V_T$），则提示患者存在 $V_D/V_T$ 比增大或 $VCO_2$ 增加情况，而这种情况多见于脓毒症、多脏器功能衰竭、严重骨折和创伤的患者，由于代谢率提高，患者需要更高的分钟通气量（MV）来满足 $VO_2$ 和 $VCO_2$ 的增加，因此临床医师应根据每一位患者的临床状态和个体需要来决定如何调整强制通气频率，吸气压力水平以及是否需保留患者自主呼吸，避免呼吸肌的失用性萎缩。针对这种情况，一定水平的压力支持通气（PSV）方案可以帮助解决这问题。因此目前 SIMV＋PSV 模式已经成为 ICU 常见的呼吸支持方式之一。

总之，机械通气可能通过自主神经张力改变，肺血管阻力变化，对心脏的直接压迫、腹内压增高等多种机制对循环系统产生复杂的影响。降低平均气道压（Pmean）可以减少对心血管的不利影响，反之亦然。而平均气道压受多种因素影响，因此临床医生必须充分评估患者病情的各种表象，选择最合适有效的通气方式。

## 二、机械通气对胸腔外脏器功能的影响

机械通气对胸腔外脏器功能的影响与机械通气本身、气体交换功能、循环功能的变化密切相关，但不同脏器也有各自的特殊性。

（一）机械通气对颅内压和脑灌注的影响

机械通气可明显影响大脑的血流灌注，大脑的血流量主要由脑灌注压（CPP）所决定，等于平均动脉压（MABP）减去颅内压（ICP）。而 ICP 是指颅腔内容物对颅腔壁产生的压力，由于成人的颅腔大小相对固定，因此颅内压的变化主要有颅

内容物容量所决定的,颅内容物包括脑组织,脑脊液和血液构成,三者任何一方面的改变均可影响 ICP 的高低。当颅内血流量超过一定范围时 ICP 也随之变化。脑血流量与 $PaCO_2$ 密切相关,当 $PaCO_2$ 增高时,脑血流量增加;反之减少。当 $PaCO_2$ 由 40 mmHg 降至 20 mmHg,脑血流量可减少至正常的 40%。因此在出现严重的难以控制的颅内压增高患者,给予过度的机械通气,将 $PaCO_2$ 保持在 25~30 mmHg,因为呼吸性碱中毒可以使得颅内动脉收缩,脑血流量显著减少,脑脊液产生量下降,从而降低 ICP,因增加脑灌注压梯度从而增加大脑灌注。但应注意这种作用可能是短暂的。目前这种方法能否给患者带来益处仍存在争议,在闭合性颅脑损伤治疗的标准方案也未被推荐使用。当颅脑损伤的患者因肺内分流增加和/或无效腔增大出现顽固性低氧血症时,则必须实施 PEEP 以维持有效的氧合,尽管存在增加颅内压和减少脑灌注的风险,但权衡利弊,它仍可能是挽救患者生命的唯一方法,因此此类患者应严密监测颅内压变化。

(二) 机械通气对肾脏的影响

机械通气对肾脏的影响可以从以下三个方面阐述:

1. 肾脏的血流动力学改变

机体在生理情况下,肾血流有自我调节功能,即动脉血压在 80~180 mmHg 范围波动时,肾小球的滤过功能保持稳态,但当动脉血压低于 80 mmHg 时,肾小球毛细血管压下降,肾小球滤过功能减退,导致尿液急剧减少。因此不恰当的机械通气,可引起心排血量进一步降低,肾脏血流和肾小球的滤过功能减退,最终导致少尿或无尿。但也有研究发现,机械通气期间的尿量减少并不一定完全由心脏输出量减少所致,因为有部分患者虽然给予容量复苏及增强心肌收缩力治疗后,心排血量增加,但尿量并未明显增加。因此在机械通气时,循环因素的影响可能并不是导致尿液生成减少的唯一因素。机械通气患者原发疾病,肾脏缺血或瘀血,微循环障碍等因素均可能影响尿液生成。

肾脏内血液的重新分布是导致肾脏功能改变的重要因素。因为肾脏解剖结构和肾小动脉解剖学特点,当肾小动脉灌注压下降时,肾皮质外部(皮质肾单位)血流减少,同时内部皮质、外部髓质组织(近髓肾单位)血流增加,连锁反应将导致尿液、肌酐、钠盐排泄减少,产生这一现象的原因是肾脏髓质附近的近髓肾单位对钠盐的重吸收较皮质肾单位更有效。由于血流的变化,更多的钠盐被重吸收,最终导致严重的水钠潴留。肾脏血液重新分布的原因还可能与以下因素有关,一方面可能是由于交感神经兴奋导致释放的去甲肾上腺素作用于小动脉血管平滑肌α肾上腺素能受体,引起血管收缩;另一种可能是机械通气增加胸腔内压,减少静脉回流致下腔静脉(ICV)收缩,下腔静脉压升高,肾脏静脉压升高及充血性心力衰竭等导致肾脏静脉淤血,从而影响皮质肾单位和近髓肾单位的工作状态,加重肾功能损害。

2. 肾脏体液调节

在机械通气期间,尿液的生成可能受以下几种激素水平的变化的影响。

抗利尿激素(ADH)也叫精氨酸血管加压素,是由下丘脑的视上核和室旁核的神经细胞分泌,通过作用于肾脏的远曲小管和集合管,促进水的吸收,是尿液浓缩和稀释的关键调节激素。决定 ADH 释放的主要因素包括血浆渗透压,血容量,体循环动脉压,应激状态和激素水平(如甲状腺素、胰岛素、糖皮质激素等)。在机械通气时影响 ADH 释放的原因可能是:① 低血容量兴奋左心房内的容量感受器,并通过迷走神经向下丘脑传递神经冲动,刺激 ADH 释放;② 低血压兴奋颈动脉窦和主动脉弓的压力感受器,同样通过迷走神经向下丘脑传递神经冲动从而使 ADH 的水平升高。由于这些感受器区域都暴露在胸腔内,因此机械通气时容量和血压的改变可间接影响 ADH 的分泌。

心房利钠肽(ANP)又称心钠素,是有心房肌细胞分泌,有扩血管、利尿,拮抗神经内分泌激素的多种作用。心房的牵张是 ANP 释放的主要诱因,对正常或心肌肥大的心脏,长期压力和容量负荷过度可使心脏 ANP 分泌增加。研究证实 ANP 具有很强的排钠利尿作用,是目前发现的作用最强的利尿剂,与同摩尔量的呋塞米相比,ANP 的利尿作用更快、更强。其利尿作用迅速,但持续时间较短,一般只能持续 30～60 min。同时 ANP 也可通过增加肾脏肾小球滤过率,抑制钠和水的再吸收,降低肾脏肾素分泌。在机械通气时由于机械的压迫作用和静脉回心血量减少均导致右心房容量减少,右心房充盈压降低,ANP 释放减少,导致水钠潴留。

当动脉血压下降、循环血量减少时,机体可通过以下机制调节肾素的释放:① 肾内机制:当肾动脉灌注压下降时,致密斑和髓祥升支可感受肾小管 NaCl 浓度变化,将信息传递给肾小球旁器,引起肾素分泌增加。② 神经机制:肾交感神经兴奋,刺激肾素的释放。③ 体液机制:肾上腺素和去甲肾上腺素等可刺激肾素的释放;而血管紧张素 II、血管升压素、心房肽、内皮素和一氧化氮等可抑制肾素的释放。在机械通气时肾素-血管紧张素-醛固酮系统 RASS 活性增强,肾素释放增加,最终导致水钠潴留。肾脏合成的前列环素和一氧化氮有抵消这些因子作用的趋势,但最终无法完全抵消。

3. 其他肾脏作用

动脉血气中的 $PaCO_2$、$PaO_2$ 变化可引起肾脏功能改变。缺氧时细胞发生一系列形态结构改变导致肾功能和肾结构损害,同时缺氧损伤血管内皮细胞,导致血管通透性增加,肾小管上皮肿胀,积水变性,间质水肿。而机械通气可通过纠正 $PaO_2$ 和呼吸性酸中毒改善肾血流量,肾小管滤过率及肾小管功能,改善水钠潴留。

(三) 机械通气对肝脏的影响

一些应用机械通气的患者即使在没有肝脏疾病的情况下也可通过血清胆红素含量的升高($>2.5$ mg/100 ml)表现出肝脏功能的损害。一方面因机械通气应用不当,可导致胸腔内压力增高,使肝静脉和门静脉回流障碍,引起肝脏淤血导致肝损害;另一方面可能由于心脏输出量降低,肝动脉阻力增加,血流灌注减少导致肝脏缺血,加重肝功能障碍。此外,其他因素,如胆汁分泌障碍亦可影响肝功能的结果。相反,对于严重缺氧导致的肝功能异常,机械通气通过纠正缺氧和呼吸性酸中毒,改善肝功能。

(四) 机械通气对胃肠道功能的影响

机械通气时胃肠道动脉血管阻力增加、灌注减少及胃肠道静脉血液回流减少,这时胃肠道黏膜的缺血和淤血并存,上皮细胞受损,加之机械通气本身也可作为一种应激性刺激使胃肠道功能受损,可显著提高胃肠道出血和胃溃疡的发生率。一些患者应用质子泵拮抗剂或 H2 组胺拮抗剂以避免急性应激性溃疡和胃肠道出血,这类药物可以使胃内 pH 升高,减少急性应激性溃疡和胃肠道出血的发生率,但却增加院内肺部感染的风险。一些研究表明,口服硫酸铝尽管不改变胃内 pH 但仍可以减少胃黏膜出血。但这种临床结论尚存争议,在胃肠黏膜出血高风险期,不推荐应用硫酸铝预防和治疗。

应用机械通气早期患者还经常发生胃胀气,这可能与神经反射、胃肠道蠕动减弱有关,也有可能是气管插管过程中吞咽活动增强,面罩机械通气不当或气囊漏气,导致空气进入胃内,轻度胀气可自然缓解,而严重胀气时腹内压增高可压迫横膈和肺,影响通气效果,需立即行胃肠减压。

（五）机械通气时营养状态

随着以机械通气为主的呼吸支持技术的进步,以及循环、肾脏等脏器支持技术的发展,使得危重患者的生存时间大大延长,因此代谢和营养问题也日益突出。大部分急性危重症患者通常存在高分解、高代谢、营养底物代谢异常和机体对营养底物不耐受的情况,因此其营养问题更为突出,造成患者继发感染,撤机困难、预后不良等结果。因此一个机械通气患者,它的营养状态必须被密切监测和维持。

机械通气患者营养不良的原因包括胃肠功能障碍,摄入不足,呼吸功增加,心排血量降低和机体高代谢等。在机械通气患者,严重的营养不良可导致其对感染和损伤修复的能力的下降,同时也降低呼吸肌维持自主呼吸的能力。尽管充足的营养摄入是重要的,但过量摄入又会引起氧耗量增加、二氧化碳产生增加和潮气量增加而使呼吸做功增加,从而更容易诱发和加重呼吸肌疲劳。因此,对于接受机械通气治疗的危重患者,合理而有效的营养支持至关重要。

依据临床情况及代谢水平的不同,机械通气患者按照其呼吸衰竭类型可以分为两大类:一类是初始营养状态良好但存在高分解代谢的急性呼吸衰竭,如重症肺炎、急性呼吸窘迫综合征（ARDS）等,另一类是分解率较低的慢性呼吸衰竭,如慢性阻塞性肺病（COPD）、神经-肌肉疾病、慢性心功能不全。急性呼吸衰竭的患者大多数表现为单纯低氧血症,一般之前没有呼吸系统疾病史;而慢性呼吸衰竭患者则多存在慢性疾病,除低氧血症外,多合并有动脉血二氧化碳的潴留。因此,机械通气患者的代谢即具有共性:氧合未得到纠正之前处于乏氧代谢状态,以无氧酵解为主,患者自主呼吸与呼吸机不同步,以及人工气道增加的气流阻力均造成患者呼吸做功增加,耗能增加,因此需要补充能源底物;又因疾病类型的不同而各具特性,急性呼吸衰竭患者应适当减少总热卡的供应量并尽可能严格地控制血糖在正常范围;过多补充糖类可在体内转化为脂肪,产生大量二氧化碳,加重呼吸负荷,因此慢性呼吸衰竭患者为避免产生过多的二氧化碳应适当减少葡萄糖供应,此类患者必须采用适当低糖、适当高脂、适当高蛋白质膳食。

对于患者日常能耗量,评估患者静息能耗量(REE)和营养状态可以提供重要信息,一旦这些被计算出来,就可以确立一个正确的营养摄入计划。REE 可以用一个世纪之前确定的方程式计算(Harris‐Benedict),或者可以被间接的测量。间接能量消耗测定包括测量呼气和吸气容量、$VO_2$、$VCO_2$。

由于肠内营养支持对维持肠黏膜屏障功能有不可替代的作用,因此"胃肠道有功能,就应该使用"的观点已成为重要的共识。因此在危重症患者首选肠内营养,这也就意味着经口进食是首选,其次的选择是鼻饲,再次则为留置空肠导管。如果无法经过胃肠营养支持途径,这时才使用肠外(经静脉)营养支持,待病情改善后,应尽早过渡至肠内营养为主,直至完全肠内营养。值得一提的是应尽早停用静脉营养,可减少导管相关性感染的机会。

## 三、小结

机械通气可改善危重患者的通气和换气功能,缓解呼吸肌疲劳,但它同时也增加了气压伤的机会,并对循环功能产生抑制作用。因此对机械通气患者如何设置合理的参数,减少心血管不良影响,是作为一名临床操作医生必须掌握的技能。

(侯 明 严姝瑛)

# 第二节　机械通气对呼吸系统的影响

本节要点：

在不伤害的原则下,临床设置适当的机械通气参数运用于患者。

剪切力强烈的应变引起肺部组织的破裂,可能导致炎症反应和水肿的形成。

ET 是在 VAP 中最重要的事件,可以更准确地称为气管插管相关性肺炎。

病菌是 VAP 发生的主要因素

给予患者充分的饮食能维护患者营养状况,防止 VAP 的发生。

频繁更换呼吸机管路比每 7 d 更换管道的 VAP 发生率要高。

正常的呼吸做功(WOB)吸气压力大约是 0.05 kg·m/L。

随着正压机械通气在临床的广泛应用,其对呼吸系统的影响也日渐呈现,除了正面的增进通气氧合功能维持人体所需外,不良反应和并发症已成为机械通气使用过程中需要认真对待的问题,否则机械通气对危重患者治疗难于取得理想的疗效。所以有人说,机械通气是一把双刃剑,它在挽救患者的生命的同时可能对患者产生比疾病本身更严重的伤害。

本章节主要介绍与正压通气相关的呼吸系统副作用或并发症(表 6 - 2 - 1)。

表 6‑2‑1　正压通气对肺部的影响

呼吸机相关性肺损伤
机械通气对气体分布和肺血流的影响
院内感染和呼吸机相关肺炎
机械通气时呼吸和代谢酸碱情况
气体陷闭（内源性 PEEP）
机械通气患者氧疗的危害
呼吸功增加
呼吸机的机械和操作危害
人工气道的并发症

## 一、机械通气相关性肺损伤

机械通气相关性肺损伤包括呼吸机相关性肺损伤（VALI）与呼吸机诱导性肺损伤（VILI），这是两个很容易混淆的概念。VALI 通常指的是诸如呼吸机相关性肺炎、气体陷闭、人机不同步和气压伤等问题。VILI 则是指肺微观水平的损伤包括生物伤，剪切力作用，肺泡表面活性物质流失（肺泡陷闭伤）等。到目前为止，VILI 在动物模型上得到了明确的研究结果，尚缺乏大量临床证据。

（一）气压伤与容积伤

正压通气时肺部损伤究竟是高气道压（气压伤）或高肺容积（容积伤）引起？或那个更容易引起肺损伤？对于上述问题的讨论一直在进行中，事实上这两种损伤本身相互依存，互为因果，很难真正区分，临床处理也大同小异。

首先正压通气会引起肺泡破裂、肺泡外气体积聚，即通常所说的气压伤，如皮下气肿，气胸，纵隔气肿，腹腔积气，心包积气等。其发生过程为气体在压力作用下破坏肺泡，并进入邻近的支气管、血管（周围血管）鞘的间隙，随后沿着鞘朝纵隔和脐周扩散，引起纵隔气肿。气体突破胸膜表面进入胸膜腔内，引起气胸，可以是单侧或是双侧。此外，胸膜腔内的气体渗入到组织表面,产生皮下气肿。当气体进入腹膜后腔时,腹腔积气会跟随纵隔气肿发生。动物研究表明气道压力在30～35 cmH₂O时就会发生肺损伤。当患者有肺大疱,或伴有胸壁损伤时,他们的肺泡破裂的风险就更大。

临床上,轻度气压伤只需降低呼吸支持压力即可自愈,但如逸出气体量大且影响机体功能时,要作出及时处理,调整呼吸机支持参数并严密注意病情发展。如发生张力性气胸、纵隔气肿引起食管、大血管的移位,甚至心包填塞时,气体必须被抽出或引流。

其次,由于肺部疾病引起不同肺区域的顺应性的差异,在进行正压通气治疗时,压力往往趋于向高容量的肺区扩散。这是局部跨肺压不同导致的结果。这些肺区的急性肺泡损伤和肺水肿是由于血管通透性增加和滤过机制破坏引起,即使潮气量并不十分高(10～12 ml/kg),也可能导致这些区域肺泡过度膨胀。肺过度膨胀引起肺泡扩张,肺水肿形成,炎症介质释放,引起肺损伤。Dreyfuss等人在动物身上进行肺损伤的研究,他们发现局部肺区相对的大潮气量而不是压力更容易使该部分肺过度伸张引起肺泡破裂和肺水肿形成。因此有人称此为容积伤。

另有动物研究发现,在正压通气时限制胸廓运动进而降低跨肺压,可以减少肺过度膨胀和肺水肿的发生。临床上俯卧位、重度肥胖,或是外伤和外科手术患者胸部敷料包扎时,胸壁活动受限。从中人们发现,胸廓顺应性小或在胸壁施加适当压力可以防止肺过度膨胀,这有助于我们在患者治疗中使用一些手段来防止此类肺损伤的发生,如俯卧位通气、胸外加压包扎等。

考虑到有创机械通气可能的损伤,大多数认为尽量避免施行有创机械通气对于患者是有益的,但是最近也有研究表明即使是自主呼吸患者,仍可能因呼吸驱动过高导致肺损伤,不管插管与否,都可能因为高的分钟通气量和潮气量导致肺损伤,对此需要深镇静及神经肌肉阻滞剂。

(二) 肺泡萎陷

肺泡萎陷指的是受累肺泡在通气时由于肺泡反复张开、闭合引起的损伤。它常发生在 ALI/ARDS 患者低通气状态,同时 PEEP 治疗不适当时。这种情况下,顺应性低下的肺泡在吸气时打开呼气时关闭,产生剪切伤、肺泡表面活性物质的流失和微血管损伤,如果伴有严重缺氧极易产生肺泡萎陷,出现肺泡破裂,间质水肿,肺泡血管出血等严重问题。临床上肺泡萎陷和肺泡过度膨胀是同样严重的问题,可产生左向右分流效应,严重影响机体的氧合功能。

剪切力的存在是引起肺泡萎陷的主要原因,所以也有人称其为剪切伤,通常发生于周围肺组织塌陷(肺不张)或不稳定引起肺泡代偿性扩张时。其病变过程是吸气时气道压力增高,正常的肺泡膨胀,而塌陷的肺泡则否。压力在两种肺泡间隙挤压,形成一个肺泡单位反复打开、关闭的潜在风险区。如同反复弯曲纸夹一样,最终纸夹破裂,在肺内,此作用力分离正常肺组织,引起肺泡细胞的物理损伤,特别是上皮细胞和内皮细胞(肺微血管系统)。粗略估计肺的剪切力为跨肺压力($P_{plateau}$ – $P_{pl}$),$P_{plateau}$ 和 $P_{pl}$ 分别代表肺泡压和胸内压(图 6-2-1)。剪切力使肺泡组织破裂,引起炎症性反应和病理性水肿。

30 多年以前,Meal 等人就从动物模型中计算出 30 $cmH_2O$ 跨肺压力可能引起两个肺泡之间 140 $cmH_2O$ 的力,使一个肺泡扩张而不稳定,另一个肺泡塌陷。可见这个肺泡组织间的力量足可以导致肺泡上皮细胞和毛细血管内皮撕裂以及相关结构的损伤。

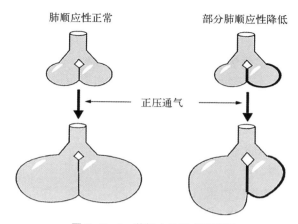

肺顺应性正常　　　　　　　部分肺顺应性降低

正压通气

**图 6-2-1　剪切力的形成示意图**

正压呼吸时正常顺应性使容量均匀分布于整个肺(左),当一个肺泡功能不稳定时,气体优先分布于肺顺应性较好的区域(右)。因此,给予顺应性不同的肺泡正常通气量通气时健侧肺区会过度膨胀。在相邻的肺单位中形成剪切力。(摘自 Respiratory Care 41:318,1996 年)

反复打开和关闭肺泡还会产生另一个问题。正常情况下肺泡表面活性物质分了层介于气体与肺泡膜之间,保持肺泡开放。肺泡塌陷时,肺泡表面活性物质因被挤出肺泡而减少,肺泡重新张开时这些物质未能迅速重新分布于肺泡,进一步造成肺泡不稳定。活性物质减少得越多,肺泡越不稳定,需要使肺泡稳定的表面活性物质也更多,而肺泡细胞持续产生足够量的表面活性物质的速度和时间并不确定。除此之外,肺泡的不稳定还影响表面活性物质的活性和功能。

(三) 肺生物伤

机械通气使肺泡过度膨胀,或肺泡反复开放和关闭,破坏正常细胞尤其是肺泡上皮细胞的功能,改变细胞结构,使其产生并释放细胞因子和肿瘤坏死因子等化学介质,引起肺部炎症反应。此外,肺泡巨噬细胞也是炎症介质的重要来源。

现在已知的引起肺生物伤的原因是不恰当的通气措施使肺泡上皮细胞和巨噬细胞产生细胞因子和趋化因子的增加。保护性通气策略能避免过度充气、肺泡反复开放和关闭,减少细胞因子产生,进而减少或避免生物伤的发生。

动物模型研究显示,气管内注入抗炎性抗体,如抗肿瘤坏死因子-α,能改善肺泡氧合和肺顺应性,减少白细胞渗透,而且使病理性损伤慢慢修复。这或许是将来治疗肺生物伤的一种有效手段。

(四) 多器官功能障碍综合征

机械通气使用不当可能是引起多器官功能障碍综合征的原因。已知的原因是肺内炎症介质被吸收后通过血液循环转移到身体的其他部位和脏器,引起其他器官如肾脏、肠道、肝脏等的炎症反应,这可能会导致多器官功能衰竭,也被称为多器官功能障碍综合征。

为 ARDS 患者提供低潮气量和高 PEEP 的肺保护通气策略治疗,能有效减少多器官功能障碍综合征发病率和患者死亡率。

高碳酸血症会引起抗氧化作用并减少炎症发生。这一发现可以从另一方面解释为什么允许性高碳酸血症对 ARDS 患者来说是有利的,高碳酸血症治疗也许可以成为一个新的治疗方法的名称,但需要进一步研究。

(五) 血管内皮损伤

血管内皮损伤也是与肺泡反复塌陷和再打开相关的损伤。正压通气时,肺泡毛细血管因受挤压而变扁平,但末梢肺泡微血管呈更大程度的扩张。毗邻末梢血管的间质区相对于血管内出现负压,这个负压引起血管内液体和血液成分逐渐外渗进入间质,引起肺泡和血管周围水肿。

如果肺血管压力进一步增加,造成血管破裂和红细胞及其他血液成分进入肺泡和间质内(图6-2-2)。前面提过,一个扩张而另一个塌陷的两个肺泡之间在呼吸运动中能产生140 cmH$_2$O的压力。这个压力也可以传导到肺血管,这可能是引起血管破裂的第二个原因。液体渗透进入肺部,会造成肺重量的急剧增加,这是给予小潮气量机械通气支持无PEEP治疗的大鼠尸检发现肺出血的机理(图6-2-3)。在犬模型上,约需要90~100 mmHg的压力产生这样的改变。

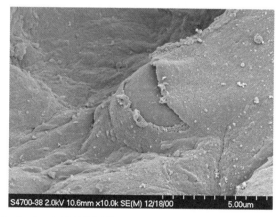

**图6-2-2　电子显微照片显示红血细胞穿透破裂的肺微血管壁**

早在20世纪70年代,Webb和Tierney研究发现,在不使用PEEP情况下给予正常大鼠45 cmH$_2$O压力通气,会导致其迅速死亡。人类的肺部也会在这样的通气状况下受到损伤,现在这一观点已众所周知并被广泛认同。通过这个研究及后来的进一步探索,使人们对机械通气时的压力设置和PEEP使用有了新的认识。在急性肺损伤时,PEEP提供了组织避免高压影响的保护,如果PEEP水平大于复张肺泡的压力更是如此,PEEP通过复张塌陷的肺泡帮助恢复功能残气量(FRC)。适当水平的PEEP能开放肺泡并维持肺泡处于开放状态。但是,如果PEEP已经足于使肺泡开放,仍然提供较

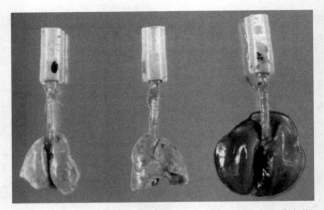

**图 6-2-3　示使用 45 cmH₂O 峰压机械通气后的大鼠肺大体**

左侧为正常的肺,中间为给予 5 min 高气道正压机械通气(注意肺不张区域,尤其是在左肺尖),右侧为给予通气 20 min(摘自呼吸危重病急救医学 157:294,1998 年)。

大潮气量时,则会引起肺泡的过度扩张。另外 PEEP 过高还可能会影响心排血量。

临床上对于 PEEP 水平的选择是即要保持肺开放又要避免肺损伤。作为保护性通气策略手段,使用较高 PEEP 和小潮气量通气对患者具有十分重要的意义。

综上所述,机械通气肺损伤可能发生于肺过度膨胀,膨胀不全或是呼吸周期中肺泡的反复开放和关闭,这都会导致剪切力、肺泡损伤破裂、水肿形成、表面活性物质流失和性能改变、微血管损伤、牵拉伤和生物伤。牵拉伤和相关的生物伤通过肺组织产生炎症介质,被吸收后通过血液循环转移到身体的其他部位和脏器,使其他脏器受累,甚至引起多器官功能障碍综合征。

动物和人类的研究有力地支持平台压需维持在小于 30 cmH₂O 的水平;给予 ARDS 患者设置低潮气量,并使用足够的 PEEP 以充分保持肺泡开放,来避免机械通气相关性肺损伤的发生。

## 二、机械通气对气体分布和肺血流的影响

### (一) 对肺内气体分布的影响

三十多年前，Froese 和 Bryan 在成年志愿者麻醉状态下观察自主呼吸时横膈膜的运动时发现，仰卧位时，横膈移动最大的距离是在重力肺依赖区，靠近背部。因此，吸气时气体朝膈肌方向移动(图 6-2-4,A)，重力依赖肺区受到高比例的通气和血流灌注。这是全肺通气血流比最匹配的区域。当麻醉开始但自主呼吸仍然存在时，膈肌改变成向头侧运动，这种转变在肺依赖区(背部)最为显著(图 6-2-4,B)。随着麻醉逐渐加深，膈肌的收缩减弱。当正压通气开始后，横膈移动最大距离被非依赖肺区代替(图 6-2-4,C)。仰卧位患者的横膈运动度变小，大量气体流向非依赖肺区，也是阻力最小的区域，不幸的是，这些区域是血流量最小区域，使通气血流比增

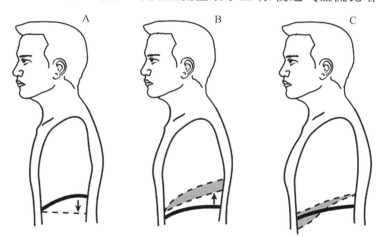

**图 6-2-4　成年志愿者麻醉状态下观察自主呼吸时横膈膜的运动**

图中的每条实线表示的膈肌的正常位置，虚线表示在麻醉和正压通气状态下横膈的位置；A. 仰卧位患者自主呼吸时横膈移动主要在重力肺依赖区；B. 麻醉中自主呼吸仍然存在，膈肌向头侧移动，这种转变在肺依赖区最为明显；C. 麻醉加深时自主呼吸被抑制，横膈运动度变小。

加,无效腔通气增加。缺乏膈肌自主运动后,肺依赖区非常容易发生肺泡塌陷,因为这里有最高的血流量,导致该区域的通气血流比减小。

从中可以发现,在自主通气时,周围区域比中央受到更多的通气,气体的分布在重力依赖肺区以及肺的外围最接近胸膜表面的区域。然而,在正压通气时,肺泡扩张是被动的,中央气道、上呼吸道、肺周围支气管优先被空气填充,这是引起通气/血流比不匹配的另一种机制。如果自主呼吸尽可能地被保留,与机械通气相关的通气/血流比例的变化可能减少。所以,在机械通气时应该尽量保留患者自主呼吸,采用的呼吸支持模式通气,例如压力支持通气(PSV),有利于减少正压通气对患者肺内气体分布造成的影响。

正压通气时各气道扩张,这些区域没有气体交换功能,因此通气无效腔增加。此外,如果正常的肺泡受正压通气过度膨胀,邻近血管受压血流减少,肺泡内的无效腔也将增加。

(二)对肺血流的影响

正常的肺血流灌注,倾向于肺部重力依赖区。正压通气时,特别是给予 PEEP 支持,心排血量可能减少,则可表现为肺血流的分配改变,倾向于在肺周围而非中央区。

正压通气和 PEEP 作用下增加的肺容积把血液挤出非依赖肺区,特别是在正常肺组织。它将血液送入此时通气较低的重力依赖肺区或是病灶肺区,那里通气并增加,这进一步促进通气/血流比失调和生理性无效腔的增加。

另一方面,在 PEEP 用于治疗起因于 FRC 减少和分流增加的顽固性低氧血症的患者,例如 ALI 或 ARDS 时,可减少肺内分流,提高通气/血流比,有助于氧合功能的提高。

(三)对肺血管阻力的影响

如前所述,正压通气时增加的气道和肺泡压力会导致肺毛细血管受压和变薄,引起肺过度膨胀,血流灌注下降,肺血管阻力增高(图6-2-5),尤其是应用 PEEP 时。这种情况下,如果呼气时间延长并呼气时没有额外阻力(如未使用 PEEP),下降的肺血流灌注可能在呼气时通过肺血管阻力效应被弥补。

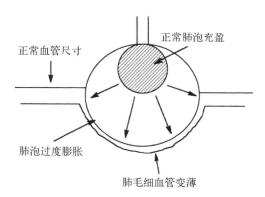

**图6-2-5　正压通气对肺血管阻力和肺毛细血管的影响**

　　阴影区域代表正常的肺泡容积,肺泡过度充盈导致肺毛细血管变薄和压缩,肺血管阻力增加。

　　重度低氧血症会导致肺血管阻力的增加。这是由于肺血管收缩和随后出现的肺动脉高压引起。机械通气可使肺毛细血管床开放,改善氧合,可以改善肺灌注和肺血管阻力。

　　在功能残气量下降的肺容量较低的肺区,增加 PEEP 可能使塌陷的肺泡重新打开,肺实质内血管再充盈,这可以提高通气/血流比例。

　　(四)对肺通气/血流比例的影响

　　正常人在自主呼吸时,因重力影响可引起胸腔内压力梯度的变化,有利于气体分布到肺的下部。机械通气时,这种压力梯度被改变,全肺可发生通气分布不均。由于重力影响,肺血流在肺下垂部位分布较多,所以机械通气时可产生较大的通气/血流比例失调,表现为生理无效腔增加和通气/血流不均匀增加。

### 三、院内感染和呼吸机相关性肺炎

呼吸机相关性肺炎(VAP)是指无肺部感染的患者,在气管插管或气管切开行机械通气治疗 48 h 后至撤机拔管 48 h 内发生的新的肺实质感染,为接受机械通气患者最常见的医院内获得性感染。其发病率高,治疗困难,病死率亦高。加强预防可能是控制该病流行、降低病死率的最重要措施。

由于 VAP 多发生在气管插管的患者,有人建议称其为气管插管相关性肺炎,可见气管插管在 VAP 的发生中所起的作用。气管插管对 VAP 发生的主要影响因素可以归纳如下:①气管插管时往往发生上呼吸道黏膜损伤;②气管插管过程中定植于口腔、咽喉部的病原体被带入下呼吸道;③气管插管内外表面生物被膜形成;④气管插管破坏吞咽功能和咳嗽功能,造成误吸和清除分泌物困难。

(一) 呼吸机相关肺炎的发生率

VAP 发病率从 6% 至 52% 不等,与无创通气的患者比较,气管插管患者高出 6 至 21 倍。机械通气患者以每天 1% 至 3% 的速度增加 VAP 发生风险。VAP 最常发生于机械通气第 2 周内,更长的机械通气时间和 ICU 住院时间更长可使 VAP 发生率进一步提高,特别是 ARDS 患者。

多种病原菌引起的 VAP 发生率在 30% 至 50% 之间。因 VAP 使用抗生素在 ICU 使用抗生素中至少占 50%。VAP 死亡率为 5%~40%,在对常见病原体绿脓杆菌和金黄色葡萄球菌的一项研究中发现,其死亡率为 39%。VAP 的发生延长住院时间及机械通气天数,死亡率明显增加,住院费用也成倍增长。

## （二）VAP 的原因

导致 VAP 的发生的病原体可以是内源性或外源性的，或两者都有。内源性微生物来自定植在鼻腔、口腔，咽部、气管的细菌菌落，或是鼻窦感染（鼻窦炎），胃定植和血行传播。外源微生物则来自气管插管的生物膜、呼吸机环路、雾化器、加湿器和医护人员等。正常人因为本身抵抗力的原因并不发病。当一些如气管插管等导致的一系列干扰因素出现时，病原体进入分泌物渗入并定植于下呼吸道，到达肺泡水平，加上机体抵抗力下降或生物体的毒性较大，导致 VAP 的发生。

## （三）其他促使 VAP 发生的因素

其他促使患者发生 VAP 的因素有鼻咽部和气管表面的损伤。这种损伤可能发生在气管插管的位置改变或吸痰时。另外，VAP 的诱发因素包括有效的咳嗽减少，气管内细菌直接通路存在，上呼吸道的防御机制被跨越（与插管相关），患者的营养水平低下，以及一些其他引起细菌定植的因素，表 6 - 2 - 2 罗列了 VAP 的诱发因素。

表 6 - 2 - 2　VAP 的诱发因素

| | |
|---|---|
| 酗酒 | 白细胞减少 |
| 抗生素治疗 | 手术 |
| 糖尿病 | 白细胞增多 |
| 低氧血症 | 潜在的疾病 |
| 支气管镜检查 | 相关性肺疾病 |
| 气管插管 | 经鼻气管插管 |
| 气管切开术 | 碱化胃液 |
| 胸腔造瘘术 | 仰卧位 |
| 低血压 | 环路/气道操作（<72 h 环路变化） |
| 鼻胃管/肠内营养管 | 免疫抑制 |
| 酸中毒 | 辐射/瘢痕 |
| 营养不良 | 恶性肿瘤 |
| 氮质血症 | 昏迷 |
| 既往病毒感染 | 严重的疾病（APACHE 得分≤18） |

（四）VAP 的诊断

目前 VAP 的诊断标准是患者出现下列三个或三个以上的代表性症状：

1. 发热，体温超过 38.2℃。

2. 白细胞细胞计数升高（大于 10 000 cells/ml）。

3. 气道分泌物呈脓性（革兰染色每高倍视野中性粒细胞大于 25%）。

4. 胸片示新的浸润性改变。

新的浸润性改变，被定义为接受机械通气超过 48 h 发生并持续存在至少 72 h，无法用其他原因解释的改变。但是也有些 VAP 患者可能并不出现浸润性改变，要引起注意，有报道称 36% 的革兰阴性菌肺炎和粒细胞计数较低的患者胸片上最初不会出现浸润性改变。此外，老年患者，肝或肾功能不全的患者，正在接受类固醇治疗的患者可能不出现发热。革兰染色法和气管内分泌物培养对诊断 VAP 也很有意义。

（五）VAP 的预防

预防 VAP 的方法主要在于预防气道污染，更好的管理患者尤其是如表 5-2-2 所列的具有易感因素的患者，此外下面提及的一些措施被证实对 VAP 的预防有效，并由美国疾病控制和预防中心（CDC）建议使用。

1. 洗手

勤洗手对 VAP 预防十分有用，医护人员在接触有创机械通气患者前后、在对患者进行任何操作前后要认真洗手。洗手可用免洗含酒精洗手液，也可用肥皂和清水。如果手上有可见的污渍，医护人员必须用肥皂和清水认真清洗。

2. 口咽部清洗和消毒

院内获得性肺炎高危患者的急性护理和长期护理中，要进行口腔卫生计划制订和实施。是否采取选择性口腔去污

(SOD)目前尚缺乏有效证据。

**3. 无创机械通气**

给予患者无创正压通气避免气管插管时,医院获得性肺炎发生率显著降低。而且其他院内感染的发生率,如尿路感染和导管相关性感染,也相应降低。如果临床条件允许,无创通气应取代有创通气优先使用。

**4. 患者采取半卧位和肠内营养**

临床研究发现仰卧位患者 VAP 发生率远较半卧位高。相对于仰卧位的患者,半卧位对有效地减少胃内容物吸入是一种低成本,低风险的手段。如果仰卧位对患者来说存在风险,那么食管是作为半卧位患者肺部细菌定植的重要来源,应考虑患者更适合的体位。

危重患者一方面要通过充分喂养来维护患者的营养状况以防止 VAP 的发生,另一方面肠内喂养可能提高胃内 pH 促使 VAP 发生。主要是 pH 增高容易引起胃内细菌定植,在胃充盈时,增加胃内容物回流和误吸的风险。因此在危重患者肠内喂养时,采取头部垫高 $30°\sim45°$,有助于预防误吸,间歇喂养可能较连续喂养更可取。日常检查肠内营养管的位置是否合适同样重要。

**5. 预防应激性溃疡**

危重患者胃肠道出血和应激性溃疡的发病率和死亡率相对增加。既往推荐使用硫糖铝,近年来 $H_2$ 受体拮抗剂被广泛应用。

**6. 选择性消化道去污**

通过积极治疗机械通气患者口咽和胃部感染,减少一些潜在的病原微生物在胃内定植,进而可能降低 VAP 的发生率。选择性消化道净化治疗,局部和静脉预防性抗生素的联合使用时可降低 VAP 发生率和 ICU 死亡率。然而,这样做有产生抗生素耐药性的长期风险。

7. 电动翻身床的使用

危重患者保持体位不变可使支气管分泌物潴留引起肺不张。电动旋转床可能使患者比较容易地改变体位而有效地减少 VAP 的发生。目前已有文献资料支持这个观点。

8. 气管插管的选择、更换、吸痰和气切管护理

在气管插管之初,患者的气管插管选择要大小合适,过大的导管其气囊也大,气囊的皱褶就多,容易产生微量误吸;导管过小,即使在充气状况下也未能完全封闭气道,可同时发生机械通气的漏气和误吸。有时不得不更换气管插管,然而,再插管又有可能增加患者感染 VAP 的风险,出于这个原因,更换气管插管需要慎重考虑再作决定。

目前市场上有允许做声门下分泌物引流的气管插管。如果患者可能需要机械通气支持超过 3 d 以上。(见声门下分泌物连续吸引部分)推荐经口气管插管而不是经鼻,经鼻气管插管尤其关注鼻窦炎和 VAP 发生。

持续囊内压力小于 20 cmH$_2$O 的患者出现吸入性肺炎风险增高,较高气囊压力(例如 20～25 cmH$_2$O)减小但并不能完全消除误吸,更高的气囊压力并不能排除潜在的气道损伤。

密闭式吸痰管被用于机械通气患者,当前文献显示此方法可能没有比开放式吸痰系统能减低 VAP 的发生率。但在需要高 PEEP 水平维持的患者(如 ARDS)身上,环路脱开可能导致肺泡重新关闭并增加污染的风险。开放吸痰时,要实行无菌操作。

9. 连续声门下分泌物吸引

大量的临床观察发现误吸是 VAP 的主要原因,用带高容量低压的气囊气管插管来保护呼吸道已应用于临床多年,近期的研究发现此类气囊能防止大体积物质的吸入,但不能完

全避免气囊壁皱褶的存在,仍有气囊上物质顺着皱褶流入下呼吸道引起肺部感染的发生,有人将此称为微量误吸。增加气囊压力并不能完全解决这个问题而且增加气管壁损伤的风险。

一款新型气管插管,连续声门下吸引导管被推荐用于机械通气患者预防 VAP 的发生,因为低于咽喉部并在插管气囊上方位置的分泌物是潜在的致病菌储藏的位置,其通过一特殊结构的人工气道进行(图 6-2-6),目的是持续去除气囊上的积聚物。已有多个临床研究显示其能减少 VAP 的发生率。目前国内外指南均推荐使用。虽然使用这些专门的气管插管可能是有益的,但它不能取代其他减少 VAP 发生的方法的使用。

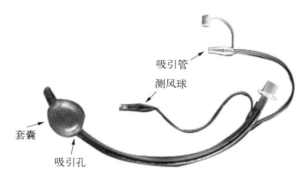

**图 6-2-6　示声门下吸引气管插管导管**

图中为 Mallinckrodt(现更名为 COVIDIEN)的 Hi-Lo 气管插管,该管气囊上方背侧有吸引端口,以便于声门上吸引分泌物吸出气管。

10. 呼吸机环路管理的建议

在机械通气用于临床早期,呼吸机环路是要求定时更换的,时间 3～7 d 不等,各医疗机构有不同的规则。近期的临床研究发现每 7 d 或更频繁的更换环路,可能会增加 VAP 的危险,而且延长环路更换周期,VAP 发生率降低了。因此,有人建议除非环路出现故障或存在分泌物或血液污染,否则它并不需要更换。

在环路管理中,使用加温湿化器时要定期清理环路中的冷凝水,且必须避免其进入到患者的气插管内。

温湿交换器(HMEs)有滤菌能力,可能比带加热导丝的环路和加热湿化器更能有效地减少 VAP 的发生。然而,HMEs 有其他危险因素存在,使用不当会增加流速阻力和通气无效腔量,甚至可能发生气道阻塞导致窒息。患者呼吸状态不稳定时容易出现湿化不足现象。

11. 预防性抗生素应用

此措施仍有争议,有人认为机械通气患者,局部和全身预防性抗生素的使用可以减少呼吸道感染和总死亡率,不适当和延迟初始治疗会增加发生 VAP 的风险。

12. 医疗机构设置专门部门来监控 VAP 的发生

多个研究显示,医疗机构有一专门部门来监控 VAP 以减少 VAP 的发生。

加强 VAP 防范的教育,对防止 VAP 的发生也是相当重要的。

尽管 VAP 的诊断、预防和治疗手段都在不断改善,它仍然存在相当的发病率和引起高的患者死亡率。临床医生在对机械通气患者进行治疗时要尽量避免有创性操作。表 6-2-3 总结了减少院内感染风险的方法。

**表 6-2-3　减少 VAP 发生风险的方法**

| |
| --- |
| 非药物治疗 |
| 　尽可能实施无创通气 |
| 　洗手 |
| 　保持患者半卧位 |
| 　适当呼吸机环路更换 |
| 　使用人工鼻 |

进行声门下分泌物吸引

使用密闭式吸痰管和无菌操作

电动床使用

专职的 VAP 监控部门

避免胃过度充盈

避免呼吸机环路中冷凝液污染

消毒物品单个患者一次性使用

经口而非经鼻插管

慎用小容量喷雾器

药物

应激性溃疡的高危患者给予硫糖铝而不是在 $H_2$ 受体拮抗剂来预防(尚有争议)

尽可能预防肠道污染(抑菌管理)

避免中枢神经系统抑制剂

提高宿主免疫的方法

保持营养状况

避免损害肺功能的药物

尽量减少有创操作

积极治疗基础疾病

13. 对于 VAP 的治疗,目前传统的经气道吸痰行培养的方法不精确,导致了抗生素的滥用,故而越来越多研究主张进行肺泡灌洗液的分子水平诊断,从而减少抗生素滥用,减少耐药菌产生。2016 年美国胸科协会建议雾化吸入抗生素联合全身抗生素使用,而不只是全身抗生素使用。

## 四、机械通气对呼吸和代谢性酸碱平衡的影响

机械通气患者,因呼吸机参数设置不当未能达到机械通气的目标时,患者除氧合状态不理想外,往往还表现为通气不足或通气过度,出现呼吸性酸碱失衡。通气不足或通气过度还可能发生在原发有代谢性酸碱失衡时。

(一)通气不足

临床上,机械通气患者发生急性通气不足,往往是呼吸机

未能提供足够肺泡通气量引起，导致患者的 $PaCO_2$ 水平高于正常并引起 pH 值呈酸中毒状态。

迅速增高的 $PaCO_2$ 水平和下降的 pH 可导致严重的临床问题，要加强防范。常见的有：① 氢离子含量升高促进血钾水平增高（高钾血症），从而影响心脏功能导致心律失常；② 高碳酸血症增加大脑灌注引起颅内压增高，这对脑外伤、脑出血，或类似疾病的患者是极其不利的。③ 如果患者有氧合状态欠佳时，$PaCO_2$ 的增加将导致 $PaO_2$ 成比例下降，加重低氧血症。④ 酸中毒会引起氧解离曲线右移，降低血红蛋白携氧能力。

当呼吸性酸中毒出现时，可以通过对呼吸机参数重新设置来进行调控，增加潮气量或/和呼吸频率来增加肺泡通气是最常用的方法。对于触发能力较差的患者，提高灵敏度可以改善通气。一般情况下，通气不足往往可以在呼吸机参数调整后快速得以纠正，如果呼吸性酸中毒未能及时通过调节呼吸机参数得到纠正，肾脏会在 $18\sim36$ h 内对其进行代偿。

（二）通气过度

通气过度会导致 $PaCO_2$ 水平降低和 pH 上升。呼吸机诱导的过度通气一般由呼吸机参数设置不当引起。碱中毒引起氧解离曲线左移，提高血红蛋白结合氧能力，使组织水平氧利用降低。这被称为 Haldane 效应。血液中的氢离子浓度降低往往伴随着低血钾（低钾血症），容易出现心律失常。

持续严重的低碳酸血症会引起抽搐，减少大脑灌注，使大脑缺氧加重。然而，对颅内压增高和脑水肿患者来说，在其他方法不能控制时，降低灌注可能有益于减少急性异常增高的颅内压力。因此，临床上有时利用控制性轻度过度通气来降低脑灌注进而降低颅内压。

机械通气患者过度通气会抑制呼吸中枢，如果患者长时间呼吸性碱中毒会影响撤机。另外,长时间过度通气呼吸肌活动减少,可能发生呼吸肌萎缩。

一般情况下要积极纠正过度通气,可以通过调整呼吸机参数来实现。如果慢性过度通气和呼吸性碱中毒持续存在,会出现肾脏代偿。肾脏把血浆中碳酸氢根移出并从尿液排泄。与此同时,碳酸氢根积极从脑脊液外移,使脑脊液与血浆保持平衡,血浆和脑脊液中 pH 恢复正常。碳酸氢根和 $PCO_2$ 水平都将低于正常。

（三）代谢性酸碱失衡与机械通气

机械通气患者,参数设置合理时往往能得到理想的 $PaCO_2$ 和 pH,当患者 $PaCO_2$ 接近正常而 pH 却不正常时往往说明有代谢性酸碱失衡存在。严重的代谢性酸中毒可以用碳酸氢盐静脉输入来纠正。

代谢性碱中毒与酸丢失有关,如消化液丢失或利尿等。代谢性碱中毒也可由乳酸盐、醋酸盐等的过量碱摄入引起。通常,若诱因消除,代谢性碱中毒可自行纠正。若碱中毒严重,则需其他采取措施。可用有机酸抑制剂,酸灌注及低钠透析都可作为治疗手段。

## 五、气体陷闭(内源性 PEEP)

内源性 PEEP 被定义为患者接受通气支持时,下一次呼吸开始于前一次呼气气流停止前,因呼气不完全产生进行性气体陷闭,升高的肺泡压产生 PEEP 样的效果,进而增高胸内压。

患者气道阻力增加时,吸气和呼气流速都受限制,使吸气和呼气所需时间延长,呼气延长尤为突出,这种情况见于患有慢性阻塞型肺疾病,哮喘或类似疾病的患者中。同时传导性支气管结构特征的改变可导致气道关闭或塌陷,呼气不完造成气体陷闭,引起功能残气量增加,气道阻力增加。临床上,除了前面提到的 COPD 气管壁塌陷引起的内源性 PEEP,呼吸频率过快造成的呼气不完全也是机械通气患者产生内源性 PEEP 的原因。有时候也把后者称为肺动态过度充气。

引起内源性 PEEP 的生理学原因包括:

1. 内源性 PEEP 可以由呼气期呼吸肌活跃地收缩引起。这样呼气末肺泡压往往升高但肺容量不增加(无肺扩张性内源性 PEEP)。

2. 内源性 PEEP 可以存在于无气道阻塞的患者,对于气道阻力正常的人,气体陷闭产生于高分钟通气量、较短呼气时间以及使用会增加呼气阻力的通气装置的情况下。

3. 内源性 PEEP 也产生于在呼气时有气道陷闭、在正常潮气呼吸时有气流限制的气流阻塞患者中。在这些患者中,加大呼气做功仅能增加肺泡压而不能提高呼气流速。

临床上内源性 PEEP 极易存在于下列高危因素:

A. 慢性阻塞性气道疾病

B. 机械通气时高分钟通气量(大于 10~20 L/min)

C. 年纪大于 60 岁

D. 气道阻力增高(例如短呼气时间,细支气管痉挛,分泌物增多,黏膜水肿)

E. 肺顺应性增加

F. 高呼吸频率

G. 高吸呼比,也就是短呼气时间(如 1∶1,2∶1);低吸气流速

H. 有气流受限的情况下潮气量增加

产生胸内张力增高和循环抑制是内源性 PEEP 的主要问题所在,持续的呼气不完全,在肺泡内滞留大量气体在肺内引起气压伤;同时可以影响左心功能降低静脉回流和心脏输出。

肺泡过度充气对接受通气支持的急性严重的哮喘患者来说有时是致命的。内源性 PEEP 的存在使患者呼吸触发越加困难，明显增加插管患者的自主呼吸的吸气做功，影响患者呼吸功能。

通过观察患者呼吸运动、听诊呼吸音、呼吸机流量时间波形等方法可以发现内源性 PEEP 的存在，主要特征是下一次呼吸运动开始于前一次呼吸结束前。如果在下次吸气开始时呼气流速未回到 0，则说明存在内源性 PEEP，最简单的方法就是评估呼吸机上的流速 - 时间曲线和流速容量环。（图 6 - 2 - 7，图 6 - 2 - 8）。现在的 ICU 呼吸机可以通过按呼气暂停键来测定内源性 PEEP 值，按呼气暂停键后，呼吸机关闭吸气和呼气阀，下一次送气被推迟，使患者肺内压力和管路内压力平衡，这时内源性 PEEP 值在屏幕上显示。但如果患者有自主呼吸触发时，呼吸机仍将提供呼吸支持，这样呼气暂停难以保持，内源性 PEEP 测定无法完成。也就是说要准确测定内源性 PEEP，呼气暂停必须保持足够长时间。

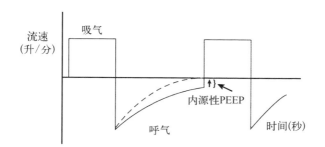

**图 6 - 2 - 7　存在内源性 PEEP 的流量-时间曲线**
　　图中在呼气末可见流速无法回到基线水平，第二次吸气即开始，提示有存在内源性 PEEP 的可能。

从引起内源性 PEEP 的原因和高危因素发现，可以通过呼吸机设置，增快吸气流量、降低呼吸频率进而延长呼气时

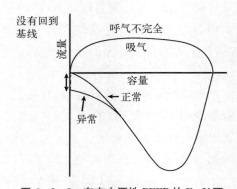

**图 6-2-8　存在内源性 PEEP 的 F-V 环**

在流量-容积环中可见,呼气时流速没有回到基线
水平,呼气不完全,提示存在内源性 PEEP 的可能。

间,增进呼气完全,降低内源性 PEEP。此外,支气管扩张剂的应用、清除气道分泌物,清理管路积水,降低气道阻力有助于增进呼气完全。减轻肺水肿,改善肺部顺应性,有助于降低内源性 PEEP。所以说对患者-呼吸机系统进行全方位的管理是降低内源性 PEEP 对机体产生不利影响的根本保证。

　　临床上也有利用内源性 PEEP 产生气体陷闭作为治疗方法的,PC 的反比通气就是例子,反比通气可以提高功能残气量、稳定肺泡、增进氧合,被用于 ARDS 患者治疗。

## 六、机械通气患者氧疗的危害

　　氧气治疗不当会引起一系列包括氧中毒在内的氧疗不良反应,比较公认的说法是长时间保持高给氧浓度(≥60%)可增加氧中毒危险性。目前尚无机械通气患者的安全的具体给氧浓度标准,当成人吸入氧浓度长时间(大于 48 h)大于 60%,新生儿或早产儿氧疗后 $PaO_2$ 大于 80 mmHg,则有潜在氧中毒危险。

成人给氧浓度 50％可在一段时间内无明显肺损伤,纯氧使用能在短短 6 h 内导致肺改变,用 100％氧气 72 h 会引起肺部急性呼吸窘迫症样改变,氧毒性引起的肺部改变包括支气管纤毛运动减弱、巨噬细胞活性下降、表面活性物质产生减少、顺应性和扩张能力下降,以及肺毛细血管损伤,肺水肿,吸收性肺不张等的发生。对高氧浓度治疗的毒性反应在患者中存在较大个体差异,有研究表明,正常肺组织比受累组织更易受氧毒性的伤害,具体原理不详。

临床上对于给氧浓度大于 50％或以上的患者,要积极采取其他手段如 PEEP 的使用、基础疾病的治疗来纠正缺氧,降低氧气吸入浓度。氧气治疗的原则是以最低氧浓度维持机体的基本氧合需求,目前,大多数医生认为 60 mmHg 的氧分压和 90％的氧饱和度是可接受的下限。

除了氧疗毒性反应,吸收性肺不张和通气低下也是高氧浓度氧气治疗较为严重的肺部不良反应。高氧浓度吸入(＞70％)可迅速导致吸收肺不张,特别是对于过度通气的肺单位。在一项研究中,对进行了肺复张手法的全身麻醉患者分别给予氧含量为 40％和 100％的氧气吸入,发现 40％氧气吸入的患者的肺维持扩张,而 100％的氧气吸入的患者,在数分钟内出现肺泡再次塌陷。吸收性肺不张增加肺内分流,在低潮气量的机械通气患者中更容易发生。

通气低下往往发生在 $CO_2$ 潴留的慢性患者氧气治疗后,氧气治疗抑制了慢性二氧化碳潴留患者的缺氧性呼吸驱动机制,造成呼吸的抑制。高氧治疗能增加 $PaCO_2$,这部分是由 Haldane 效应引起的,即二氧化碳从血红蛋白解离增加。另外,氧气治疗使肺血管张力下降,气体分布不佳的部分肺区血流增加,产生分流样改变。然而,对于机械通气患者而言,如果呼吸机能提供足够的肺泡通气,这将并不是一个问题。

氧中毒也有肺外效应,可以通过降低副交感张力和增加血管阻力减少心排血量,而且收缩脑动脉及冠状动脉。

越来越多的证据表明以 $PaO_2$ 70~100 mmHg 或 $SpO_2$ 94%~98% 为目标的治疗,其死亡率比要求达到更高的 $PaO_2$ 和 $SpO_2$ 治疗的死亡率要低。

## 七、机械通气与呼吸做功

呼吸做功(WOB)增加是另一与人工气道和机械通气相关的常见并发症。

机械通气患者的 WOB 增加,既可以是内源性的,也可以是外源性的。如呼吸机参数设置不当、人机不协调、撤机过程、患者呼吸道和人工气道等因素均可以引起 WOB 增加。WOB 的增加对患者治疗康复十分不利。

在机械通气模式中,大多数人认为用持续指令通气(CMV)的患者呼吸机承担大多数或全部的 WOB,但如果呼吸机参数设置不当,或患者自主触发太活跃产生人机对抗时,则 WOB 明显增加。有人发现使用 VC-SIMV 模式时 WOB 多于其他模式。

到目前为止,WOB 的测量仍较为困难,食管压力、呼吸道压力和气体流速测量评估为临床提供了一些间接的测量方法,但未得到普及。临床上往往通过一些非客观的指标来评估 WOB 是否增加,如前面提到的呼吸频率、呼吸状态、辅助呼吸肌活动与否以及患者的氧合通气功能。

如何减少机械通气过程中的 WOB 是临床能否有效合理使用机械能气的一个指标,也是医务工作者面临的一个重要课题,这里主要介绍通过下面三个方面来减少 WOB:①减少因于人工气道引起的 WOB;②设定适当的触发灵敏度和吸气流量;③确保人机同步,减少患者通气需求。

（一）减少因于人工气道引起的 WOB

人工气道引起的 WOB 增加与人工气道的管径和长度有关,细而长的人工气道使呼吸做功明显增加,尤其是通气量较大时,气管切开管因为长度较短所以 WOB 较少。图 6-2-9 显示了人工气道口径、分钟通气量和 WOB 的关系。临床上可以通过压力支持和 PEEP 来减少人工气道引起的 WOB,自动管道补偿(ATC)是专门用来降低因人工气管路因素的 WOB 的一项功能,当前的大多数 ICU 呼吸机有此功能。此外,避免分泌物在人工气道的附着,能有效减少人工气道引起的 WOB。这在儿童患者尤为重要,因为他们的人工气道要小得多(3~5.5 mm)。对单个患者而言要选择尽量短和尽量粗的人工气道。

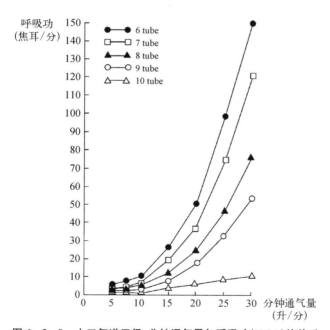

**图 6-2-9　人工气道口径、分钟通气量与呼吸功(WOB)的关系**
　　由图可见,管径越细,相同分钟通气量下,呼吸做功越多;管径越粗,呼吸做功越小(摘自 Crit Care Med 14:1028,1986)。

另外,我们要意识到患者之间对 WOB 的反应存在较大差异性,同样的做功量,一个年轻的、健康的成年人比一个长期生病的、上了年纪的患者更容易克服,临床上要对不同的情况给予不同的辅助。

(二) 设定适当的触发灵敏度吸气流速

触发灵敏度设置值不当就会发生触发不同步,常为患者有吸气动作但呼吸机未提供气体,此时患者往往会加大自主呼吸力度以从呼吸机获得气流。如在设置压力触发时发生触发困难,可以改为流量触发(目前大多 ICU 呼吸机有流量触发功能),因为流速触发不需要在下一次呼吸启动前关闭呼出阀,这个过程与压力触发相比反应时间更快。

除了压力和流量触发,另一种类型的触发称为"追踪"触发,在 Respironics BiPAP 呼吸机上称为 AutoTrak,如图 6-2-10 所示。AutoTrak 是使用流量和压力信号(形状信号)产生的一个数学模型,对患者的吸气努力比较敏感。虽然最初的研究表明"追踪"触发降低患者触发做功,但其使用

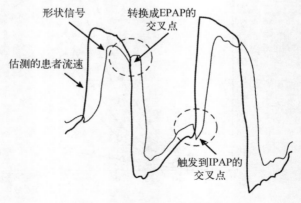

形状信号　　　转换成EPAP的交叉点

估测的患者流速

触发到IPAP的交叉点

**图 6-2-10　AutoTrak 示意图**

AutoTrak 是使用流量和压力信号(形状信号)产生的一个数学模型,对患者的吸气努力比较敏感。

也增加自动触发的呼吸数量。因此确定"追踪"触发的有效性需要进一步的研究。

有内源性 PEEP 存在的情况下,呼吸触发往往比较困难,需要患者加大 WOB,并可发生触发脱逸现象。COPD 患者内源性 PEEP 的发生率较高,可导致触发不同步。设置一定水平的 PEEP 值可以用来克服 COPD 患者的气体潴留引起的触发困难,这个值可以是实际内源性 PEEP 值的 75% 左右。然而,在通气量很大或呼气不完全时,外加的 PEEP 将不起作用。

在触发呼吸的时间上,呼吸机对自主呼吸努力的反应往往有延迟现象,主要有两个原因,一是因为吸气努力开始到口腔压的改变进而由呼吸机感知需要一个过程,二是呼吸机从获得信号到作出反应本身需要时间,在这点上新型的呼吸机与旧款比已有很大的改进。现在有人利用膈肌活动信号来触发呼吸机送气,可以缩短从膈肌活动开始到口腔压力改变所需的时间,使呼吸触发更容易,Servo i 呼吸机的 NAVA 功能是以此原理设计的。

流速不同步发生在呼吸机气体流量输出未能满足患者的流量需求时。在容量控制通气流量设置不足时这个现象很普遍,因为容量控制通气时的送气流量和波形是根据设置值而固定的,患者有更大的流量需求是不被允许的。因此推荐设置流量是 60～100 L/min。可以通过呼吸机压力-时间曲线来评价流量是否合适,压力曲线形态在每一次呼吸都在变化,或在压力曲线吸气支上有凹形出现说明流量不足。

压力控制通气和压力支持通气可以根据患者的吸气需求自动调节呼吸机输出流量,满足患者需要。因此,临床在流量要求较大的患者使用压力模式。但是压力模式存在另外一个问题,即压力上升时间,如果上升时间过快,会产生起始流量大,在压力曲线上出现一过冲现象;如果上升时间过慢,则在吸气开始之初仍会出现气流不足,两者都会造成呼吸对抗和患者不适。现在大多数呼吸机可以设置此值,临床医生可以根据患者的治疗需要来设置上升时间,使患者得到的气流更平稳,减少人机对抗的发生。

通常情况下,设置合理的压力和上升时间的压力通气对于需求较大的患者比较合适。如果患者通气需求是由焦虑、疼痛等因素引起,则可以通过镇静、镇痛等方法来进行处理,以增进人机同步性。

(三) 增进人机同步性

呼吸机对患者的吸气努力发生迅速反应并提供患者所要求的流量和容积时,人机就会同步。同步不良发生在呼吸机与患者的吸气的努力和流量要求不相匹配时,患者不舒服,WOB 增加,氧耗也增加,严重时出现人机对抗,进一步增加 WOB。人机不同步可伴随有呼吸急促、呼吸运动不协调及有时出现胸腹矛盾运动。

人机不同步除了前面讲到的: ① 触发不同步,② 流量或压力上升时间不同步,尚有 ③ 切换不同步,④ 模式不同步等。下面将进行介绍。

(1) 触发不同步。

(2) 流速或压力上升时间不同步。

(3) 切换不同步切换不同步通常发生在呼吸机停止吸气相前患者呼气已开始,即吸气时间过长。吸气时间通常由医生通过吸气时间、呼吸频率、流量、潮气量等来设置。在容量控制通气时增加流量可以缩短吸气时间,而压力控制时直接设置较短吸气时间可以减少这个现象的发生。

老一代的呼吸机,当患者在吸气期内有主动呼气,或咳嗽时气道压力增加,如果压力超过设置的最大压力时,吸气相终止,致使潮气量没有完全输出,患者往往会因得不到足够的通气量而增加 WOB 来代偿。新的呼吸机设计理念是采用"浮动"或"主动"阀,该技术采用闭环或反馈调节控制吸气阀和呼气阀门,当患者在吸气期内有主动呼气,如咳嗽时气道压力的增加时,呼气阀打开,但压力保持一个恒定的水平继续送气,这个过程提高了人机同步性和减少 WOB。

切换不同步也可以发生在 PSV 模式。在 PSV,呼气切换是在吸气流速下降到初始流速的一定的百分比时,这个百分比在大多数 ICU 呼吸机可以由操作者设置,也有呼吸机是固定的,切换不同步发生在当患者希望切换但流速尚未达到设置值水平,可出现人机不协调。临床上选择切换值时,不同的疾病基础是有区别的。

(4) 模式不同步是指在同一时间内既可进行自主呼吸也可进行控制通气量时,患者不适应不同的呼吸类型,未能在两种呼吸形式间相互转换,造成呼吸的不协调,增加 WOB。VC - SIMV 就是两种呼吸共存的模式,发生不协调时可以通过改变模式至 CMV 或 PSV 来解决。

增加机体代谢的任何因素都可以增加 WOB,如患者的发热、焦虑、寒战、抽搐和疼痛等等,临床上医生通过各种途径了解人机不同步的存在,包括通过患者的生理状态、生命体征、呼吸机的图形等的评估都能帮助我们去发现人机不同步,人机不同步存在时要积极想办法去除这种现象,以减少患者的额外负担。

降低气道阻力和增进肺顺应性也能有效降低 WOB。具体措施是清理呼吸道分泌物、支扩剂使用可降低气道阻力,肺水肿患者利尿剂使用改善肺顺应性、胸腔积液引流、半卧体位等也对降低 WOB 有益。

## 八、呼吸机的机械和操作性伤害

机械通气的使用在危重病治疗中已非常普遍,只要使用得当并加强监护,呼吸机支持是十分安全的。但与其他类型的生命维持系统一样,仍有相关并发症、仪器故障甚至操作失误的可能,要引起重视。表6-2-4是机械通气失败的常见原因,表6-2-5罗列的是机械通气常见并发症。

表6-2-4 机械通气失败的机械性原因

| |
| --- |
| 电源掉落 |
| 电源故障 |
| 呼吸机故障或维护不当 |
| 报警失灵或设置不当甚至关闭 |
| 加温湿化器故障 |
| 患者"Y"接头脱开 |
| 全阀开放 |
| 系统漏气 |
| 呼气阀失灵 |
| 管路安装错误 |

表6-2-5 机械通气常见并发症

| |
| --- |
| 插管拔管相关并发症 |
| 插管过程延长 |
| 插管进入右主支气管 |
| 过早拔管、自行拔管 |
| 拔管延迟 |
| 人工气道破损 |
| 鼻腔损伤、鼻窦炎 |
| 人工气道堵塞 |
| 呼吸机操作相关并发症 |
| 机器故障 |
| 湿化不足、湿化过度 |
| 机械通气相关并发症 |
| 肺泡通气不足 |

肺泡通气过度

胃胀气

肺不张

肺炎

低血压

气胸、皮下气肿、纵隔气肿

　　2002 年美国医疗保健联合委员会公布了一份 2001 年与长期机械通气相关的 23 位患者事件报告,19 位患者死亡,4 位陷入昏迷。16% 是报警使用不当引起,52% 与呼吸机管道脱开有关,26% 由意外拔管造成,没有一例报告是呼吸机故障原因。从报告中可以发现机械通气并发症或意外事件主要与技术、管理和交流有关。

　　最常见的不良反应由管路连接问题引起,表 6-2-6 是环路脱开的原因,表 6-2-7 是不能及时发现环路脱开的原因。

#### 表 6-2-6　环路脱开的原因

连接环节改变(如与湿化器的连接)

接头过多、接头松动、接头不匹配或重复使用

气道内压力过高

患者多动、搬动

患者人为脱开

#### 表 6-2-7　未能及时发现环路脱开的原因

过分依赖于呼吸机报警

报警过多以至于对此不敏感

报警设置不当

监测传感器位置不当

对报警监测认识不足

报警音量过低

报警器故障

此外系统漏气和湿化器引起的问题也十分普遍,要加强注意,表 6-2-8 是与使用湿化设备相关的危害及并发症。

表 6-2-8 湿化设备相关的危害及并发症

---

使用人工鼻和加温湿化器相关危害
　体温过低
　气道湿化不足黏液栓阻塞引起通气不足和气体陷闭
　气道阻力增加,增加 WOB
　湿化器本身引起阻力增加
加温湿化器
　潜在的电击伤
　气道烫伤
　液体倒灌注入气道
　管道脱开时含微生物冷凝水外喷污染环境
　加热件烫伤
　冷凝水急剧增加气道阻力
　冷凝水流动造成人机不协调
人工鼻相关危害
　无效腔增加引起低通气
　湿化不足
　人工鼻阻力的存在致脱开报警失灵

---

## 九、人工气道并发症

有创机械通气离不开人工气道,在机械通气实施过程中,人工气道相关的并发症时有发生,这些并发症有人工气道本身问题,也有湿化器问题、感染等等问题。表 6-2-9 是人工气道并发症一览表。

表 6-2-9 人工气道并发症一览表

---

气管插管相关并发症
　插管过程损伤:鼻、口腔、眼、咽喉、气管局部损伤,牙齿掉落
　留置管期间:压迫嘴唇、口腔、鼻腔黏膜、声带损伤
　拔管和拔管后损伤:鼻出血、喉头水肿、喉痉挛、声带损坏、上呼吸道溃疡、气道狭窄

---

患者问题

插管期间：插管入右主支气管、气管痉挛、气压伤、低氧血症、心律失常、颈和脊髓损伤等

留置管期间：患者不适、沟通困难、疼痛、鼻窦炎、中耳炎、肺不张、肺炎、气管纤毛运动减少、无效的咳嗽、营养不良等

拔管和拔管后：声音嘶哑、喉咙痛、吞咽困难、支气管痉挛、心脏骤停等

管道问题

脱开、弯曲、分泌物阻塞、患者咬管、位移至隆突、管尖碰到气管黏膜

气囊问题

充气过度(>25 mmHg)导致气管黏膜受压坏死,通气不足引起机械通气漏气,导管移位

气管切开相关并发症

外科手术：出血、甲状腺伤害、不适当的切口位置(过高或过低)、喉返神经损伤、气胸、皮下气肿、纵隔气肿、气管食管瘘管、心跳骤停、缺氧

留置管期间：不适、伤口或气管感染、出血、气管损伤(炎症、出血、溃疡、坏死)、气管扩张、局部肉芽肿的形成、肺不张、肺炎、皮下气肿、纵隔气肿、气胸、降低纤毛运动、无效的咳嗽、呼吸道上皮鳞状上皮化生和气囊问题、意外脱管

拔管和拔管后：患者不适、瘢痕形成、吞咽困难、气管狭窄、气管软化、气管肉芽肿、或气管扩张

预防人工气道相关并发症要做好整个置管期间的管理、维护和监护,高质量的气囊,高质量的人工气道维护是减少相关并发症的关键,此外,尽量缩短人工气道的留置时间,是最有效地防止并发症的手段。

综上所述,使用机械通气的安全有效除了有赖于精良的设备,可靠的报警系统以及复杂的监控系统外,更有赖于操作者的技术、规范的管理流程、有效的交流,只有这样才能使机械通气相关的不良影响降低到最低限度。

（袁月华　马利杰）

# 第三节 机械通气中常见问题的解决

**本节要点:**

当机械通气发生问题时,应当明确问题的严重性,掌握处理问题的原则。

呼吸机在 ICU 当中扮演着维持患者最基本通气需求的角色,它的重要性不言而喻。但很多时候由于疾病本身的复杂性和多变性,在机械通气过程中经常会出现各种各样的问题,这种"问题"在某些时候可能是致命性的,所以如何及时地识别和解决问题对医务人员来说便显得至关重要。以下将从有创通气和无创通气两个方面来介绍机械通气中的常见问题。

## 一、有创通气

### (一) 评估问题的严重性

发现问题时,我们首先要思考的便是这种问题会不会威胁患者的生命,也就是要分辨问题的紧急程度。如果是一种并不危及患者生命的问题,那么我们便有时间找出问题;但如果出现的问题马上会危及患者的生命,那么我们便立即需要采取措施来消除这种问题。

图 6-3-1 显示问题,表 6-3-1 为解决问题的步骤。谁察觉到问题? 用什么步骤来确定原因? 最终的解决方法是什么?

### (二) 患者的安全和保护

无论何时呼吸机或者监护仪报警,临床医生都必须做出反应。首要问题就是患者安全,必须确保患者充分的通气和

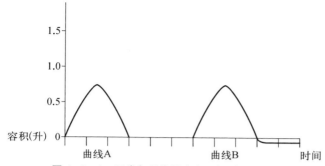

**图 6-3-1　正常与异常的容积-时间曲线对比**

　　A 曲线显示的是正常容积-时间曲线；

　　B 曲线显示的是异常的容积-时间曲线，呼气时容积降到 0 基线以下，提示主动呼气或呼吸机问题。

**表 6-3-1　呼吸机异常的故障排除的图示**

在重症监护病房(ICU)巡视时，肺科医师注意到容积时间曲线的呼气部分位于基线水平以下(见图 6-3-1)。他联系了呼吸治疗医师(RT)并询问了可能的原因。

呼吸机输送的容积(容积曲线的吸气部分)比呼气部分的容积要小，这可能是因为患者主动的呼气，然而评估患者发现情况并非这样。

RT 不能解释其原因，使用呼吸计量器测量了经过呼吸机送气端、患者气道以及呼气阀门的气体容积，这三个容积是相等的。仍然不能确定原因后，RT 联系了负责检查维修呼吸机的人员。维修者认为这是由于加湿器的缘故，流量传感器需要校准；然而，湿热交换器(HME)正在使用中，虽然重新校正流量传感器可以解决问题，但由于它并非是一种危及生命的情况，因此不需要立即采取行动。

氧合。医生应观察患者的意识水平、面色及辅助肌肉、胸壁的运动等等，此时可将报警消音。随之进行胸部听诊和观察血氧饱和度，以确定呼吸音的存在、当前的心率以及氧饱和度。如果患者处于急性窘迫状态，如呼吸困难、面色苍白、出汗并且出现焦虑，伴随有呼吸音减退和 $SpO_2$ 下降，需要立即采取行动。如果发现严重的问题，患者可能需要断开呼吸机并且需要使用呼吸球囊施行人工通气。

　　呼吸球囊可以暂时用来给患者通气，同时评估肺部通气状况,因为医生可以手动体验("感觉")患者的顺应性和气道阻力(Raw)。施行人工通气必须谨慎,因为会产生不恰当的通气模式、过高的压力(高于 100 cmH$_2$O)和气压伤。另外,高水平 PEEP(15～25 cmH$_2$O)通气的 ARDS 患者断开呼吸机,会导致肺泡塌陷,加重低氧血症。呼吸机断开和人工通气可以污染患者气道,这会增加呼吸机相关肺炎的风险。基于这些原因,必须审慎地进行手动通气。同时,报警的发生与处理应该有适当记录。

(三)有效识别机械通气患者的呼吸窘迫和人机协调性

呼吸困难可以通过临床体征被识别,包括呼吸急促、鼻翼翕动、大汗淋漓、辅助呼吸肌的使用;三凹症、胸腹部反常运动;听诊异常发现、心动过速,心律失常和低血压;脉氧仪和二氧化碳浓度监测仪读数、呼吸波形、吸气峰压(PIP)、平台压力(P$_{plateau}$)和呼气容积改变的同时提供了识别问题原因的信息。

人机不同步可由很多原因引起(表 6-3-2)。

表 6-3-2  机械通气的患者突发呼吸窘迫的原因

| 患者相关原因 | 呼吸机相关原因 |
| --- | --- |
| 人工气道问题 | 装置漏气 |
| 支气管痉挛 | 管路问题或脱落 |
| 分泌物 | 吸入氧浓度(FiO$_2$)不足 |
| 肺水肿 | 人机不同步 |
| 肺栓塞 | 不恰当的呼吸机支持模式 |
| 动态过度充气 | 不恰当的触发灵敏度设置 |
| 呼吸驱动异常 | 不恰当的吸气流量设置 |
| 身体姿势的改变 | 不恰当的呼吸周期设置 |
| 药物诱导的问题 | 不恰当的呼气末正压(PEEP)设置 |
| 腹胀 | 闭环通气的问题 |
| 气胸 | |
| 焦虑 | |

摘自 Tobin MJ:Respir Care 36:395,1991.

评估呼吸波形和调整参数设置可以解决其中的大部分问题。例如,如果灵敏度设置(吸气触发)太过敏感,被触发的呼吸频率激增。人机不同步也可由于患者极度焦虑引起,指导患者如何放松可以缓解。正确设置呼吸机的模式和参数可以消除大部分问题并且减少镇静剂的需求。

突发严重呼吸窘迫的处理步骤(表6-3-3)。如果患者处于严重的窘迫状态,第一步就是将患者与呼吸机断开并且谨慎地施行人工通气(避免过高的气道压力)。如果患者的窘迫立即被解除,那么问题就出在呼吸机,如果窘迫没有改善,问题则来源于患者。

**表6-3-3　机械通气患者突发严重窘迫的处理**

1. 将患者与呼吸机断开。
2. 使用自动复张的简易呼吸器开始人工通气(吸氧浓度80%~100%),保持正常通气压力,并且如果患者已设置高PEEP($\geqslant$10 cmH$_2$O),使用PEEP附件。
3. 通过手动通气评价顺应性和阻力。
4. 快速查体并且评估监护仪指数和报警。
5. 通过吸痰检查气道的开放。
6. 如果表现危急的濒死状态,最可能的问题是气胸以及气道梗阻。
7. 一旦患者的情况趋于稳定,必须详细评估并实施进一步的治疗。

修改自 Tobin MJ：Respir Care 36：395,1991.

（四）患者的相关问题

患者的相关问题包括人工气道问题、气胸、支气管痉挛、分泌物等。

1. 气道问题

气道问题包括气管内插管(ET)在咽喉部后方的扭折、导管尖端顶在隆凸部位、导管向上移位至声带之上或向下移位进入右主支气管(表6-3-4)。气管造口术后(表6-3-5)有时会发生无名动脉破裂,有一例罕见病例报道了由左侧上磨牙的牙托导致致命性的气管-无名动脉瘘。连续声门下吸引导管(CASS)是 ET 的一种类型,持续的负压吸引在一段时间内不断地对气管软组织造成损害,有使无名动脉暴露破裂的危险,目前导管在改进以减少此种并发症的风险。

**表 6-3-4　导致突发窘迫的气道问题的原因**

导管移位(头颈部的屈和伸可以使气管导管(ET)在气道内向下和向上移动平均 2 cm)
ET 移动至声带之上
ET 移位入右主支气管
ET 套囊的破裂或者漏气
ET 的扭折
患者咬折 ET
气道分泌物和黏液堵塞气道
ET 尖端顶在隆凸或气道壁上
套囊疝出超过 ET 的末端(目前的气管内套囊很少出现这种问题)
气管食管瘘
无名动脉破裂

**表 6-3-5　无名动脉破裂的紧急处理**

无名动脉破裂是一种潜在的气道并发症,通常发生在气管造口术后的前 3 周,死亡率高。直接的表现是在气管造口的位置喷出血液,可以给套囊过度充气或者将手指插入造口用压力终止出血;也可尝试用手指尽可能深地向隆凸插入,然后顶向胸骨压紧动脉以止血。

检查患者口腔有时可以发现是 ET 扭折还是患者咬住导管。通过导管的刻度线可以判断导管在气道内插入太深还是过浅。恰当位置是男性牙齿在 ET 刻度线大约 23 cm 处(22～24 cm),女性牙齿在 21 cm 处(20～22 cm)。刻度线低于此范围提示导管插入气道过浅,刻度线高于此范围提示导管在气道内插入过深。此时,气管镜检查可以帮助我们更好地识别气道问题的所在。

2. 气胸

气胸是又一个在正压通气(PPV)期间必须快速识别和处理的问题。意识清晰的患者,可通过患者呼吸做功增加而被发现。例如,患者可能会有鼻翼翕动、呼吸辅助肌参与呼吸、不对称的胸壁活动以及患侧呼吸音消失。胸部的听诊和叩诊、心血管和通气压力的评估通常可以与其他问题相鉴别。需要重视不要忽视肺部听诊。

如果高度怀疑张力性气胸,并且出现紧急的心肺活动停止,应使用一个 14 号或 16 号注射针头在锁骨中线位置插入第二肋间隙,沿患侧肋骨的上缘进针。如果患者的情况稳定,可以在摆放胸胸腔导管进行胸腔引流的条件下行胸部 X 线拍片。表 6 - 3 - 6 为一位患者突发呼吸窘迫的病例。

**表 6 - 3 - 6 一例突发呼吸窘迫的病例**

一个 45 岁的老年女性因重度哮喘引发呼吸衰竭,已经机械通气 3 周。给予镇静剂、抗抑郁药、皮质类固醇及支气管扩张药治疗。多次尝试药物减量,包括序贯的无创正压通气(NPPV),但不成功。气管切开置管 36 h 后,呼吸机高压报警,呼吸治疗师检查患者并且清理气道,气道是通畅的,但是发现双侧呼吸音减低。10 min 内高压警报再次响起。呼吸治疗师返回病房并且注意到患者出现剧烈咳嗽,突然患者发生呼吸心跳停止。呼吸治疗师发现通过气管造口导管进行通气非常困难。遂拔除导管,重新经口气管插管。

不幸的是,复苏失败。患者死后胸部摄片显示双侧气胸。临床医生总结这是由于大量分泌物阻塞气道,引起气道远端梗阻,患者剧烈咳嗽使胸腔内压增加,引起双侧气胸。

### 3. 支气管痉挛

支气管痉挛往往表现为呼吸困难、喘鸣、呼吸做功增加、胸腹壁活动不协调、三凹征(胸骨上窝、锁骨上窝、肋间隙凹陷)和气道阻力增加,如吸气峰压和经气道压力($PIP - P_{pla}$)增加。喘鸣与气道反应性增强的气道阻力有关,例如哮喘,需要给予支气管舒张药和注射皮质类固醇的治疗。喘鸣也可以在心源性哮喘和肺栓塞中发生,必须予以鉴别。

### 4. 分泌物

对分泌物的评估可以帮助发现很多问题。分泌物干燥与湿化不充分有关。大量分泌物可见于肺水肿和某些肺功能紊乱(例如囊性纤维化)。分泌物的特点则提示是否存在呼吸系统感染,然而,这通常不是突然发病的原因。给患者提供经过加温加湿的气体是基本的要求。提倡按需吸痰而非定时吸痰。分泌物清除包括体位引流、叩背以及治疗性的支气管镜检查。

5. 肺水肿

肺水肿可以是心源性的也可以是非心源性,需要鉴别后处理。心源性肺水肿可以突然发生,常表现为白色或粉红色的稀薄泡沫痰。发现这种症状后,临床医生应该寻找心脏问题的其他证据,例如心电图的变化、血压波动、颈静脉扩张、既往心脏疾病史,以及肺动脉导管的数据。心源性肺水肿和心脏衰竭可以通过药物如呋塞米(速尿)、地高辛、依那普利和吗啡得到有效控制。

6. 动态过度充气

内源性 PEEP(Auto‐PEEP)引起肺动态过度充气可以导致呼吸机触发困难。Auto‐PEEP 存在可引起循环障碍,例如低血压和心排血量降低。通过呼吸机波形可以监测到 Auto‐PEEP,可发现无论在流量-时间曲线还是在流量-容积环流量都不能恢复到基线。减少吸气时间(Ti)、分钟通气量(VE)和气道阻力有助于减少 Auto‐PEEP。

7. 呼吸驱动力异常

如果呼吸的中枢驱动异常,患者的呼吸状态可以发生突然改变。呼吸中枢异常大多由于过度镇静作用、急性神经系统功能紊乱或者神经肌肉阻断。然而,这些情况往往削弱患者的呼吸功而非突发性呼吸窘迫。

呼吸驱动增强与疼痛、焦虑、外周感觉神经受体兴奋、药物、通气需求增加和不恰当的呼吸机设置有关。

8. 体位的改变

患者的体位改变有时可伴随意外拔管、呼吸管路扭折或者氧合水平的改变。体位改变伴随的氧合改变常由于患侧肺处于低垂部位、黏液栓或痰液引起气道梗阻以及血栓或凝血块移行导致肺栓塞。

9. 药物诱导的呼吸窘迫

某些药物虽然用于患者的治疗，但也存在不良反应。例如，静脉注射吗啡通常用于缓解患者疼痛，但可引起恶心、低血压、定向力障碍、幻觉、发热、便秘和呼吸暂停。这在老年患者特别明显，因为他们代谢和清除药物能力减低。

另外，有化学品依赖性（酒精，药物或者香烟）的患者收入ICU，如果工作人员不知道这些患者有依赖性，会导致不良后果。因为化学物的突然戒断许会引起患者焦虑、烦躁、易激惹、失眠和注意力难以集中，这些症状命名为停药综合征。

所以，当 ICU 的机械通气患者的出现呼吸窘迫并且原因不明时，应排除与患者正在使用的药物或者以前使用过的药物或化学物质的关系。

10. 腹胀

腹胀有许多原因，包括胃内胀气、腹水、腹腔出血、肠梗阻和肝肾功能紊乱，它们对横膈施加向上的压力，限制横膈向下运动，可导致基底部的肺膨胀不全、通气/灌流异常和低氧血症，但往往进展缓慢。

11. 肺栓塞

肺栓塞（PE）可急性起病，导致人机不同步。较大栓塞导致窘迫的临床表现以低氧血症发生最快。因为是血液灌流问题不是通气问题，呼吸机和人工通气也不能帮助缓解窘迫。故双侧呼吸音存在，两肺通气正常。肺栓塞时心率（HR）、血压（BP）和呼吸频率（f）均升高。即使呼吸机给予较高频率和通气量,患者仍需使用辅助肌呼吸。

肺栓塞作为突发急症常使临床医生对于诊断和治疗感到无所适从。二氧化碳浓度监测也许能提供肺栓塞存在的线索。呼气末二氧化碳($ET-CO_2$)值较前减低,或动脉-呼气末$CO_2$压力梯度($P[a-et]CO_2$)增大,提示栓塞的存在。肺栓塞存在需要肺血管造影和计算机 X 线断层扫描来确定。溶栓治疗可以使用阿替普酶(重组组织纤溶酶原激活剂)或者瑞替普酶。

**(五)呼吸机相关的问题**

首先,有创机械通气前应对呼吸机进行常规自检,这是判断呼吸机功能完好性的前提。

**1. 漏气**

低气道压、低容量、低呼出潮气量的报警及相应的波形提示泄漏的存在。漏气最常见的原因是患者与呼吸机未连接好,只要仔细检查并重新连接就可以了。

泄露还容易发生在气管插管的气囊周围,仔细听诊气管周围区域,如有吸气过程中的异常呼吸音,常提示气管内有泄漏。这时需要给气囊重新打气并测囊内压。如果使用最小漏气技术,气囊漏气时气道内气流音往往在吸气高峰阶段才能出现。更小的气管插管,比如婴幼儿的插管因无气囊,可以存在漏气。气管插管移位至声门(vocal cord)以上,也可以导致漏气。

另一个常见的泄漏原因在呼吸机管路连接处,包括与雾化器、湿热交换器、密闭式吸痰器、近端压力检测器、温度探头、$CO_2$监测器、呼出阀的连接处。胸腔引流是一个不太常见的泄漏的原因,有时为了补偿胸腔引流的泄漏,可以增加患者的通气量;而漏气量的多少可以通过比较吸气和呼气潮气量获得。

**2. 不恰当的通气支持**

不适当的分钟通气量(VE)及呼吸机设置可以增加患者呼吸做功(WOB),导致人机对抗、呼吸性酸中毒、低氧血症,此时医生应重新评估机械通气支持。

**3. 触发灵敏度**

触发灵敏度可能设置得过高或过低,自动触发就是触发灵敏度设置过低的明确表现。呼吸机对患者的触发反应不良,往往是由于不适当的设置、吸气流速设置过低、内部按需阀反应差、连接外源气体做动力的雾化器,阻碍了呼吸机对患者呼吸的感应能力,其他原因还包括吸气管路积水及auto-PEEP。

**4. 不适当的流速设置**

较低的吸气流速可以通过提高流速设置或改变通气模式,如用减速波形通气代替方波通气。在容量控制通气的压力时间曲线的吸气部分出现凹陷,提示可能由于流速设置过低患者出现额外吸气动作(图6-3-3)。调整呼吸机模式可以更好地帮助患者。如将 VV 模式改为以容量为目标的压力通气模式(PRVC, Presure-regulated Volume Control)可以改变流量模式,有时可缓解窘迫。

图6-3-2示在强制通气送达之前(恒定流速,容量控制-持续强制通气 VC-CMV)患者吸气努力达到了触发阈值,出现了一次呼吸(左侧),第二次呼吸是患者触发的,压力波形呈凹形(箭头所指),这是因为患者出现了吸气努力。

**(六) 常见呼吸机报警**

呼吸机和监护设备的报警是用来提示患者状态发生了变化。正确的判读这些报警对患者的安全是十分必要的。

**1. 低压报警**

低压报警最常出现在漏气时(表6-3-7)。Servoi 系统

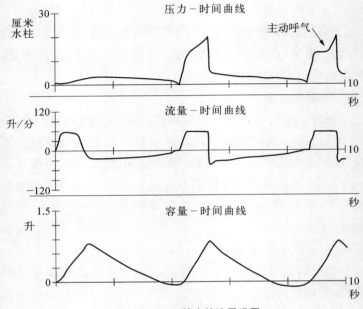

**图 6 - 3 - 2　不恰当的流量设置**

在释放强制呼吸以前(恒定的气流,容积-控制持续的强制呼吸[VC-CMV]),患者做功达到触发阈值,并且产生正常呼吸(左侧)。第二次呼吸(右侧)是患者启动的,但是由于患者主动呼气,压力曲线是凹向上的。

中漏气是由低分钟通气量 VE 报警。当低压报警激活时,临床医生首先应该检查确定患者处于通气状态。与呼吸机断开的患者应该重新连接。另外,患者也许需要接受人工通气直到找到漏气。一旦问题被发现,临床医生应该重新设置报警,确保正确设置(大约在 PIP 以下 5~10 cmH$_2$O)。

**表 6 - 3 - 7　低压报警的常见原因**

| | |
|---|---|
| 患者断流 | 水阀 |
| 回路漏气 | 内置定量吸入器 |
| 　管路连接断开包括: | 内置雾化器 |
| 　　加湿器 | 近端压力监测仪 |
| 　　过滤器 | 流量监测仪 |

续 表

| 呼出气体监测仪<br>密闭式吸痰管<br>测温仪<br>呼出阀漏气<br>　阀门裂缝或漏隙<br>　阀门接触不良<br>　阀门连接不正确<br>气道漏气 | 最小漏气操作<br>测试囊漏气或被剪断<br>气管内导管(ET)的套囊膨胀<br>不充分<br>ET 套囊破裂<br>ET 移位至声带以上<br>胸腔引流管泄漏 |
|---|---|

2. 高压报警

高压报警同样常见(表 6-3-8)。高压报警的界限通常设在 PIP 之上大约 10 cmH₂O。高压报警通常表明存在气道问题、肺或患者病情改变,或者存在与呼吸机、呼吸管路相关的问题。

表 6-3-8 高压报警的常见原因

与气道相关的情况
　咳嗽
　气道内的分泌物或黏液
　患者咬住气管内导管(ET)
　ET 在口内或者在喉部后方扭折
　ET 与气管壁或隆凸接触
　ET 位置的改变(如导管移位至右主支气管)
　ET 套囊疝出超过导管末端
与肺脏相关的情况
　气道阻力增加(如分泌物、黏膜水肿、支气管痉挛)
　顺应性减低(如气胸、胸腔积液)
　人机不同步
呼吸机回路的改变
　回路冷凝水的蓄积
　吸气回路的扭折
　吸气或呼气的阀门失灵

3. 低 PEEP/CPAP 报警

当压力降至低于 PEEP 或 CPAP 基线时,低 PEEP/CPAP 报警激活。这常在呼吸机不能代偿回路漏气时发生,另一个可能的原因是患者主动吸气使压力下降到报警设置以下。机器反应的敏感度不能满足患者的吸气努力，或者呼吸机按需阀不能快速开启以满足患者对流量的需求，例如吸入气流流速设置过低并且按需阀不能及时对患者吸气努力做出反应，PEEP 水平下降，就可激活警报。

4. 吸呼比报警

大多数呼吸机不允许吸气-呼气(I∶E)比例超过 1∶1，除非操作者特别希望使用反比通气，这通常需要一个独立的操作或触压按键或面板，以提示操作者吸呼比倒置。

设置吸气暂停同样可以延长 Ti。在压力控制通气中，过长 Ti(依赖于预设的呼吸频率)可以触发 I∶E 的报警。

5. 窒息报警

报警提示患者呼吸暂停或者与呼吸机断开、系统漏气、不恰当的机器敏感度设置，或者不正确的呼吸暂停参数设置。窒息报警会伴有低压或者低 VE 报警。在确定患者通气存在时，应该检查强制呼吸频率、触发灵敏度、可能的漏气和患者与呼吸机是否断开。Auto - PEEP 使患者触发困难，机器误以为呼吸暂停，在自发模式(如 PSV 或 CPAP)，呼吸机可能把这个误认为是呼吸暂停。

有些呼吸机在呼吸暂停报警后提供后备通气模式。后备模式通常给患者提供一个最小安全水平的通气直到操作者对报警做出反应并纠正问题。一旦患者呼吸努力恢复，有些呼吸机会关闭后备模式(如 Puritan Bennett 840 和其他一些机器)。

6. 低气源压力或者低电力输出报警

如果气源工作失灵或者压力管路与气源分离，即启动低气源报警。使用带有气体压缩机的呼吸机，需要打开压缩机。(注意：一些呼吸机，像 Bear 1000 有压缩机开关，其他的像

Puritan Bennett 840 压力不足时会自动开启压缩机。)操作者必须确定压缩机运行并且空气和氧气管路与气源相连接。

大部分呼吸机有电源线,如果电源报警激活,临床医生应该确定电源连接正常。如果插座正常工作但是机器不能工作,需要替换或重装保险丝或损坏的电路。

7. 呼吸机停止运作报警和/或技术错误信息

微处理器控制的呼吸机可通过呼吸机自检系统检测出内部功能失常,会发出停止运作报警和/或一些技术错误警报,这通常在呼吸机第一次打开时最常发生。此时可关闭机器然后重新启动校正错误。如果这样不行,那就有必要更换呼吸机并且联系制造厂商。

8. 设置参数与机器参数不相容

如果操作者的设置超出呼吸机允许的参数范围以外或者与其他设置选择不相容,就会引发错误信息或报警(或两者都有)。例如,如果临床医生试图设置一个 50 ml 的 $V_T$,而呼吸机 $V_T$ 的范围是 200 ml 到 2 000 ml,呼吸机将显示此设置不能被选择。如果操作者设置的吸气流速不能在已设置的呼吸频率的基础的吸气时间内达到设置 $V_T$,机器显示错误信息,要求操作者去调整吸气流速或减低 $V_T$。

9. 其他报警

根据不同的呼吸机,还会有一些其他的报警。当出现报警时,操作者要确认报警参数是否设置得当。

## 二、无创通气

无创通气相较于有创通气来讲,即便出现问题也一般不会立即危及患者生命,所以这类问题的紧要程度通常次于有创通气,但无创通气凭借其区别于有创通气的优越性,在临床中的应用也变得越来越广泛。

（一）无创通气的相关术语

无创通气是指无须建立人工气道（如气管插管等）的机械通气方法，包括气道内正压通气和胸外负压通气等。无创正压通气（non-invasive positive pressure ventilation，NPPV 或 NIPPV）是指无创的正压通气方法。包括双水平正压通气（bi - level positive airway pressure，BiPAP）和持续气道内正压（continuous positive airway pressure，CPAP）等多种气道内正压通气模式。BiPAP 是注册的术语，其实质是压力支持（PSV）或压力控制（PCV）＋呼气末正压（PEEP）。

（二）无创、有创通气的合理选择

无创与有创机械通气各有其优点和不足（表6-3-9），具有不同的适应证和应用范畴。两者相互补充而不能相互替代。总的来讲，无创通气主要应用于意识清醒的轻、中度呼吸衰竭患者（如 AECOPD），有创通气主要用于意识障碍、合并多器官功能损害的严重呼吸衰竭患者（如 ARDS）。但二者的应用是有交叉的，在临床工作中，我们要善于运用这些通气支持手段，正确把握二者的应用指征和切入点。

表6-3-9　无创通气与有创通气的比较

| 区　别 | 无　创 | 有　创 |
|---|---|---|
| 连接方式 | 鼻、面罩 | 经口、鼻气管插管 |
| 创伤性 | 无 | 有 |
| 方便性 | 方便 | 不方便 |
| 机器大小 | 小（便携） | 大（笨重） |
| 控制模式 | 压力控制 | 容量控制、压力控制 |
| 通气模式 | S、S/T、T | A/C、SIMV、PSV |
| 通气量 | 无保证 | 有保证 |
| 触发灵敏度 | 不如有创呼吸机灵敏 | 灵敏 |
| 漏气补偿 | 强 | 弱 |
| 报警装置 | 少 | 多 |

续　表

| 区　　别 | 无　　创 | 有　　创 |
|---|---|---|
| 镇静剂 | 慎用 | 可用 |
| 痰液清除 | 困难 | 容易 |
| 患者配合 | 要求高 | 要求低 |

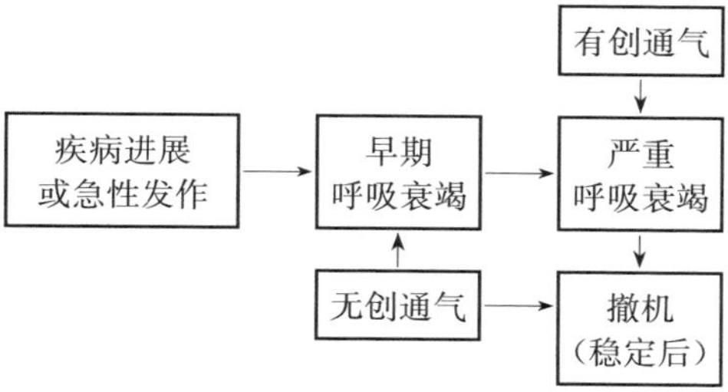

图 6 - 3 - 3　无创通气的临床切入点

（三）无创通气中的常见问题

1. 人机不同步

影响人机同步的因素很多，其中最主要的原因就是漏气，然而提到漏气就必然要提及面罩的选择，临床上使用最多的就是鼻罩和口鼻罩，同时还有鼻枕、全脸面罩和头罩。其中鼻枕、鼻罩主要针对以睡眠呼吸暂停低通气综合征患者为主的夜间持续气道正压通气治疗，口鼻罩、全脸面罩和头罩主要针对慢性阻塞性肺疾病等 1 型、2 型呼吸衰竭患者的双水平气道正压通气治疗。无创通气效果的好坏与面罩的合理选配以及正确的佩戴方法有很大关系，面罩的松紧程度以可插入 1～2 根手指为宜。合适的面罩及松紧度可以有效地减少漏气引起的呼吸机误触发，增加有效通气。同时，无创通气上机前的良好沟通，告知可能出现的不适感，取得患者的良好配合也十分重要。

2. 气道湿化

气道的湿化在机械通气过程中也是需要我们重点关注的

内容,目前临床上使用的无创通气呼吸机一般均配备加温湿化器,原则上,对急性呼吸衰竭患者应用 NPPV 治疗时,湿化器要选择 ICU 专用湿化装置,最好带有加热导丝,能够动态监测患者端气体温度(温度>31℃,相对湿度>80%),既能保证良好的加温加湿,又能防止冷凝水聚集呼吸管路和压力传感器管路,影响呼吸机的触发。如果没有类似加热装置,可以观察患者呼出气能够在面罩上形成水雾,表明湿化效果较好,另外还可以观察患者的咳痰,如果痰液黏稠、不易咳出,一定要密切关注,并及时采取有效措施。此外,近年来经鼻高流量氧疗(HFNC)的出现也为通气支持治疗增加了新的手段,它不仅能提供高达 60 L/min 的气体流量、100% 的氧浓度,而且能够提供 37℃、相对湿度 100% 的有效气道湿化,这无疑为临床带来了新的曙光,能够让患者更舒适地治疗疾病。然而,就如同机械通气一样,治疗装置的使用也不能是盲目的,临床工作中还是需要我们结合实际、把握指征,更有效地利用这类通气支持手段。

3. NPPV 通气模式和参数

对于睡眠呼吸暂停低通气综合征患者的无创通气治疗参数可以通过压力滴定检查来设置,对于呼吸衰竭患者主要是应用 BiPAP 呼吸机治疗,多采用 S/T 模式,合并 2 型呼吸衰竭者可给予较高的压力支持水平,增大压力差,保证有效的潮气量和通气治疗时间,同时要根据患者的具体情况,合理调整压力上升时间和吸、呼气灵敏度,监测动脉血气,必要时转为有创通气。

4. 面部皮肤保护

无创通气由于大多采用鼻、面罩的连接方式,鼻面部皮肤的保护对于不能脱机或者需要长时间应用的患者来说显得十分重要,尽管也可以选择全脸面罩或者头罩,但二者价格昂贵且有诸多不便,临床使用率较低。目前大多数的做法是在患者应用 NPPV 初期就在鼻梁及其周围使用泡沫敷贴保护,从而减少鼻面部的压伤,同时,面罩佩戴时要受力均匀,减轻对于鼻梁处的压迫。

**5. 胃肠胀气和误吸**

主要是由于患者在无创通气过程中反复吞气或气道压力过大超过食道贲门括约肌的张力,使气体进入胃内,同时增加误吸风险。防治的方法是在保证疗效的前提下避免吸气压力过高($<25\ cmH_2O$)。有明显胃胀气者,可留置胃管持续开放或负压引流。

**6. 排痰困难**

由于没有人工气道,无创通气患者排痰主要依靠自己咳嗽,此类患者通常咳痰能力较差,痰液引流不畅,在加上气道湿化不足,痰液极易阻塞气道,也不利于感染的控制。建议在 NPPV 治疗期间鼓励患者间歇主动咳嗽咳痰,必要时经鼻导管吸痰(清除口咽部分泌物和刺激咳嗽)或用纤维支气管镜吸痰。

**7. 其他**

无创通气过程中我们还会遇到诸如幽闭恐惧和不耐受的情况,良好的心理疏导和必要的镇静(多采用右美托咪定)也能够为我们提供很大帮助。

在解决患者有创机械通气中出现的问题时,保证患者的安全是第一位的,其次才是去寻找解决问题的办法,而在无创通气中,充分的沟通和防护措施则显得更为重要,临床医生或呼吸治疗师需要明确处理此类问题的原则,在临床工作中不断积累经验,总结反思,以此来提高解决实际问题的能力。

(石 斌 李文龙)

# 第七章
## 呼吸机的撤离和长期机械通气

### 第一节　呼吸机的撤离

本节要点：

呼吸机的撤离后可考虑多种序贯治疗的方法。

动脉血气分析在呼吸机撤离时的重要性。

机械通气撤离在临床上又称脱机，是指机械通气对患者的支持水平逐渐降低，患者的自主呼吸逐渐增强，直至患者脱离机械通气的辅助，完全自主呼吸的过程。而拔管则指患者在成功撤离机械通气后拔除已建立的人工气道，完全恢复生理呼吸的过程。

### 一、机械通气撤离的指征

1. 临床上评判患者可以脱离机械通气的主要指标（表7-1-1）

（1）导致机械通气的原发病因好转或去除。

（2）氧合分数（$PaO_2/FiO_2$）>150～200 mmHg；呼气末正压（PEEP）≤5～8 $cmH_2O$；吸入氧浓度≤40%～50%；动脉血 pH≥7.25；慢性阻塞性肺疾病（COPD）患者动脉血 pH>7.30，动脉血氧分压>50 mmHg，吸入氧浓度<0.35。

表 7 - 1 - 1　撤离呼吸机的生理指标

| 生 理 指 标 | 撤机成功预计值 | 撤机失败预计值 |
| --- | --- | --- |
| 自主呼吸频率 | $<25/min$ | $>35/min$ |
| 每分通气量(VE) | $<10\ L/min$ | $>10\ L/min$ |
| 静态顺应性 | $\geqslant30\ ml/cmH_2O$ | $<25\ ml/cmH_2O$ |
| 无效腔气量/潮气量 | $<0.4$ | $\geqslant0.6$ |
| 口腔闭合压 | $<4\ cmH_2O$ | $>6\ cmH_2O$ |
| $PaCO_2$ 与 pH | 正常 | $PaCO_2>$正常,$pH<7.35$ |
| 潮气量($V_t$) | $>5\ ml/kg$ | $<5\ ml/kg$ |
| 肺活量 | $\geqslant15\ ml/kg$ | $<10\ ml/kg$ |
| 最大吸气压 | $<-30\ cmH_2O$(绝对值大) | $>-20\ cmH_2O$(绝对值小) |
| 最大自主通气量 | $\geqslant2\times$静态 VE | $<2\times$静态 VE |
| $PaO_2/FiO_2$ | $>300\ mmHg$ | $<300\ mmHg$ |
| 肺内分流($Q_s/Q_t$) | $<20\%$ | $>20\%$ |
| PEEP | $\leqslant5\ cmH_2O$ | $>5\ cmH_2O$ |
| $P(A-a)DO_2$ ($FiO_2=1$ 时) | $<350\ mmHg$ | $>350\ mmHg$ |
| 浅快呼吸指数 (RSBI)* | $\leqslant105$ | $>105$ |

RSBI: rapid shallow breath index,$RSBI=f/V_t$, f: 呼吸频率(bpm),$V_t$: 潮气量(L);测算条件为: CPAP,$PEEP=0$,$Pressure\ Support=0$。在机械通气治疗持续时间超过 8 d 的患者,该指标的预测可靠性将下降。

（3）血流动力学稳定,没有心肌缺血动态变化,临床上没有显著的低血压,不需要血管活性药治疗或只需要小剂量血管活性药物如多巴胺或多巴酚丁胺每分钟$<5\sim10\ \mu g/kg$。

（4）有自主呼吸的能力及较好的气道保护能力。

2. 预测脱机成功的其他指标

（1）最大吸气压（MIP）：指在残气位或功能残气位,气道阻断时,用最大努力吸气所能产生的最大吸气口腔内负压。它反映了全部吸气肌的综合吸气力量。

（2）气道闭合压（P 0.1）：指平静呼吸时，在吸气开始的第 0.1 s，阻断气流，在口腔内产生的负压，它不受意识、气道阻力、胸肺顺应性的影响，是反映中枢吸气驱动的良好指标。

（3）肺活量及用力肺活量：其测定不受时间因素影响，在 COPD 患者中，用力肺活量明显低于肺活量。

（4）分钟最大通气量（MMV）：单位时间内呼吸系统发挥最大潜力时，所能达到的通气量。当肺或胸廓顺应性下降，呼吸肌收缩力下降或气道阻力升高时，分钟最大通气量将下降。

（5）浅快呼吸指数（RSBI）：即自主呼吸频率与潮气量的比值，通常以 RSBI≤105 次/min · L 作为脱机标准。

（6）生理无效腔/潮气量（VD/$V_t$）：正常小于 0.3，当 VD/$V_t$ 大于 0.6 时，预示脱机困难。

## 二、机械通气撤离的方案

### （一）机械通气撤离时的通气支持方法

1. T 形管通气

T 形管的目的是提高 $FiO_2$，在氧流量在 10 L/min 以上时，$FiO_2$ 可达 0.5 左右。在呼吸机条件较差，没有 SIMV、CPAP、PSV 的情况下，可采用该方法每天间断脱开呼吸机，用该 T 形管装置供氧，并逐步延长脱开呼吸机的时间，最终达到完全撤机的目的。近年来在临床使用的呼吸机多数均有较为完备的撤机过渡模式，T 形管过渡法目前尚继续在部分患者使用，但应当注意这只是脱机的过渡方式，不适合长时间应用。近年来有人应用带加温湿化器的 T 型管装置，是一种新的探索。

2. 同步间歇指令通气（synchronized intermittent mandatory ventilation，SIMV）

SIMV 模式可使患者不脱离呼吸机进行自主呼吸，并可逐步减少指令正压通气的次数,逐步、安全地过渡到完全自主呼吸。必要时还可合并使用 PEEP 与 PSV。根据患者病情的具体情况、血气分析结果、血流动力学与 $SpO_2$ 监测的结果,每隔一段时间减少正压指令通气 2 次/min,当正压指令通气降至 4 次/min 时,可考虑撤离呼吸机。该方法方便、安全,适用于临床多数机械通气治疗患者的撤机过渡。

3. 持续气道正压通气(continuous positive airway pressure, CPAP)

对于呼吸、循环功能更为脆弱的患者,为了使呼吸机撤离更为安全,减少撤机失败,可考虑采用 CPAP 过渡法,在 CPAP 条件下,也可根据患者的具体情况适当使用 PSV。当患者经过 SIMV 过渡,仍不能确定患者可以安全撤机时,可从 SIMV 进一步改为 CPAP 过渡,并在该过程中对患者撤机的安全性作进一步观察。当设定的 CPAP 为 0 时,患者完全自主呼吸,这时患者的潮气量、通气量、血气分析结果与血流动力学状态可更明确地说明撤机的安全性。

4. 压力支持(pressure support ventilation, PSV)

在患者自主呼吸的吸气相给予设定的正压支持。这时呼吸频率、I:E 由自主呼吸所决定。通过调节正压支持的设定值,可以保证合适的通气量;将正压支持的设定值逐步降低,可以使患者的自主呼吸得到锻炼,是使患者逐步脱离呼吸机的常用方法之一。

5. 分钟指令性通气(minute mandatory ventilation, MMV)

该方法的特点是能够保证患者每分通气量,在患者可自主呼吸的同时,可保证每分通气量,当患者自主呼吸的通气量低于 MMV 设定值时,呼吸机即给予正压通气。该方法较适用于自主呼吸通气量不够满意的患者的撤机过渡。对于长期呼吸机依赖,不能在较短时间内撤机的患者,可以考虑应用MMV的方法。

6. 导管补偿(TC,ATC)

这两种模式很相似,需要在呼吸机上输入气管导管的类型与直径,同时输入需要补偿的百分比。呼吸机在患者的吸气相提供适当的正压,辅助患者自主呼吸。目前认为这种模式只是模拟了拔管。在脱机过程中是否能够得到更好的临床效果尚需要进一步的研究。

7. 有创-无创序贯机械通气

这种方法是指在患者病情稳定,呼吸功能改善之后,经评估患者的病情,拔除气管导管,然后继续用面罩无创机械通气的方式辅助呼吸。很多的临床研究证实了这种序贯的方法可以显著改善临床治疗结果,减少有创机械通气时间、呼吸机相关性肺炎、患者住院天数等。

8. 其他新方法

新近的模式与方法有 SmartCare,膈肌电位监测(Edi)。这些方法具有更先进的自动化反应与更深入的生理学监测功能,但是在多数医疗机构并不普及。仪器与应用耗材较昂贵是这些技术不能普及的原因。

(二) 自主呼吸试验

机械通气撤离成功的关键是患者的自主呼吸能力恢复,为了评判患者的自主呼吸能力是否已经达到撤离呼吸机的水平,应对患者进行自主呼吸试验。所谓自主呼吸试验(SBT)是指应用 T 形管或低水平支持的自主呼吸模式,短时间动态测试有创机械通气患者完全耐受自主呼吸能力的方法。

自主呼吸试验的具体过程包括:

第一步:当准备将患者的机械通气撤离时,应首先进行三分钟自主呼吸试验：三分钟 T-管试验和 CPAP 5 cmH$_2$O/PSV 试验,三分钟自主呼吸试验期间医生应在患者床旁密切观察患者的生命体征,当患者情况超出下列指标时应中止自主呼吸试验,转为机械通气：

1. 呼吸频率/潮气量(L)(浅快呼吸指数)应<105

2. 呼吸频率应>8 次/min 或<35 次/min

3. 自主呼吸潮气量应>4 ml/kg

4. 心率应<140 次/min 或变化<20%,没有新发的心律失常

5. 氧饱和度应>90%

第二步：3 min 自主呼吸通过后,继续自主呼吸 30～120 min,如患者能够耐受可以确定脱机成功,准备拔除气管插管。文献报道观察 30 min 与 120 min 的拔管成功率无差异,在 SBT 阶段进行监测评估,可以得到最有用的脱机信息以帮助临床决策。研究发现耐受 SBT30～120 min 的患者至少有 77% 可以成功脱机。

自主呼吸实验失败的处理：当患者进行自主呼吸实验失败时,应及时予以机械通气治疗,并在积极寻找失败原因的同时,将机械通气模式及参数在至少 24 h 内应设置为避免引起患者呼吸疲劳的水平,让患者得到充分休息,这一点对于患者后续再次进行自主呼吸试验机撤机成功尤为重要,因为这样不仅让患者在呼吸时毫无负担,同时也减轻了患者的全身负担,如心脏负荷等(表 7-1-2)。

(三)气道通畅及气道保护功能的评价

1. 气道开放程度的评价：气道通畅试验(气囊漏气试验)

机械通气时,把气管插管的气囊放气以检查有无气体泄漏,可以用来评估上气道的开放程度(气囊漏气试验)。出现拔管后喘鸣的患者,可以使用类固醇和/或肾上腺素(也可用

### 表 7-1-2　常用的耐受 SBT 的标准

| 标　准 | 描　　述 |
|---|---|
| SBT 成功的客观指标 | 血气指标：($FiO_2 < 40\%$，$SpO_2 \geqslant 85\% \sim 90\%$；$PaO_2 \geqslant 50 \sim 60$ mmHg；pH $\geqslant 7.32$；$PaCO_2$ 增加 $\leqslant 10$ mmHg）；<br>血流动力学稳定（HR $< 120 \sim 140$ 次/min；HR 改变 $< 20\%$；<br>收缩压 $< 180 \sim 200$ mmHg 并 $> 90$ mmHg；血压改变 $< 20\%$，不需要用血管活性药）；<br>呼吸（例如，RR $\leqslant 30 \sim 35$ 次/min；RR 改变 $\leqslant 50\%$）。 |
| SBT 失败的主观临床评估指标 | 精神状态的改变（例如：嗜睡、昏迷、兴奋、焦虑）；<br>出汗；<br>呼吸做功增加的表现（使用辅助呼吸肌，胸腹矛盾呼吸） |

注：HR 为心率，RR 为呼吸，$FiO_2$ 为吸入氧浓度，$SpO_2$ 为血氧饱和度。

无创通气和/或氦氧混合气）治疗，而不需重新插管。如果患者气囊漏气量较低，也可在拔管前 24 h 使用类固醇和/或肾上腺素预防拔管后喘鸣。但需注意，气囊漏气量变低可能是由于分泌物在气管插管周围结痂形成外皮所致而非上气道水肿狭窄。当气囊漏气量低的患者拔管时，应将再插管的设备（包括气管切开设备）准备好。

2. 气道保护能力的评价；患者自主咳嗽能力的评价

患者的气道保护能力对拔管成功是至关重要的。对患者的气道评估包括吸痰时咳嗽的力度、有无过多的分泌物和需要吸痰的频率（吸痰频率应 $> 2$ h/次或更长）。在神经肌肉病变和脊髓损伤的患者中，咳嗽时的峰流速 $> 160$ L/min，预示可以拔管。

（四）人工气道拔除

当患者原发疾病得到控制，自主呼吸试验、气道通畅试验均通过，并具有一定的气道保护能力后，方可考虑拔出气管插管。

在拔管前，应做好相应的准备工作，如清除患者气道、口鼻腔内的分泌物，准备好后续的供氧装置等。并与患者充分沟通及告知。

拔管时应予以手动复苏气囊用比较大的潮气量进行鼓肺拔管，拔管后及时吸除残余在口腔内的分泌物，并予以积极氧疗治疗，包括无创机械通气。以前一些医院采用在吸痰管吸引的同时实施拔管，这种方法存在一定风险，可能会导致拔管后咽喉部的痰液吸入呼吸道，因而导致不同程度的并发症，甚至于撤机失败，再次插管；也有的出现在拔管后发生严重的肺炎。所以，这种边吸引边拔管的方式不鼓励继续使用。

拔管后应密切观察患者的生命体征及呼吸情况，加强气道管理并予以定时的胸部物理治疗。如患者在拔管后 7 d 内需要重新插管则被认为是拔管失败。对于拔管失败的患者应积极寻找原因，同时在病因未解决的情况下切勿再次尝试拔管，对于气管插管时间过长的患者，并考虑患者在未来短时间内无法拔除气管插管的情况下，应与家属或患者沟通，考虑行气管切开。

（五）机械通气撤离期间的镇静问题

在 ICU 患者中应用适当的镇静药物减轻患者的不适、恐惧已被广为接受，尤其是对于有创机械通气的患者。但以往常用的镇静药物如咪达唑仑、丙泊酚等可能影响患者的呼吸功能及意识状态，从而影响患者的脱机与拔管。目前，以盐酸右美托咪定为代表的镇静药物在临床上的应用越来越广泛，其特点在于浅镇静状态，且对于患者的自主呼吸影响较小，故被认为是临床上机械通气撤离期间较为合适的镇静药物，当然，对于停用镇静的患者应根据其依从性判断是否需要四肢约束，以免发生意外拔管等情况（图 7-1-1）。

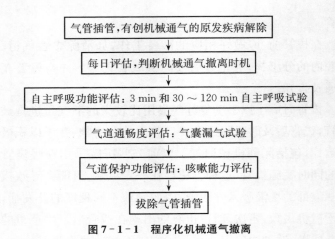

图 7-1-1 程序化机械通气撤离

## 三、特殊疾病的脱机策略

1. 慢性阻塞性肺疾病急性发作（AECOPD）

（1）高肺顺应性：胸片表现为肺气肿征象，肺功能表现为残气量（RV）、肺总量（TLC）、功能残气量（FRC）明显增大，上机前 ABG 显示Ⅱ型呼吸衰竭，$PaCO_2$ 水平较高，机械通气时峰压、平均压不高。造成呼吸衰竭的主要原因为呼吸肌疲劳。

撤机策略：肺部感染控制后撤机。营养支持，减少碳水化合物比重。多采用 SIMV＋PSV 或 CPAP＋PSV 撤机。$FiO_2$ 宜在 0.35 以下。不主张 T 管过渡，以免增加气道阻力和无效腔。撤机主要观察通气指标的恢复。近年来广泛应用无创机械通气作为序贯撤机，可提高撤机成功率。撤机前避免过度纠正 $CO_2$ 潴留。

（2）低肺顺应性：胸片表现为明显的炎性渗出病灶，局部甚至有肺实变。肺功能 FEV1、PEFR 下降更明显。ABG 显示Ⅱ型呼衰。机械通气时气道峰压、平均压较高。造成呼吸衰竭的主要原因为弹性阻力和非弹性阻力增大。

撤机策略：肺部感染控制后撤机。撤机过程中可通过气道或静脉应用支气管扩张剂。这类患者有时出现代偿性过度通气，因此撤机过程中主要观察氧合指标改变。

2. 神经肌肉疾患的撤机

临床上较常见的有多发性神经根炎、重症肌无力等。呼吸力学特点表现为胸肺顺应性较大。如不合并肺部感染，原发疾病控制后多能较快达到撤机指标。临床上有部分患者拔管后出现再次呼吸衰竭。

撤机策略：对于重症肌无力患者，撤机前应鼻饲吡啶斯的明，维持足够的呼吸肌张力。CPAP＋PSV 或 T 管过渡，观察非正压状态下患者的呼吸恢复情况。无创通气作为后备。翻身拍背，防止误吸。

3. 心血管外科术后撤机

（1）瓣膜置换术、冠脉搭桥术后：由于手术时间长、术中麻醉药物用药量大，加上体外循环对心、肺影响较大，术后呼吸机支持时间通常较长。随着手术技术的提高，不停跳冠脉搭桥术的出现，这类患者撤机成功率提高。如不出现肺部并发症，多可顺利撤机。

撤机策略：撤机前重点评估术前心功能状况。术后引流量、血管活性药物应用情况、心电监护有无恶性心律失常出现等。呼吸功能恢复后，争取尽早撤机拔管。

（2）先天性心脏病术后：左向右分流的先天性心脏病撤机无特殊要求。右向左分流的先天性心脏病撤机需慎重。如法洛四联症，术前肺动脉狭窄，肺血流减少，术后畸形纠正后，肺血流量增大，左心负荷增大，易出现肺水肿。

撤机策略：评估术前肺动脉发育情况及左室大小，发绀严重程度。术后血管活性药物使用剂量。观察氧合指标，胸肺顺应性变化，有无肺部湿啰音。PEEP 调整宜缓慢，调整后注意氧合状况和呼吸音的改变。

4. 各种创伤患者的撤机

（1）颅脑外伤：

1）撤机指征：无原发性脑干损伤；已行开颅血肿清除、去骨瓣减压术后、亚低温治疗后；已度过脑水肿急性期，无继发性癫痫、意识改善（GCS＞8 分）；无代偿性过度通气、自主呼吸＜25 次/min，节律规则，氧合佳。

2）撤机方法：多数患者需保留人工气道。呼吸恢复后，CPAP 或 T 管撤机。

（2）胸部外伤：

1）撤机指征：如合并创伤性湿肺，胸片提示病灶吸收、无大量胸腔积液和气胸。氧合正常，PEEP 降至 5 cmH$_2$O 以下。

2）撤机方法：如无明显反常呼吸，通过 SIMV 或 CPAP 撤机；如有明显反常呼吸运动影响氧合与心血管系统，撤机拔管后可行无创通气。需要注意的是：在连枷胸的患者，不能把氧合的情况当作脱机的唯一评估指标，更重要的是注意患者胸廓回复的情况，在撤机过渡过程中患者的心血管系统的反应。大量出冷汗是临床常见的失代偿表现。

（3）腹部外伤：

1）撤机指征：无活动性出血、血流动力学稳定；不合并严重腹腔内感染、无麻痹性肠梗阻；呼吸力学监测无限制性通气功能障碍。

2）撤机策略：直接通过 SIMV 或 CPAP 撤机。由于此类患者常合并胃肠道功能障碍，腹腔感染，肠胀气，呼吸支持时间需较长。为防止呼吸机依赖，可用低水平辅助通气。

## 四、困难脱机的治疗策略

困难脱机指需要 2～3 次自主呼吸试验或需要长达 7 d 才

能脱机成功的患者;延迟脱机:指需要3次以上自主呼吸试验或需要长达7 d以上才能脱机成功的患者。困难脱机及延迟脱机的患者约占32%,在ICU中的死亡率约为25%。临床上对于困难脱机及延迟脱机的患者,在撤离机械通气时应注意反复评估先前撤机失败的原因,并将之解决,同时仔细评价患者的全身状态,予以相应调整后再行自主呼吸试验,逐渐撤机,切忌操之过急。

（一）常见的影响机械通气撤离失败的因素

1. 呼吸中枢驱动自主性

对于撤机失败者,拔管通气后常出现严重的肺泡低通气,出现呼吸性酸中毒,呼吸中枢驱动能力降低。反映呼吸中枢驱动能力的指标有0.1 s气道闭合压（P 0.1）和平均吸气流速（$V_t/Ti$）,撤机失败者的P 0.1和$V_t/Ti$常高于正常值,有学者报告 $V_t/Ti$增加（265±27增至328±32）、$PaCO_2$增加12 mmHg以上,pH减少0.08。许多因素常常损害呼吸中枢功能:包括神经结构损害、睡眠紊乱、半饥饿、镇静剂和代谢性碱中毒;此外,机械通气本身尚能通过许多机制影响呼吸中枢功能,如$PaCO_2$降低、对化学感受器刺激作用的减低,肺牵张感受器的激活、胸壁上连接受体的激活。

2. 膈神经的功能

外科手术,特别是上腹部手术后出现撤机困难要怀疑膈神经损害,损害因素包括:切断、强力牵拉膈神经、压迫膈神经的时间过长及供应膈神经的血供受阻,另外,不可忽视的重要因素为:低温致心跳停止对膈神经的损伤作用、心脏手术时心外用绝缘板及脏器移植时损伤。

此外,上腹部手术（如胆囊切除术）患者易患肺部并发症,患者的VC减少达50%~60%。这主要与双侧的膈肌抬高和肺下叶不张有关,这些膈肌功能低下并不与麻醉类型、疼痛、呼吸系统的生理特性及膈肌的收缩特性有关,仍归因于手术中对内脏的牵拉刺激抑制了膈肌的活动。

### 3. 肺过度膨胀

肺过度膨胀是导致呼吸肌力量和耐力下降的最重要原因之一。肺功能的恶化延长了呼吸时间常数(阻力×顺应性),呼吸频率的增加、呼气时间缩短、动力性肺过度膨胀。肺过度膨胀可影响呼吸肌功能,肺容量的增加使吸气肌在长度-张力曲线上不适当位置工作,一方面出现吸气肌力量降低,另一方面可使吸气肌缺乏休息,产生疲劳。肺过度膨胀同时引起膈肌平坦,增加膈肌的曲率半径。

### 4. 营养不良

营养不良常见于危重患者。有报道 26 例机械通气患者中,88%的患者接受不适当的营养支持。营养不良可损害呼吸系统的功能,特别是对撤机阶段,营养不良可降低对缺氧的通气反应,减少呼吸肌群和厚度,减少呼吸肌力量和耐力,损害机体免疫机制,易发生医院内肺炎,进而加重呼吸负荷,影响撤机。

### 5. 氧供

心排血量降低可降低呼吸肌氧供,贫血、低氧血症可减少动脉血氧气量,脓毒血症时可损害血液中氧气的撤离。Lemvire 研究 15 例撤机失败的 COPD 患者在自主呼吸时的血流动力学变化,发现肺动脉楔压(PAWP)、心肌指数、左室舒张末期容量指数增加,其原因为:① 自主呼吸时胸腔压力降低及外周血管容量增加所致的回心血量增加。② 左室后负荷增加(胸腔负压的变化及儿茶酚胺的释放增加)。

### 6. 急性呼吸性酸中毒

对于正常人,当 $PaCO_2$ 达 56 mmHg 时可降低膈肌的收缩力和耐力,而乳酸性酸中毒(pH = 7.07),对膈肌功能无影响。

### 7. 慢性肾功能不全

患者常出现肌肉乏力、肌痛和有氧肌功能降低,呼吸肌力量和耐力降低。实验动物发生尿毒症时,可影响膈肌的力量-频率关系,增加呼吸肌疲劳,这主要归因于多种细胞内代谢产物紊乱及体内潴留的小分子物质对呼吸肌的损害作用。

内分泌紊乱、甲状腺功能紊乱可损害呼吸肌功能。更为严重的是长期全身使用可的松可使呼吸肌发生改变,严重影响撤机过程,实验证明,给予动物 2～3 周的类固醇可显著改善膈肌的组织病理,呼吸肌的生化和异常。

### 8. 药理学因素

许多药物可影响呼吸肌的力量,特别是对于能影响神经肌肉传递的药物,如潘库溴铵或琥珀酰胆碱,亦可见于许多药物应用过程中出现的副作用,特别是氨基糖苷类抗生素。药物对呼吸肌力量的抑制最常见于外科手术过程中使用肌松剂及全身麻醉。

许多药物(如奎尼丁、普萘洛尔、锂)能诱发和加重重症肌无力。药物诱导的神经肌肉传递障碍并不常见,常见于使用肌松剂的患者、亚临床肌无力的患者及电解质紊乱患者。最近报道:停止使用神经肌肉阻滞剂(pancuronium、vecuronium)的患者出现长期的呼吸肌无力现象。

### 9. 呼吸肌萎缩

常见于长期机械通气患者,早期动物实验发现,使用控制通气 11 d 可出现肌肉萎缩和呼吸肌功能减退。此外,肢体固定可使骨骼肌废用而出现肌肉群的显著减少。肌肉发生萎缩可影响骨骼肌的形态学和功能特征,如肌纤维数量、直径、产生力量的能力;此外,可影响肌肉酶系统,出现糖酵解酶等减少,肌肉线粒体氧化能力降低。

10. 呼吸肌疲劳

关于撤机过程中是否存在呼吸肌疲劳的疑虑是非常重要的。撤机失败的患者常显示呼吸机制的严重异常,呼吸功能低下、氧耗量显著增加,这些易使患者发生呼吸肌疲劳。此外,机械通气是能使呼吸肌休息,纠正呼吸肌疲劳的最主要方法,但呼吸肌休息是一把"双刃剑",过度休息易出现呼吸肌萎缩。许多学者证实,呼吸肌疲劳是撤机失败的主要原因,可表现为膈肌肌电图(G)异常及患者出现浅、快呼吸及胸腹运动异常,腹部反向运动(吸气时腹部向内运动)。

(二) 针对困难脱机的治疗策略

1. 增加呼吸肌力量

(1) 纠正营养不良和电解质(磷、钙、钾、镁)缺乏。

(2) 纠正低氧血症、适当纠正机械通气时的高碳酸血症(高碳酸血症能影响呼吸肌力量和耐力)。

(3) 纠正甲状腺功能低下。

(4) 纠正贫血。

(5) 改善心血管功能。

(6) 慎用镇静剂,避免引起抑制呼吸中枢。

(7) 适量使用治疗剂量的茶碱不但可扩张支气管,而且可增加呼吸肌收缩力和抑制呼吸肌疲劳,有益于撤机。

(8) 适量使用多巴胺($10\ \mu g/kg$, BW/min)增加膈肌血供。

(9) 对于反复撤机失败者,需排除多发性神经病、肌病、药源性神经肌肉功能低下(神经肌肉阻滞剂、抗生素等的使用)。

(10) 患者尽量维持坐位,借助重力的作用,更有利于膈肌功能的发挥。

2. 减少呼吸做功

1) 竭力控制全身性疾病,如感染等,以降低高代谢水平和损害呼吸肌的呼吸性介质。

2）使用支气管扩张剂减少气道阻力，哮喘患者禁用β受体阻滞剂。

3）使用甲基强的松龙有益于合并 COPD、疾病恶化和哮喘的高碳酸血症患者。甲基强的松龙，有可能减轻气道的炎症损害，进而减少呼吸功。

4）使用利尿剂减轻肺水肿，降低肺的"僵硬"程度，增加弹性。

5）对于心功能不全患者，撤机期间呼吸功的增加可降低心肌和其他重要脏器的氧供，加剧心肌缺氧和心功能不全。

6）对于一般成人，气管内插管内径小于 8 mm 时，将显著增加上气道阻力，增加呼吸功。

7）左心功能不全患者使用适量的 PEEP 可减少左室前负荷。

8）对于肺功能低下且高碳酸血症患者，过量摄入碳水化合物易加剧体内二氧化碳的潴留，加重呼吸功，应予以纠正。

（姜　维　樊海蓉）

# 第二节　长期机械通气

本节要点：

1. 机械通气为主的居家呼吸治疗目前在我国尚没有合法开展，其他国家多年来的实践经验可以为我们在今后计划此项服务提供参考。

2. 家用呼吸机的选择主要根据患者的病情需求来决定。通常应选择小巧、轻便的家用呼吸机，以方便患者进行基本的日常活动。

3. 无创通气是比较适合居家进行的呼吸支持方式。除患者选择是否合适外，选择合适的面罩和加强与患者的沟通是能否成功实施 NPPV 的关键；咳嗽辅助技术和设备的应用往往可以改善 NPPV 的有效性。

对于大多数患者而言，机械通气是一种短期的呼吸支持手段。随着重症患者管理技术的进步，重症患者存活率已经显著提高，但仍有一部分患者需要长期的机械通气支持。虽然需要长期机械通气（Long-Term Mechanical Ventilation，LTMV）的人群仅占不足 10%，但是他们占用了近 40% 的 ICU 住院日，人均治疗费用明显较高。此类患者的数量在过去的几年中显著增加。另外，患有先天性神经系统疾病的儿童以及患有慢性进展性疾病的成人患者也需要长期的机械通气支持。

## 一、长期机械通气方式

（一）无创通气

早期的无创通气应用显示，对于一些慢性进展的神经肌肉疾病和胸肺问题导致的呼吸衰竭，无创通气可帮助患者免于有创通气或撤离有创通气，且部分患者勿需继续在 ICU 进行支持治疗，有效降低了患者疾病治疗费用，改善了患者的生活质量，提高生存率。在其他缓慢进展的疾病，比如先天性肌营养不良、II 型脊肌萎缩症和其他肌病中，也发现了相同的效果。一项针对 ALS 患者进行的研究也显示，所有采用无创通气进行通气支持的患者都乐于接受无创机械通气，而 50 个因急性治疗而气切后进行有创通气的患者，都对有创通气支持下的生活质量感到失望。

（二）有创通气

当患者自身咳嗽能力不足或常规的咳嗽辅助措施不能有

效帮助患者排痰时,通常需要给予有创通气支持。如果患者是因为急性疾病导致的呼吸衰竭,应住院治疗并尝试脱机拔管。如预期短期脱机拔管困难,或发病原因是进展性疾病慢性加重导致,则长期有创通气常不可避免,此时应早期予以气管切开。

## 二、患者的选择

院外进行机械通气支持,首先要求患者病情基本稳定。简单说,患者不再需要使用静脉用药和心脏监护。对于进行有创机械通气治疗的患者,呼吸功能方面的评估包括:在吸入氧浓度低于 40% ~ 50%、呼气末正压(PEEP)低于 $10\ cmH_2O$ 的情况下可保证足够的氧合;有可靠的人工气道(比如气管切开套管);机械通气参数设置相对稳定。可以通过护理人员实施气道内吸引或患者自己咳嗽来清理气道分泌物。同时也需要尊重患者和家属的选择。对患者病情稳定程度的需求取决于患者被转至何种机构进行长期通气支持。医院协作单位或长期急症护理机构可很好地处理很多复杂的医疗问题,但是进行居家治疗的患者则要求病情更加稳定。

需要长期机械通气(LTMV)的患者根据病因通常可分为二类:一类是急性疾病的恢复期,另一类是慢性疾病进行性加重者。当急性疾病得到有效处理后,某些患者因不能脱离呼吸机支持而长期在院内进行治疗;由于费用原因,部分患者不得不转到长期护理机构,部分患者甚至长期居家治疗。而某些患有慢性阻塞性或限制性疾病的患者,如慢性阻塞性肺疾病(COPD)、运动神经元病、脊柱畸形等,原发疾病通常难以治愈、呼吸功能渐进恶化,常因慢性呼吸功能损害和/或急性发作导致呼吸衰竭而需要 LTMV。以下疾病患者常需要长期机械通气支持:

（一）慢性呼吸道疾病

每年有很多患者因为慢性肺部疾病（如慢性阻塞性肺病、支气管扩张、肥胖低通气、间质性肺病等）急性发作导致呼吸衰竭入住 ICU。这些患者是否需要机械通气取决于当时的临床状况。然而，由于基础疾病的原因，这类患者常遇到脱机困难问题。既往存在慢性呼吸疾病的患者明显更加难以脱机，是住院患者脱机失败的独立预测因子。据估算，因脱机失败需要 LTMV 的患者中，慢性阻塞性肺疾病（COPD）占到约 25%。

早先的共识会议建议：有症状（呼吸困难或晨起头痛等）的限制性疾病患者，或者日间 $PaCO_2 > 6.0$ kPa、最大吸气压（MIP）$< 60$ $cmH_2O$、FVC$< 50\%$预计值等情况下，应该早期使用 NPPV。部分医疗单位在患者出现夜间低通气而无明显伴随症状时即开始 NPPV 治疗。为了减少卫生医疗资源的消耗，虽然缺乏证据支持，一些专家仍建议对于慢性高碳酸血症和频繁发作呼吸衰竭需要住院机械通气支持的 COPD 患者使用长期无创机械通气。2017 年一项针对因慢阻肺急性发作在出院 2~4 周后持续高碳酸血症（$PaCO_2 > 53$ mmHg）的慢阻肺患者（N=116）进行的一项多中心（13 个中心）前瞻性 RCT 研究，比较家庭无创通气联合氧疗 vs 家庭氧疗对再次入院或死亡的影响。结果显示，家庭 NIV 联合氧疗显著延长 12 个月内患者自基线处至再次入院或死亡的时间。目前而言，COPD 患者是否需要居家进行长期的 NPPV 治疗尚存在争议。

（二）肌肉萎缩性脊髓侧索硬化症

肌肉萎缩性脊髓侧索硬化症（ALS）是一种最终可导致死亡的渐进性神经变性疾病，典型的原因是呼吸肌受累。与其他很多神经肌肉疾病明显不同，ALS 进展迅速，约 50% 的患者在首发症状出现后 3 年内死亡。对该类患者使用无创通气可显著改善其生存率和生活质量。在 Bourke 研究中, 54 例 ALS 患者平均生存期从 171 d 延长到 219 d; 在部分延髓功能障碍的患者, 虽然生存期没有明显延长, 但 NIV 显著改善了患者症状、提高了生活质量。基于目前的临床研究结果, 无创通气可能是 ALS 患者最佳的初始通气支持方式。何时开始无创通气需要基于对患者发生夜间低通气或进展至死亡的判断。有学者建议, 当患者潮气量低于正常值 50%、$PCO_2$ 高于 45 mmHg、出现有症状的睡眠呼吸紊乱或者夜间低氧血症时就应当开始进行家庭 NPPV 治疗。细心的滴定式管理是 NPPV 成功应用于 ALS 患者的关键。

　　ALS 患者可因膈肌无力、无法有效咳嗽及无法控制口咽分泌物引起吸入性肺炎导致急性呼吸衰竭。当患者延髓功能重度障碍不能耐受无创通气或病情进展使得无创机械通气变得困难时, 可行气管切开进行有创通气支持。一项来自丹麦历经 15 年的研究发现, 大约 42% 的 ALS 患者仅需要无创机械通气, 17% 初始使用无创机械通气的患者需要转换到有创机械通气, 5% 的患者未尝试 NPPV 直接进行有创通气支持。

　　(三) 神经肌肉疾病

　　神经肌肉疾病是一类疾病的总称, 包括肌肉萎缩症(如: Duchenne 型或 Becker 型)、强直性肌营养不良和胸壁异常等。该类患者通常会遇到睡眠障碍问题, 睡眠质量较差, 可并发中枢性或混合性的低通气, 阻塞性睡眠呼吸暂停少见。睡眠呼吸监测在该类患者可能有重要意义, 但并非居家机械通气开始前的必需诊断; 但一旦开始居家机械通气, 则可在那些对 NPPV 依从性较差、症状或动脉血气指标改善不明显的患者进行睡眠呼吸监测。Duchenne 型肌肉萎缩症患者使用家庭机械通气已有十多年历史, NPPV 已被证明可明显改善患者生存率。由于这类患者出现夜间高碳酸血症的风险很高，以及在无通气支持下 1～2 年内出现临床情况恶化的可能，因此当患者潮气量低于 40％预计值时即应积极开始使用无创机械通气。对于伴随症状的夜间低通气、睡眠呼吸紊乱、夜间低氧血症，或无症状的日间高碳酸血症患者应给予夜间无创通气支持。当慢性呼吸衰竭无法通过无创机械通气控制、或合并吞咽功能不全、因分泌物管理需要气管切开时，则可以进行有创机械通气。然而，也有学者认为，如果处理得当，肌肉萎缩症患者或许永远不需要有创通气支持。

## 三、实施长期机械通气的地点

长期机械通气可在急症医院、长期急症护理机构、专业护理机构甚至居家实施，其选择由地理情况、医保报销问题、医疗问题和患者的偏好共同决定。在某些地区，因为缺乏相关医疗机构，机械通气的患者将在 ICU 或急症医院的其他部门长时间住院治疗。通常而言，ICU 内的治疗无法给予患者足够的自主权，限制了家庭成员与患者一起的时间及家庭成员参与患者护理的机会。而某些患者可能只是呼吸运动的障碍（如格林巴列综合征、脊柱侧弯等），其他脏器没有明显问题，由于机械通气管理的技术难度，只能长期住院（ICU）治疗。与其他机构相比，长期机械通气患者的院内治疗花费更高、患者生活质量低下、满意度较低。

在美国等欧美国家，除了专业医院能够提供机械通气支持治疗以外，还有专门的呼吸治疗机构可以提供包括机械通气在内的居家呼吸支持治疗。实践证明，这种方法不仅降低了患者长期机械通气的费用支出，同时也为此类慢性患者提供了改善生活质量的可能性。家庭医生制度目前在我国尚在起步与完善的阶段，专业的呼吸治疗师服务更处于探索当中，尚不能提供以机械通气为主的社区呼吸治疗支持。随着呼吸治疗师职业定位的明确和制度的完善,相信我们也会在不远的将来建立专业的社区呼吸治疗服务,使国内需要进行长期机械通气支持的患者得到专业治疗的同时,进一步改善其医疗和生活质量。

## 四、家庭机械通气相关设备的配置

居家长期机械通气被认为是最复杂的在院外进行的长期医疗干预措施,通常需要大量人力物力才能完成。非呼吸相关设备包括轮椅、电梯、坐厕椅、淋浴椅、运输工具如厢式汽车、病床、胃造瘘营养、鼻饲泵等;患者通信设备;人工气道相关设备包括:备用导管、内套管、气管切开敷料、过氧化氢、注射器用于气囊放气或充气、手套等。呼吸机相关设备包括:便携式吸引器、连接管、吸引管。许多患者需要给氧,因此需要配备固定和/或便携式氧源(表7-2-1)。

表7-2-1 机械通气相关配置

| 可移动设备及相关配件 | 呼吸机相关设备 | 气管切开相关器械 |
| --- | --- | --- |
| 轮椅 | 主呼吸机 | 内套管 |
| 电梯 | 备用呼吸机 | 可更换的气管切开导管 |
| 坐厕椅 | 人工呼吸气囊 | 负压吸引器 |
| 淋浴椅 | 备用电路 | 吸痰管 |
| 厢式汽车 | 加温湿化器 | 盐水安剖 |
| 医院病床 | 热湿交换器 | 注射器 |
| 通信设备 | 鼻饲泵 | 橡胶手套 |
| 脉搏氧饱和度仪 | 制氧机/氧气瓶 | 气管切开敷料 |
| 过氧化氢 | 发电机 | |
| 无创气道咳痰机 | | |

（一）人工气道

良好的依从性是 NPPV 能否成功实施的重要因素,而无创面罩是否适合患者则起到非常重要的作用;应对患者进行综合分析,选择合适型号和材质的面罩。随着无创通气面罩制造技术的改进,市面上已有多种型号的面罩可供选择,使得居家无创通气更易进行。鼻罩和鼻面罩是最常用的两种通气面罩;更新型号的面罩容积较大,类似头盔样,更多用于急性呼吸衰竭患者的院内通气支持;也有小至只有一个鼻塞大小的通气面罩,通常用于小儿无创通气。新型材料的问世也使得面罩相关的皮肤损伤发生率更低、患者依从性更好,改善了无创通气支持效果。本文不详细介绍各类面罩的特点,有兴趣的读者可自行参阅 Pisani 教授的文章来详细了解目前市面上通气面罩的型号、并发症和使用禁忌。

而对于进行长期有创通气的患者来说,进行气管切开几乎是必需的。有气囊的气管切开套管远期并发症较少,比较适合无法用无创通气完成呼吸支持的患者完成持续的有创通气支持。目前临床上已可见到可发音套管,利于患者发音,提高生活质量,较适合进行间断有创通气支持的患者使用。为防止气道黏膜损伤,建议采用气管镜引导来确认套管的位置。由于气切套管管理方面的专业性,通常建议配置可靠的报警系统和相关专业人员,可随时发现问题并及时处理,防止潜在人工气道相关风险的发生。

为安全考虑,应常备人工气道内套管,以防突发气道梗阻。2007 年美国呼吸治疗学会(AARC)实践操作指南建议,应配备合适型号和小一号的人工气道以备随时更换,以防意外拔管和相关设备故障。

(二) 呼吸机

呼吸机的选择需要根据患者的病情需要和经济状况来定;人机界面友好、操作方便、小巧便携是基本要求。大多数家用呼吸机可安装双呼吸管路,吸气和呼气管路相互独立,也可安装单管路同时用于吸气和呼气。双管路系统密闭性好，可进行准确的呼吸参数监测、提供高水平的通气支持。单呼吸环路属于开放系统，管路少，安装容易，更适合允许漏气的人工气道，如无气囊气切导管和无创通气。老式家用呼吸机通常仅具备基本的容量目标通气模式、可调参数相当有限，移动性能不佳。新型家用呼吸机则可提供一系列容量目标或者压力目标的通气模式，常规配置内部电池，可在无外接电源的情况下连续使用 9 h 以上，同时可以连接外部锂电池供电。很多现有的便携式呼吸机结构轻便、噪声小，较适合居家使用。

对于长期家庭机械通气，何种通气模式更有优势尚缺乏相关数据支持。通过比较发现，多种不同机械通气模式包括无创机械通气都能有效改善二氧化碳分压。1998 年的共识会议主张使用 A/C 模式（容量目标或压力目标）。当患者有足够触发能力和良好的呼吸驱动时，可尝试使用自主呼吸模式，设置较低的后备通气频率；当患者不能有效触发呼吸机时，则应设置足够高的呼吸频率以维持二氧化碳水平。因患者自主呼吸驱动打开便携式呼吸机的按需阀会导致患者额外的呼吸做功，应尽可能避免使用 SIMV 模式。此外，特别强调必需配置简易呼吸球囊和便携氧源，以备呼吸机故障时紧急使用。

## 五、气道管理

很多长期机械通气的患者本身咳嗽能力及自行清除气道分泌物的能力不足，容易发生痰液堵塞气道，影响通气甚至造成严重后果。只有保持气道通畅，机械通气才能很好地完成。我们通常需要借助各种技术或设备来对患者进行排痰支持，比如呼吸技术（腹式呼吸训练、自体引流、用力呼气技术等）、PEP 等。对于进行无创通气的患者，联合使用咳嗽辅助设备，可显著降低慢性肺部疾病急性发作导致的住院率。

长期有创机械通气患者的气道温湿化是必备措施,首选加温湿化器;一般而言加温湿化器优于人工鼻,尽管后者较便携,由于温湿化效果欠佳,仅适用于部分患者;有条件者可选用伺服型加温湿化器,以保障患者气道的自净功能。对这类患者,气道内吸引是一项常规操作,护理人员需要熟练掌握使用要点:通常建议浅吸痰,成人吸引负压控制在 120～140 mmHg,青少年患者控制在 80～120 mmHg,小儿 80～100 mmHg,幼儿吸引压力 60～80 mmHg;应尽可能降低气道内吸引对气道黏膜的损伤,单次吸引时间不超过 15 s 为宜。气道内吸引与咳嗽辅助联合使用,可有效清除痰液的同时减少对气道黏膜的损伤。

相比于机械咳痰机而言,单纯气道内吸引分泌物清除效果稍差。机械咳痰机(MI－E)是一种能够提供 30～40 cmH$_2$O 的正压,然后迅速转换为－30～－40 cmH$_2$O 负压的设备。它模拟了人体生理情况下的咳嗽反射,可产生较高的呼气峰流量,从而提高排痰效率。Sancho 评价了气道内吸引前后和 MI－E 治疗前后的脉氧饱和度、气道峰压和呼吸做功的变化,发现 MI－E 治疗能更好地改善患者脉氧饱和度、降低气道峰压。虽然缺乏相关 RCT 研究数据,临床上已广泛采用这种辅助设备来帮助患者排痰。加拿大胸科医师协会建议气道内吸引时联合应用 MI－E 或者替代深部吸痰。

伴随吞咽功能障碍或误吸高风险的患者,主张使用带气囊和可进行声门下吸引的人工气道。有条件者可配备气囊测压表,控制气囊压力不超过 25 cmH$_2$O,防止吸入的同时降低气道黏膜损伤风险。

## 六、长期机械通气患者的监护

呼吸机等设备的故障、保持呼吸管路的清洁都是居家机械通气面临的设备难题。相关报告表明：设备的质量问题、机械故障和看护者的不当使用是居家机械通气时最常见的问题，强烈建议配备 24 h 技术支持来解决遇到的设备问题。

通常情况下，居家机械通气患者的监测局限于指脉搏氧饱和度。有条件者可以考虑使用呼末 $CO_2$ 监测，可无创地持续监测患者的肺泡通气状态。相关护理人员常被期望于做一些相对复杂的医疗操作，包括吸痰和气切套管的更换等。家庭机械通气患者相关护理的研究报告表明，处理紧急事件，对看护者进行的培训通常是不够的。对于该问题的解决方案之一是对居家机械通气患者进行远程监测。Vitacca 对 13 名接受居家有创机械通气治疗的患者进行了研究，他们通过网络传输氧饱和度数据，并进行定时和不定时的对话沟通；作者发现，大约 86% 的问题可以由居家人员处理，而远程监护人员则能够及时识别哪些情况需要住院治疗，有利于保障患者的及时恰当的治疗，降低患者风险。

大多数家用呼吸机配备图形分析系统和报警系统，可实时监测某些呼吸力学数据并反映送气过程是否正常，居家护理人员可根据相关数据来实时评估患者的通气状态。

当调整治疗方案或更改通气参数后，除了专业监测手段外，和患者的沟通同样重要。以下几个简单的提问或许能提供更准确的、患者层面的感受：① 你感到焦虑吗？② 你吸气够吗？③ 吸气时间够长吗？④ 吸气是否太深？⑤ 是否需要更长时间的呼气？⑥ 呼吸是否太快或太慢？

### 七、长期机械通气的并发症

除常见的呼吸机机械故障和人工气道相关的问题，长期机械通气的患者还可能出现以下并发症：① 呼吸系统并发症；② 心血管系统、胃肠道和神经系统并发症；③ 长期制动带来的神经肌肉问题;④心理障碍。危重患者急性疾病恢复而撤机困难的患者更容易发生相关并发症,常导致患者的精神状态和生活质量受到明显影响。避免长期机械通气的并发症,应以预防为主。

(一) 呼吸系统并发症

呼吸机相关性感染是长期机械通气患者最常遇到的问题,而居家护理人员通常无法遵守相关卫生规范。有数据显示,69%的呼吸机管路处于肉眼可见的污染状态;相较于无创通气,此种现象在有创机械通气患者更为常见。气管切开套管也更容易定植病原微生物。在进行家庭机械通气的患者中,金黄色葡萄球菌已被列为是污染呼吸机管路和人工气道的主要病原。依据目前的临床实践和指南建议,呼吸机管路不应周期性更换,仅当肉眼可见污染时才需要更换;有条件可使用一次性呼吸管路。

(二) 胃肠道并发症

胃肠道(GI)的疾病常继发于慢性疾病或全身性问题,主要包括:①胃肠黏膜应力的损害;②吞咽功能障碍和食欲减退;③小肠消化道问题引起便秘和肠梗阻。鼻胃管的放置或发生反流可引起糜烂性食管炎,在长期机械通气患者中发生率可高达50%。

(三) 神经肌肉问题和心理障碍

由于长期机械通气引起的呼吸机依赖,慢性疾病或急性重症疾病的后期也常造成患者神经肌肉功能障碍。常见原因包括原发病较重、老年患者、多种药物(镇静剂、止痛药、精神药物和类固醇等);睡眠中断;焦虑;谵妄;抑郁症等。

本节介绍了在家庭和替代医疗机构进行长期机械通气的国际上实践的理论与经验。然而,由于居家机械通气治疗的复杂性和国情问题,这些理论与经验在我国实行尚有困难。

在居家 LTMV 治疗支持团队中,呼吸治疗师是一个非常重要的成员,在选择和使用呼吸机及配套设备、评估家庭或替代护理等方面担负重要角色。完成这些工作需要耗费大量的时间、精力和耐心。呼吸治疗师指导患者和家庭成员如何安全和正确地使用相关设备,以缓解他们的恐惧和忧虑。关心照顾 LTMV 患者是国际问题也是国内问题。目前的临床实践表明,这些患者的现行管理方法是可取的。遵循患者和家人的意愿、保持希望、持续有效沟通,对于 LTMV 取得成功、降低治疗代价、提高患者生活质量非常重要。

(韩一骄　何国军)

# 第八章
# 机械通气的特殊运用

## 第一节 新生儿和儿童机械通气

本节要点：
小儿呼吸机的选择。
小儿机械通气参数设定。
小儿气道管理。
高频震荡机械通气在小儿的应用设置。

呼吸机支持已广泛应用于小儿的呼吸衰竭的抢救,儿科中目前应用较为成熟和广泛的呼吸支持方法为常频机械通气。儿科呼吸支持的疾病种类很多,如新生儿和儿童时期各种急性肺源性和中枢性呼吸衰竭,呼吸肌麻痹或疲乏,急性中毒或创伤,休克或严重代谢紊乱,以及多脏器功能衰竭等,机械呼吸的应用方法的正确与否,与治疗效果密切相关。在儿科中,除须掌握一般机械呼吸技术外,还应考虑小儿的特点,以及对气管插管和机械通气设置的要求等,临床及专科医生只有充分理解和熟悉这些特点,才能真正做到正确与合理地应用机械通气。

呼吸支持的目的是帮助病儿维持呼吸系统功能,以完成适当的气体交换,即维持肺通气和肺氧合功能,替代患者因疾病而丧失的呼吸动力和呼吸控制功能。改善因肺病而引起的气体交换不足,在进行呼吸支持和机械呼吸治疗的同时,不仅要观察呼吸支持疗法,还应注意这些治疗方法可能对患者生理产生不良影响,以及因此而产生的并发症。婴幼儿肺组织娇嫩易损,机械呼吸时容易发生机械呼吸并发症,在应用中应注意预防。

## 一、机械通气适应证

1. 呼吸暂停或自主呼吸消失。
2. 肺通气障碍:$PaCO_2 > 50$ mmHg 伴呼吸性酸中毒。
3. 呼吸肌麻痹,乏力或极度呼吸运动。
4. 氧合障碍:当吸入氧浓度$> 0.5$时,$PaCO_2 < 50$ mmHg。
5. 肺泡广泛病变:肺水肿,重症肺炎,ARDS,肺不张。
6. 循环衰竭:心力衰竭,休克。
7. 多脏器功能衰竭或严重营养不良伴呼吸困难。
8. 选择性机械通气:慢性呼吸衰竭合并感染,肺动脉高压,胸部手术等。

在适应证选择时应根据具体病情分析,掌握恰当的时机给予呼吸支持,不应将机械呼吸作为患者临终的治疗手段。此外,对那些可能在应用机械呼吸后发生严重气压伤的高危患者,或可能因机械通气而给原发疾病的治疗带来困难或严重不利影响的一些疾病,如气胸,肺大泡,皮下气肿,气道实质性异物未除等,机械通气应慎重,以防因此而不利于病情控制,对于已有或预测易发生严重气压伤者可选择高频通气。

## 二、人工气道的建立方法

1. 无创的方法可经鼻面罩或鼻塞与呼吸机连接。
2. 气管插管可经口或经鼻插管。经口插管操作相对容易,主要用于急救、短期气管插管及身体活动较少的早产儿。应急时可首先经口插管,待病情稳定,需长时间留置的患者可更换为经鼻插管或气管切开。缺点为不易耐受、口腔护理困难。

3. 经鼻插管具有气道损伤小、容易固定、不易脱落、患儿易耐受和留置时间长等优点。主要用于较长时间气管插管的患儿。缺点为操作较难,吸痰困难,可发生鼻出血和鼻窦炎等并发症。新生儿及婴幼儿多选用经鼻插管。

4. 当存在气管插管后仍有急性和慢性呼吸道阻塞,或需长时间(数月)机械通气的患者,年龄大于 6 个月的患儿可考虑气管切开。

5. 气管插管和气管切开的型号一般应使插管口径比声门略细,并使导管周围有少许漏气,防止声门下水肿的发生。多使用无气囊的气管插管。

### 三、呼吸机的选择和应用

现代多功能高档呼吸机上都配有新生儿及婴幼儿呼吸支持功能。也有专门为新生儿及婴幼儿设计的呼吸机可供选用。

根据病变的性质可选用 IPPV/IMV、SIMV、PSV、CPAP/PEEP、高频通气等通气方式。机械通气参数的设置主要根据肺顺应性的改变进行,应牢记年龄越小(特别是新生儿)发生气压伤的危险性越大,因此应尽可能应用最小的吸气压力。对新生儿来说,机械通气的目标应达到:$PaO_2$ 大于 50 mmHg,$PaCO_2$ 在 35~45 mmHg,pH 在 7.3~7.45。

(一) 儿科常频通气

通气频率(Rate):每分钟机械通气的次数,应接近正常呼吸频率。一般新生儿:30~40 次/min;婴儿及小儿:20~

30 次/min;年长儿:16～20 次/min。更改频率以 3～5 次/min 为一台阶。目前儿科中常频呼吸机主要有两类:定时、限压持续气流方式和电脑伺服控制方式,其中前者结构操作较简单,具备基本呼吸支持功能,即可做传统指令通气(CMV),亦可作间歇指令通气(IMV)和呼吸道持续正压(CPAP),适宜基层医院使用,后者则性能更稳定,并能满足一些特殊治疗要求。常频通气切换方式有同步和控制呼吸 2 种,同步呼吸由患者的呼气动作来启动呼吸机的呼吸周期,触发方式有气道压力、气道流量、胸壁阻抗和体表运动等方法。

其中小儿以流量触发方式较敏感,压力触发方式受小儿潮气量小,吸气力量不足和管道漏气等因素影响,灵敏度相对较低,不易触发。选择同步通气有助于减少矛盾呼吸,减少机械通气并发症,在儿科应用同步呼吸时,应考虑小儿呼吸频率,哭吵等干扰和呼吸力量较弱等因素,选择合适的触发方式。

通气模式应根据患儿的病情来选择。疾病危重期,病情多变,无自主呼吸或自主呼吸很弱的患儿可选择下列模式:间歇正压通气(IPPV),传统指令通气(CMV),容量控制通气(VCV),压力控制通气(CPV),同步/控制呼吸(A/C),同步触发通气(PTV),压力调节容量控制(PRVC)。这些模式的特点为通气频率和每分通气量能满足无自主呼吸患儿的通气需求,A/C,PTV 等可作同步呼吸,减少矛盾呼吸,适用于有一定自主呼吸强度,但呼吸频率不是很快,或与呼吸机存在矛盾呼吸的患者。使用时需设置压力,流量等同步信号的触发阈值。VCV 用于年龄较大的,患有肺炎、哮喘或有肺部原发疾病的患者,PCV/PRVC 用于一些易发生气压伤,或已有严重气肿的呼吸衰竭患者。这些患儿不宜承受过高气道压力(如新生儿、气压伤、肺大泡等)。PCV 使用时需注意监测潮气量和每分通气量,因为当吸气峰压一定时,潮气量随肺阻力和气道阻力变化而变化。此外,每分定量通气(MMV)是一种伺服型通气模式,使用时设定患儿目标通气量后,呼吸机会根据患儿的自主呼吸调整指令通气量,最终使患儿和呼吸机提供的通气量之和等于或近似等于目标通气量,相应模式有辅助支持通气(ASV)等。

对于病情不重,疾病恢复期和准备脱离呼吸机的患儿可采用的模式:间歇指令通气(IMV),同步间歇指令通气(SIMV),压力支持通气(PSV),自主呼吸(SPONT)等。在这些模式下,呼吸机仅提供部分指令通气或气道正压,患儿须具有一定的自主呼吸功能,能通过自主呼吸完成部分至全部肺通气量,呼吸力量较弱者亦可通过这些模式进行呼吸功能锻炼。这些模式对于呼吸节律不规整及病情尚未稳定者应慎用,在应用时应严密监护。在 IMV 或 SIMV 模式下,指令通气后的呼气相中,呼吸机提供一持续气流(SIMV 可为按需气流),供患者作自主呼吸用,SIMV 模式可作为同步呼吸。PSV 为一种单纯同步定压通气,在应用中须注意:该模式仅在有一定呼吸力量和规则的呼吸节律条件下才能发挥功能,因为自主呼吸较弱,呼吸暂停的患儿不能触发同步呼吸,结果呼吸机不能提供正压通气,从而导致患儿严重通气不足。

此外,常频通气中常用的一些辅助模式有:

呼气末正压(PEEP)及持续呼吸道正压(CPAP):作用为提高呼气相气道压,使肺功能残气量高于闭合气量,防止小气道关闭和肺不张,维持肺泡扩张,从而改善 V/Q 比值和肺内氧合,提高血氧分压。改善肺源性呼衰患者的顺应性,降低呼吸功。临床用于 ARDS,肺水肿,重症哮喘,气管支气管软化病和防止肺萎陷。过高的 PEEP 可使气道峰压增高或使潮气量降低,引起气压伤或通气不足。新生儿一般不主张使用高

PEEP($6\sim10$ cmH$_2$O),更改 PEEP 每次以 $1\sim2$ cmH$_2$O 为宜。PEEP 与 CPAP 的区别为前者是指令通气时的呼气末正压,后者则指在自主呼吸模式下的气道基础正压,PEEP 或 CPAP 的设定值一般为 $2\sim5$ cmH$_2$O,过高可引起胸内压升高,腔静脉回流下降,浮肿,右心负荷增加,肺动脉血流下降,血压波动等,高 PEEP 仅用于 ARDS 等严重低氧性呼衰,提高平均气道压改善肺泡萎陷性。低氧血症还可采用压力释放通气(APRV),反比通气(IRV)等模式。

呼气停顿(PAUSE):用于定容型机械呼吸(VCV 或 IMV)中,呼吸机在吸气末延迟打开呼气阀门,形成在呼气前短暂的"屏气",其时限一般为吸气时间的 $15\%\sim25\%$,其主要作用是增加肺泡气体交换时间,改善肺气体分布及防止肺萎陷,用于较严重的低氧血症,肺气体分布不均等患者。另外,还可用于观察肺顺应性等指标。使用 PAUSE 后可能会因吸气时间缩短和"屏气"而使吸气峰压(PIP)和平均气道压(MAP)升高,此方式在心力衰竭、休克或肺气压伤患者应慎用。

常频初始参数选择:初调参数因人、因病而异。各种疾病的初始参数有所差异,但尚无统一的标准去借鉴,参数设定是否适宜,应密切观察患儿皮肤颜色、胸廓起伏及血氧饱和度情况,动脉血气分析是评价参数是否适宜的金标准。

潮气量($V_T$):儿童:$6\sim8$ ml/kg,新生儿:$6\sim8$ ml/kg,早产儿:$8\sim10$ ml/kg,(定时限压型呼吸机可设为 $10\sim15$ ml/kg)。若设定参数为流率(flow)时,可按公式 $V_T=$ flow(L/s)$\times$吸气时间(秒)计算后设定。年长患儿或非肺部疾病的患儿宜选下限值。PCV 时,$V_T$ 取决于吸气压和呼气压之间的差值,差值越大,潮气量越大。合适的潮气量以患者胸廓随呼吸周期起伏为标志,以维持合适血气分析结果为适度。潮气量设置时应考虑呼吸机管道无效腔和小儿无气囊气管插管漏气引起的气量损失。

呼吸频率(RR)：常用范围为每分钟 20～40 次(BPM)。实际应用中常根据患儿相应的年龄的生理呼吸频率设置。原发疾病为肺部疾病或 $PaCO_2$ 过高时,通气频率可选得较高,中枢性呼衰则通气频率不宜过快。

呼吸比(I∶E)：在 CMV 模式中一般取(1∶1)～(1∶2),其中吸气时间(Ti)除新生儿外一般不宜短于 0.5～0.6 s,否则可影响肺泡充分扩张或使 PIP 较高。呼气时间(Te)一般不小于吸气时间。当存在小气道阻塞,或 Tc 增大时,Te 设置应足够长,否则会引起肺内气体潴留,内源性 PEEP 增高和肺气肿,结果使肺内残气增多和有效通气量下降。反比通气(IRV)为 Ti＞Te,可用于提高肺内氧合和血氧分压,临床仅用于治疗严重低氧血症,ARDS 等一些特殊低氧性呼衰。一般儿科病儿很少应用。

气道峰压(PIP)：肺过度膨胀的后果是容积伤,在婴、幼儿的机械通气中压力限制尤为重要。根据年龄和肺部疾病一般 PIP 设定在 15～25 $cmH_2O$ 范围(一般不超过 30 $cmH_2O$)。过高可引起气压伤,但压力控制应以保证患者的预定潮气量为前提。更改吸气压力应以 2 $cmH_2O$ 为一个台阶,既要使肺泡打开,又要减少大流速气流对肺的强烈冲击。

吸入氧浓度($FiO_2$)：长期吸入高浓度氧对肺有毒性作用,因此通气治疗目的 $FiO_2$ 应尽可能地低,一般情况下设定在 0.3～0.6,如肺内动静脉血分流量低于 10％,通过增加 $FiO_2$ 可显著提高 $PaO_2$,当分流大于 20％时,利用 $FiO_2$ 提高 $PaO_2$ 的效果很差。另一方面,吸入 60％～70％以上高浓度氧可对肺脏产生毒副作用和加重肺组织损害。一般给高浓度氧应尽可能减少使用时间。在 $FiO_2$ 为 0.6 时,持续使用时间应尽量不超过 24 h,$FiO_2$ 为 1.0 时不超过 6 h,如高 $FiO_2$ 使用时间较长,可考虑通过提高平均气道压(MAP)来降低 $FiO_2$。

PEEP 与 CLAP:非肺源性呼衰应用范围一般为 2～5 $cmH_2O$。肺源性呼衰在无肺动脉压力监护条件下,PEEP/CLAP 最高不宜超过 10 $cmH_2O$。合理设置 PEEP 应以达到以下条件为标准:能维持 $PaO_2 > 60$ mmHg 或 $SpO_2 > 90\%$,并降低 $FiO_2$ 至安全范围;无显著心功能下降。

同步触发灵敏度(SENS):婴幼儿选择流量触发较好。如选择压力触发,小儿的常用范围为以 PEEP 为基础,比 PEEP 低 1～3 $cmH_2O$,通气模式宜选定容模式,婴幼儿吸气力量弱,选择的负压应较小,可选择低 0.5～1 $cmH_2O$。选择时以患者能轻松地同步呼吸而又不误触发为适应。此外,儿科中少数同步呼吸还是可由腹部运动信号触发。

湿化温度:一般均采用水罐加温蒸发,使用时将气道近端温度维持在 32～36℃ 范围较适宜,温度过低可引起气道干燥,痰液结痂,影响气道湿化及排痰效果,温度过高可引起气道黏膜烫伤。

呼吸机的撤离:当患儿原发病好转,感染基本控制一般状况较好,血气分析正常时应逐渐降低呼吸机参数,锻炼和增强自主呼吸。一般先降低 $FiO_2$ 和 PIP,然后再降低呼吸频率,同时应观察胸廓起伏、检测 $SaO_2$ 及动脉血气结果。当 PIP $\leqslant$ 18 $cmH_2O$,PEEP 2～4 $cmH_2O$,频率 $\leqslant$ 10 次/分,$FiO_2 \leqslant 0.4$ 时,动脉血气结果正常,可考虑撤机。

(二)高频通气

高频通气是指通气频率为生理呼吸频率的 2～4 倍以上的人工气道。其每次供给的潮气量接近或小于解剖无效腔。高频通气的通气原理上不十分明确。高频通气的通气量主要取决于驱动压(震荡压),或用公式估算:通气量(VE)=频率

(f)×[潮气量($V_t$)],肺内氧合则与平均气道压有关。其次,通气频率,吸呼比,气管插管位置和口径等均可影响通气效率。由于高频通气具有远端气道压较低的特点,在通气治疗中不易发生气压伤,对心血管系统的影响较小,故对于低氧血症患者的平均气道压可以设置得较高。现临床主要用于常频通气效果不理想,低氧血症及伴有气压伤的患者。

高频通气可分为四类:

高频正压通气(HFPPV):其通气频率为 60～150 次/min(1～2.5 Hz)。

高频喷射通气(HFJV):其通气频率为 60～600 次/min(1～10 Hz),现已较少用。

高频气流阻断通气(HFFI):其通气频率为 300～1 200 次/min(5～20 Hz),现较少用。

高频振荡通气(HFOV):其通气频率为 600～3 600 次/min(10～60 Hz)。

高频通气(HFOV):可与常频通气配合应用或单独应用,较适宜新生儿和年幼患儿。其中以高频振荡通气效果较好。后者除通气频率较高外,呼气为主动过程,不易出现气陷,是目前应用最多的类型。

高频通气参数选择:

通气模式:可与常频通气合用以提高通气效果或单独应用。

通气频率:5～10 Hz,新生儿或婴幼儿气道短而细,肺容量较小,振荡频率一般设置在 15～20 Hz,年长儿则设置在 10 Hz 以下,高频通气 I/E 范围在(1∶1)～(1∶3)。

除 I/E>1 外,均需设置 PEEP 至 5～20 cmH$_2$O,以获得良好的振荡效果。单纯采用高频通气模式时,PEEP 越高,则该值越接近于平均气道压。PEEP 设置在 ARDS、严重低氧血症可设至 20 $cmH_2O$ 或更高。

振荡压设置范围一般为 $10\sim40\ cmH_2O$。该压力是维持肺通气的主要参数,振荡压有正负两个时相,运作时实际产生的气道压差为设定值的 2 倍,对于肺顺应性较差,二氧化碳潴留者,振荡压要求设置较高。在实际治疗中振荡压应根据血动脉二氧化碳分压水平进行调整。

常频部分、吸入氧浓度及湿化温度等按常频通气参数设定。

### (三) 液体通气

液体通气是指在机械通气治疗期间,将一种特殊液体(全氟碳,PFCs)灌入下呼吸道的一种呼吸支持治疗。PFCs 具有生物相容性均好,氧和二氧化碳溶解度高,密度(1.95 g/ml)高于水等特点,在治疗中除能给予通气支持外,进出肺泡的液体在肺泡表面形成液液界面,消除了肺泡内内气液界面形成的表面张力,因而能更有效地维持肺泡张力,防止肺泡反复开闭,起到改善 V/Q 比值和防止肺损伤作用。此外 PFCs 的液体特性还能帮助清除肺泡内炎症渗出物、气道分泌物,以及小颗粒异物(如胎粪)等。液体通气目前被作为经保守治疗和常规人工呼吸机支持无效的严重低氧性呼衰和 ARDS、先天性膈疝术后等肺萎陷性低氧性呼衰患者的治疗。

### (四) 表面活性物质替代治疗

新生儿呼吸窘迫综合征的主要原因是肺表面活性物质缺乏,导致肺泡表面张力增高和肺萎陷。因此,很早以前就开展了表面活性物质替代疗法。但由于对表面活性物质的组成和性质了解不多,临床疗效不理想,近年来,美国 FDA 批准了两种表面活性物质,其性能明显提高。一种是从动物(牛)肺脏提取的 survanta 和完全人工合成的 exsurf。随机临床试验并未发现哪一种制剂更优。表面活性物质替代疗法的适应证按治疗的目的分为两种：一种是预防性治疗，另一种是治疗性应用。治疗方法主要是经气管插管直接注入气管内，对该治疗方法疗效存在争议，大多数的研究证实表面活性物质替代治疗能降低呼吸窘迫综合征患儿的严重程度，减轻肺间质水肿和上皮坏死的程度，改善肺功能等。也有研究报道该疗法无效，或一过性有效。目前倾向是对因呼吸窘迫进行机械通气治疗的患儿，可常规应用表面活性物质替代疗法。

## 四、呼吸机报警参数的设定

压力报警参数的设定：压力限制（Pressure control）一般应小于 25 cmH$_2$O，由于压力超过压力限制，形成压力平台，多余气体漏出，但不从吸气向呼气转换。压力报警线（upper pressure limit）当压力超过设定参数时，立刻吸气向呼气转换。定压型呼吸机：PIP±3～5 cmH$_2$O 或 PEEP＋1～2 cmH$_2$O；定容性呼吸机：PIP±10 cmH$_2$O。第二道安全防线是安全减压阀（POP－OFF）的设定，一般可定在 80～100 cmH$_2$O，当压力超过时，多余的气体漏出，但不会从吸气向呼气转换。对于低潮气量，低/高分钟通气量，低/高呼吸频率报警的设定来说没有预定的水平，当设置报警值来表明患者情况的变化时，操作者必须运用他们的判断。报警不能设置得太敏感以至于他们被连续触发，也不能不敏感而导致病情有变化而没被及时发现。低呼气潮气量的报警设定：应低于设置潮气量的 10%～15%，低分钟通气量的报警设定：低于平均分钟通气量的 10%～15%，氧浓度的报警设定：低于或高于设置氧浓度的 5%～10%。窒息报警（APNEA）用来监控强制性和或自主呼吸。呼吸机停机或患者无呼吸时报警，窒息报警多设定大于 15 s；在许多情形下，窒息报警设置，患者不会漏掉 2 次连续的机械通气，当窒息发生时，窒息设置为患者提供了完全的通气支持。

### 五、机械呼吸的管理

上机后数小时内应对通气效果进行初步观察和判断,并作相应的通气参数调整。血气分析一般于机械呼吸半小时后进行,观察肺通气和氧合情况等指标。胸部 X 线摄片用于观察气管插管位置、肺部病变,两肺膨胀情况和有无气压伤。如病儿上机后安静入睡,面色转红,无明显呼吸窘迫,胸廓运动良好,两肺呼吸音对称,提示通气效果良好。反之则应结合有关检查查找和解决有关原因。

通气参数调整:上机后血气中 $PaCO_2$ 仍较高时,可增加指令每分通气量,如增加 $V_T$、RR、PIP;并注意镇静和减少矛盾呼吸。高频通气者则予提高振荡频和振荡压,或同时给予常频通气。如 $PaCO_2$ 低于正常范围则应降低通气量。当 $PaO_2$ 较低时,可提供平均气道压(MAP),如提高 PIP,PEEP 和呼吸比等,或通过提高患者的 $FiO_2$,直至 $PaO_2$ 维持在 60 mmHg 以上。在调整通气参数的同时应注意排除气道不畅,气管插管脱落,通气管大量漏气,肺不张,气胸等因素。

除原发疾病因素外,应用机械通气后的通气治疗效果很大程度上取决于机械通气患者的呼吸管理和监护的质量,这对于儿科患者显得更为重要。由于监护室中危重病患儿在机械通气中出现意外病情变化时,病儿不能主动提供有关病情变化的线索,因此要求医护人员经常主动观察,及时发现和解决问题。

儿科中机械呼吸管理主要有以下几个方面。

气道管理:基本同气管插管护理。定时给予人工排痰,排除痰栓及气道分泌物,同时了解气道通畅,气道内湿化及气道分泌物情况。操作时注意吸痰技巧,动作不宜过猛。吸痰管选择直径为 1/2 气管插管口径大小,防止在吸痰时堵塞气道。吸痰时吸引负压设置范围为 $-20 \sim -50$ cmH$_2$O,负压过小黏稠痰液或痰栓不易被吸出,而吸引负压太大,会引起气道损伤和出血。痰液较黏稠不畅时可给予定时翻身改变体位,以及拍背吸痰等措施排痰,亦可加用化痰药促进排痰。吸出痰液应定期做细菌培养以检测呼吸道感染情况。护理中还需经常检查两肺呼吸音强度及两侧是否对称:伴肺不张或痰液较多者在护理中给予经常左右翻身,并定时摄片观察随访,了解病情发展情况。

确保气管插管位置及固定处于最佳状态:年幼患儿主动配合能力较差,机械通气中可出现躁动,自行拔管等情况,导致气管插管位置移动或脱离。对于这部分病儿应注意镇静和束缚肢体,并经常观察插管位置和固定情况。如发生气管插管松动应立即重新固定,出现病儿喉部发声或导管脱出者,应立即重新进行气管插管。机械通气时间较长应定期更换气管导管或改行气管切开。

经常检查呼吸机工作状态,如气道压力表,报警指示,湿化瓶及水罐液量,通气管路,供氧压力等是否正常。如有异常应立即寻找和排除故障或更换呼吸机。更换呼吸机时,应在安装、准备及试机无误后与患者连接。

定时做好各种有关记录,包括病情变化,血气分析,监护记录及呼吸机工作参数等。

病情观察和护理:机械呼吸期间应做好各种危重护理,如定时更换体位,饮食管理,保持环境安静和清洁:保持患儿安静,无烦躁及发绀,自主呼吸与呼吸机工作"合拍",生命体征和经皮氧饱和度指示稳定。机械呼吸病儿还需定期检测血气分析,胸部 X 线片,和心脑肾等重要脏器功能。为保持患儿安静,避免躁动,降低氧耗,临床可根据实际情况加用镇静剂

（安定,泮库溴铵、吗啡等）以配合机械呼吸的正常进行。

机械呼吸中常会出现一些异常情况,在临床应用中应注意寻找原因及时排除,保证病儿处于良好的肺通气换气状态。

（张中琳　彭　沪）

# 第二节　通气支持的特殊技术

本节要点:

气道压力释放性通气（APRV）的优点、缺点。

神经调节辅助通气技术（NAVA）的优点。

体外膜肺氧合（ECMO）的适应证及优点。

单肺通气适应证。

机械通气的最终目的是生命支持并且无害。当标准程序失败时,一些研究人员就试图找到替代的方法以达到此目的。这些技术中有部分具有替代标准程序的作用并已在临床实践中有立足之地,如 APRV、ECMO,NAVA 等;其余的由于各种原因而没成功并因此在临床实践中不被接受,这些技术包括高频震荡通气、肺液态通气,低频率正压通气,血管内氧合,吸入一氧化碳和气管内吹气在此都有描述。

因此我们针对四种新技术进行讨论,这些技术在重症监护的临床实践中得到越来越多的重视:包括气道压力释放性通气,神经调节辅助通气技术（NAVA）,体外膜肺氧合（ECMO）,单肺通气。

## 一、气道压力释放性通气

气道压力释放性通气（Airway Pressure-release Ventilation,APRV）是在 CPAP 气路的基础上以一定的频率释放压力,压力释放水平和时间长短可调。在压力释放期间,肺部将被动地排气,相当于呼气,这样可以排出更多的 $CO_2$。当短暂的压力释放结束后,气道压力又恢复到原有 CPAP 水平,这相当于吸气过程。因此,APRV 较 CPAP 增加了肺泡通气,而与 CMV+PEEP 相比,APRV 显著降低了气道峰压。APRV 的工作机制也可以解释为通过周期性的 PEEP 释放保证有效的肺泡通气。当压力释放活瓣开放时,气体由此流出,气道内 PEEP 水平降低,呼出气量增加,$CO_2$ 排出增多,功能残气量减少,形成一次大呼气。PEEP 的释放频率由定时器控制,该定时器还能控制压力释放的时间和程度。压力释放活瓣关闭时,自主呼吸在高 PEEP 水平上进行。APRV 的缺点在于当患者自主呼吸较快时,压力释放的频率必须不断调整以避免高 PEEP 活瓣释放和与自主呼吸不同步。APRV 提供中等强度的压力($P_{high}$,15~30 $cmH_2O$),这可以作为基准压力线。$P_{high}$ 中偶尔会出现短期的低压($P_{low}$,0~15 $cmH_2O$)。当没有自主呼吸时,高压和低压水平都是时间触发和维持的。

(一)优点

1987 年美国 John B. Downs 教授介绍了 APRV,其设计出发点是为了增加肺泡通气,改善机体氧合并尽可能降低平均气道压。APRV 的优点在于产生更低的峰值压力更好的氧合度,更少的循环干扰,更好的气体交换。与 VC-CMV 相比,APRV 要求低每分钟通气量,由此可以降低生理性无效腔。与压力支持通气相比,APRV 提供了一种更好的通气灌注匹配。APRV 改善气体交换,可以降低 ALI 患者的 PIP。与压力控制通气相比,APRV 可以降低峰值和平均气道压,增加心脏指数,降低中心静脉压,增加尿量,提高氧交换,以及降低镇静和肌松的要求。当有自主呼吸时,APRV 也可以改善肾灌注和肾功能。

由于 APRV 可以降低 ALI/ARDS 患者的气道压力,因此也可以认为其能够降低呼吸机相关肺损伤的发生(最大肺泡压应该保持在 30 cmH$_2$O 以下)。与接受持续正压通气的患者相比,APRV 患者对镇静和肌松的要求更低。所以APRV 似乎可以降低焦虑和疼痛,让患者更舒适。

许多 APRV 的优点都在于其对自主通气的保护作用。如自主呼吸有利于保持胸腔内压及循环并改善心功能。此外,有自主呼吸的患者对镇静的要求也低。一般来说,空气扩散到通气区域可以达到最低灌注。对于无自主呼吸患者的正压通气来说,为了达到最大通气量,由腹式呼吸改为胸式呼吸。同时固定区域可以得到最大灌注。保持自主通气能够改善通气灌注比值,同时提高肺泡血流分布。

(二) 缺点

因为 APRV 是以通气的压力-目标模式,流量依赖于 C$_L$,Raw,以及患者的自主努力。患者的流量和气体交换需要严密监测。APRV 不是完全支持 CO$_2$ 消除;其主要依靠自主呼吸。如果 Raw 持续增加(长期维持)比如 COPD 患者,消除CO$_2$ 将会变得更困难,因为释放时间太短而导致的肺通气量不足。

另一个问题,不是所有的呼吸机都具有 APRV 模式可以允许患者在 P$_{high}$ 到 P$_{low}$ 和 P$_{low}$ 到 P$_{high}$ 情况下呼吸。一些患者的不适和呼吸运动的增加也可能由这种改变所导致。在一些病例中,由于呼吸治疗师对于这种模式的经验不足限制其作用的发挥。所以,足够的训练时间,服务支持和制造商对机器的及时更新很重要。此外,由于这种治疗模式的临床研究数据有限导致其相关的循证医学研究不足。

## 二、神经调节辅助通气技术(NAVA)

1998 年由 Christer Sinderby 教授发明的神经调节辅助通

气(Neurally adjusted ventilatory assist,NAVA)是一种由膈肌电活动(electrical activity of the diaphragm,EAdi)触发的全新的机械通气模式(MAQUET公司)。基本理论是：膈肌肌力下降或呼吸负荷增加的情况下,膈肌电活动必须相应增加以维持一定潮气量。NAVA压力支持水平＝NAVA水平×(Edi peak－Edi min)＋PEEP。主要材料Edi导管内腔可供胃管使用(12Fr和16Fr规格的导管);10个电极探测Edi和食管ECG;Edi导管表面覆有润滑层,使用时用水润滑即可;含有钡线以供X线检查;一次性使用(正常可供5 d NAVA使用);可供灌食流质。无论是在动物还是健康的志愿者、成年的重症患者中,NAVA均被证实具有很好的安全性,且能改善患者机械通气的同步性。在重症呼吸困难的患者中,机械通气是一种普通和常见的支持手段,但机械通气的同步性是目前的一个共性难题。在美国,NAVA是设计用于改善这一共性难题的一种新的呼吸机模式,该模式在提高人机协调性,改善机械通气时的呼吸力学效应上具有明显的优势,是解决目前传统机械通气模式所存在不足的一个新的研究方向。

（一）优点

1. 人机协调性良好　NAVA是一种通过连续监测食道膈肌电位活动,由神经系统驱动局部通气支持的新模式,呼吸支持是根据信号的时间进程、强度按比例输送。其能够解决人机不同步的问题,如无效触发、呼气的不同步等。影响通气的因素具有多样性和复杂性,如呼吸系统的负载容量关系、迷走神经传送至大脑及中枢模式发生器的能力,甚至在危重患者的机械通气中及撤机过程中尝试恢复自主呼吸的情况下均存在。Bertrand等对13例急性呼吸衰竭患者随机使用NAVA与PSV两种模式的通气效果进行比较。在使用

30 min 无创呼吸机的情况下,NAVA 模式中出现不同步的情况明显比 PSV 模式少($P<0.05$),并且在 NAVA 模式组中出现严重异常的情况明显减少($P<0.05$),无效、延迟触发现象也明显减少($P<0.05$)。提示在急性呼吸衰竭患者无创机械通气的情况下使用 NAVA 能够减少人机不同步的出现,改善气体的交换。

2. **辅助通气效应优势明显**　Spahija 等在 12 名 AECOPD(慢性阻塞性肺病急性加重)患者进行研究,评估 PSV 与 NAVA 的水平,PSV 给予最低能耐受的压力支持($7 \text{ cmH}_2\text{O}$),NAVA 也设置至能产生与 PSV 相同的平均压力。在最低的设置中,两者之间并没有显著性差异,但在最高的设置时,PSV 出现较高潮气量,较低的通气效能,不同步指示的出现率为($23\pm12$)%,而在 NAVA 中仅为($7\pm2$)%($P<0.05$);并且指出在 PSV 中呼吸不同步导致空气滞留。Colombo 等于 2008 年报道,对 NAVA 与 PSV 这两种模式在危重患者的辅助通气应用进行了研究。NAVA 与 PSV 均能产生 $6\sim8 \text{ ml/kg}$ 的潮气量,在最初和最低的设置中,两者在氧气的交换、通气模式、呼吸驱动方面并不存在明显区别,但是在 PSV 的最高设置时发现潮气量明显增加,通气应答效能、横膈肌电图信号显著减少,空气滞留,循环不同步。PSV 模式中的 6 名患者有 5 名出现不同步指示(占 83.33%),而 NAVA 模式的患者中并未出现不同步指示。研究结果显示,与 PSV 相比,NAVA 在高设置中可达到呼吸同步,避免过度通气。

(二)展望

NAVA 作为一种新型的机械通气模式,具有鲜明的特点,可提高人机协调性,改善传统呼吸机模式在呼吸力学上的不足,避免呼吸肌疲劳及人机对抗;且能够缩短机械通气及住院时间,使呼吸机相关肺炎的发生率降低。但是在临床的运用中也存在一些问题:如电极导管的准确安置,NAVA 水平的具体设置要求,镇静药物的使用是否影响 EAdi 信号等,值得临床工作者进一步研究探索,积累宝贵的经验,使 NAVA 更好地应用于临床。

### 三、体外膜肺氧合(ECMO)

#### (一) ARDS 中的适应证

ECMO 作为一种特殊呼吸支持技术,在严重呼吸衰竭治疗中的地位正随着各中心应用经验的增加和基于临床医师在应用中的意见而做出的技术改进的发展而持续上升。传统上,VV - ECMO 被作为一个呼吸衰竭的支持工具而 VA - ECMO 是一个心脏支持的工具。当严重的低氧血症导致了急性肺源性心脏病时,呼吸衰竭的患者将需要进行 VA - ECMO 支持。从 2009 年 H1N1 禽流感的大流行开始,ECMO 在严重呼吸衰竭治疗中的应用日益增加,已经成为 ARDS 治疗的博弈改变者。ECMO 适用于自身肺功能恢复前的急性呼吸衰竭患者的肺功能支持或作为慢性呼吸衰竭肺移植前的过渡。记录 ECMO 应用的体外生命支持组织(ELSO)从 1985—2015 年已经记录了近 9 000 例因呼吸功能障碍而应用 ECMO 的成人患者。

ECMO 行呼吸支持的传统指征包括:ARDS/严重通气/换气功能障碍:在吸纯氧条件下,氧合指数($PaO_2/FiO_2$)$<$ 100 mmHg;肺泡动脉氧分压差$[P(A-a)O_2]$$>$600 mmHg;pH$<$7.2;年龄$<$65 岁;传统机械通气时间$<$7 d;严重气压伤;移植患者。根据体外生命支持组织指南的建议,在预期死亡率高于 50%(吸入氧浓度高于 90%的情况下氧合指数低于 150 及 Murray 评分在 2~3 之间)时,应考虑启动 ECMO。

ECMO 适用于预期死亡率高于 80%（吸入氧浓度高于 90% 的情况下氧合指数小于 100 mmhg 及 Murray3～4 之间，无论合适的治疗持续时间是否大于等于 6 h）。

ECMO 在 ARDS 患者中应用的禁忌证通常具有中心特异性，但通常由解剖因素（严重肥胖、困难置管）和临床因素（机械通气大于 7 d，凝血功能障碍或存在抗凝禁忌证，免疫抑制、恶性肿瘤化疗、干细胞移植、肺纤维化和并发症或神经损伤导致的预后不良）。最终由患者应用传统机械通气以保证气体交换及降低肺损伤的获益是否大于体外生命支持的风险来做出启动 ECMO 的决定。

（二）优点

ECMO 应用于 ARDS 以纠正低氧和呼吸性酸中毒以及避免 VILI。来自意大利和澳大利亚的数据表明，应用 ECMO 支持的由 H1N1 流感所致的 ARDS 患者生存率分别为 68% 和 71%。Webb 和 Tierney 描述了呼吸机相关肺损伤（VILI），即由呼吸机导致的肺部炎症反应和损伤。ARDS 治疗中至关重要的一点是尽可能减少持续性的肺损伤。经典的 ARDSnet 研究制定了目前的金标准：通过减少容积伤来减少 VILI 当应用 ECMO 时，ECMO 本身并不是细胞因子水平得到改善的原因，实际上，启动 ECMO 即可启动炎症反应的发生。ECMO 为能够降低 VILI 发生的低通气和低驱动压机械通气策略的实施提供了机会。吸入氧浓度的降低是 ECMO 的另一个获益机制。ECMO 支持的基本前提是其在 ARDS 背景下为肺脏提供了一个休息的机会。总的来说，ECMO 是减少可加重 ARDS 的 VILI 的手段。"肺应力"是一个新型的 ARDS 机械通气概念。以驱动压形式测量的肺应力（平台压减呼气末正压）的增加被认为与 ARDS 的不良结局相关。15 cm 水柱或更高的驱动压与不良结局相关并可作为一个寻找适用 ECMO 患者的标准。将 ECMO 作为避免 VILI 和让肺得到休息的手段进行启动的时机仍不明了。早期的呼吸机相关性损伤可在 ARDS 发生前即被识别,但通过减少早期系统因子释放以避免失控的炎症反应的策略并不能明确为 7 d 后即应启动 ECMO。早期 ECMO 的支持者们相信 MOF 的发生及其严重程度可被早期启动 ECMO 所改善。但是,目前没有随机、前瞻的人类研究对启动时机进行对比。一个观察性研究表明早期启动 ECMO 可降低死亡的发生,但带来了住院时间的延长。一个在由烟熏制造的 ARDS 小羊模型中进行的研究没有显示出早期启动 ECMO 的益处。众所周知,器官衰竭可通过 ECMO 恢复,但是早期 ECMO 是否能够避免 MOF 仍不确定。但明确的是 ECMO 前的长期机械通气确实可带来不良后果。Pranikoff 和同事们进行的一项回顾性研究结果显示死亡率同 ECMO 启动前的呼吸衰竭持续时间相关。CESAR 研究揭示了识别和(将患者)转运至具有 ECMO 能力的中心共同改善了 ARDS 患者的结局。因拥有丰富治疗经验和 ECMO 能力的中心可改善 ARDS 患者的结局,这种获益似乎超过了单纯启动 ECMO。

### 四、单肺通气

(一) 适应证

1. 防止病侧肺的分泌物或血液流入健侧肺:支气管扩张、肺脓肿、脓胸、支气管胸膜瘘、肺囊肿合并感染、肺结核(痰中结核菌阳性者)、肺包虫囊肿、支气管肺癌、大咯血。

2. 控制通气分布:支气管胸膜瘘、支气管胸膜皮肤瘘、单侧肺大泡或巨大肺囊肿、支气管、隆突部及其邻近的气管下段切除。

(二) 单肺通气方法

有三种:双腔管、支气管堵塞、单腔支气管插管。

（三）生理影响

单肺通气对生理最大影响是导致血氧分压（$PaO_2$）下降，低氧血症发生率约为 10%，其原因如下。

1. 通气障碍或供氧不足（低氧浓度），多为导管位置不正确，在使用双腔管时较常见，系插管过深或术中移位造成肺叶支气管堵塞，从而导致低氧血症。

2. 肺通气量、潮气量（$V_T$）大于 14 ml/kg 可使肺泡平均压升高，继之肺血管受压使肺血流返至萎陷肺；$V_T$ 小于 8 ml/kg 则可使气道闭合和肺内分流增加，潮气量不足可影响氧合。

3. 非肺部手术（如食道或胸主动脉瘤等）低氧血症发生率高于肺部手术；右肺血液多于左肺约 10%，故右肺手术低氧血症多于左肺。

4. 肺内分流增加，影响肺内分流的因素有：缺氧性肺血管收缩（HPV）、重力（侧卧位上肺血流可减少约 10%）、肺萎陷程度、两侧胸腔内压力差。前三种因素使血流从萎陷肺返至健肺，这种再分布还受两侧胸腔内压影响，应防止通气肺内压过高。

（江波杰）

# 第三节　WEINMANN 无创呼吸机特殊支持技术

## 一、气体陷闭控制技术（ATC）

因呼吸机过早转换到吸气过程所导致的不完全排气，气体陷闭和动态过度充气是呼气气流限制的主要并发症。在通气过程中，如果呼吸机的设置没有与患者当前需求精确的协调,气体陷闭的现象可能会被激发并恶化(可能只在某些阶段发生)。

在转换到吸气过程的时候,患者气流不为零;呼气过程不完整并存在气体陷闭的风险。在慢性阻塞性肺病的 BiLevel 水平的通气过程中,定时(T 模式)或自发/定时(S/T 模式)的设定中,气体陷闭控制技术(ATC)可以监控在呼气过程中是否有潜在的过度充气。

根据对气流曲线的分析,通过气体陷闭控制技术(ATC)的控制,使呼吸机转换到吸气压力的时间延迟。作为呼气曲线监控的一部分,在预设的呼气结束时间点检查是否存在残留气体流速。如果在呼气过程中存在气体陷闭的同时检测到内在呼气末期正压(iPEEP)的存在,将会调整强制的(T 模式)呼气时间或最大允许的呼气时间(ST 模式),以保证完整的呼气并对抗动态过度充气。必要的时候,提供额外的呼气时间以避免肺的过度充气并降低功能性残气量以增加吸气容积。

在气体陷闭控制技术(ATC)的影响下,获得了期望的呼气末期肺容积降低,以及内在呼气末期正压(PEEPi)的降低。因为呼气位置降低获得了总肺容量的足够差值,肺顺应性增加。在相同的通气压力条件下,潮气量增加。

当前呼吸频率可以通过优化延长呼吸周期时间获得降低。当潮气量增加时,降低的呼吸频率仍然可以对每分钟呼吸量产生积极效果。通过临时降低呼吸频率,也可以显著改善二氧化碳的消除。特别是从长远的目标来看,可以通过降低静息呼吸水平和增加吸气储备来获得良好同期的效果。

**呼气时间延长的限制条件**
- 预设的吸气时间($T_E$)最多延长 50%。

- $T_E$ 可以延长的最长时间为 0.8 s。
- 在最低的呼吸频率下，$T_E$ 的最长时间为 8 s。
- 在应用气体陷闭控制技术控制的情况下，最低的允许的呼吸频率为 $f_{min} = 6/min$。

## 二、触发窗锁定技术

我们发现呼气的某些阶段会出现波动，可能错误的触发呼吸机的算法。在呼气曲线中与波动同时出现的尖峰可以认为是呼吸机正在进行辅助吸气。

在自发（S 模式）或自发/定时（ST 模式）的条件下，呼吸机通过预设的灵敏度值过早的转换到吸气阶段对上述情况进行响应，很容易出现人机不同步，同时会出现人机对抗。一般选择低灵敏度的触发水平以避免上述问题。但是，低灵敏度会增加了患者的呼吸功。

触发窗锁定技术提供了一个解决方案。在触发锁定被激活后，转换到吸气阶段的触发自呼气开始的时候按照预设值临时锁定一段时间。在预设时间结束的时候，呼吸机才被允许对触发进行响应并转换到吸气阶段，在锁定期内，上述波动降低或完全消失，触发灵敏度可以在触发锁定被激活的情况下提高而不会导致错误触发的发生。

与传统的辅助通气方式相比，通过应用更加灵敏的灵敏度设置，可以在呼吸周期最开始的阶段启动，从而降低呼吸功。在锁定期的呼气开始阶段，呼吸机忽略了患者产生的可能被误读为吸气开始的信号。通过设定合适的触发锁定期，防止呼吸机过早的转换到吸气阶段。

呼吸机上触发锁定期的设置。显示了锁定期和同步呼吸计时，触发锁定的设置与允许的最大的呼气时间相关，通过预设的储备呼吸频率和 I∶E 比值获得。

**触发窗锁定技术的优势**

· 降低错误触发的风险。

· 可以设置更加灵敏的触发水平；对触发水平的正确选择可以降低呼吸功。

· 改善患者和呼吸机之间的同步状态，从而稳定通气状态。

### 三、压力坡度下降

肺气肿时，过度呼气和快速地从高吸气压转换到呼气压力（PEEP）可能导致或促使气道局部塌陷和气流限制。因疾病引起的气道改变被留给呼吸机处理并属于不利的机械条件。

对于自主呼吸，例如，Deutsche Atemwegsliga（德国呼吸学和肺病学协会）推荐应用呼气缩窄来增加支气管内压力。压力增加转变了支气管壁上的力的平衡，使得支气管壁向变宽的方向发展；在理想状态下，保持气道处于正常的开放状态或者延长开放时间。通过延长呼气压力斜坡也可以获得相同的延长效果。

呼气阶段早期塌陷的风险特别高。呼气斜坡与缩唇呼吸作用类似，是一项十分有效的干预措施，在呼气开始的时候，呼气塌陷可以通过升高支气管内压力来干预，同时需要仔细的监控呼气峰值气流的降低。呼气气流平均值仍然较高；呼气体积可以更加容易地排出，同时呼吸位置可以降低。

慢性阻塞性肺病和肺气肿的特点是常见呼气过程中周期性气道塌陷造成对呼吸机制的限制。原因是气道阻塞和肺实质结构完整性的丧失。

上述呼吸机制在病理生理学上的特点所造成的影响远高于对患者自主呼吸的影响。通过机械呼吸机获得充分通气在慢性阻塞性肺病的应用中也比需要同类治疗的其他疾病更加困难。

在存在上述特殊异常的情况下降低呼吸功也变得更具挑战性。但是在存在过度充气和过大呼吸功的情况下,机械通气是慢性阻塞性肺病治疗方案的重要元素。可以通过增加不同的特殊功能来扩展和优化通气治疗。

通过气体陷闭控制技术,例如,自发/定时(ST 模式)或定时(T 模式)条件下,BiLevel 通气可以更加有效地适用于动态过度充气和在静息呼气水平中呼吸上漂移导致的并发的功能刚性化的情况。监测呼气气流曲线,过度充气的情况会得到改善。

通过触发窗锁定功能的帮助,自发(S 模式)或自发/定时(ST 模式)条件下 BiLevel 通气可以对伴随信号波动的呼气气流曲线过程进行更好的调节。当触发功能在呼气开始时暂时被禁用后,在呼气阶段转换到下一吸气阶段应用高灵敏度变得可行。

当呼吸功可以更加有效的被呼吸机承担的情况下,通气时处于平稳状态,同时患者和呼吸机之间的同步获得改善。

可以通过合适的呼气压力斜坡实现在某些特别严重的情况下呼气开始阶段应用临时的呼吸夹板。作用在物理上与自主呼吸的患者采用缩唇呼吸方法的效果相当。采用该种方法,可以对动态过度充气和呼气气流限制的"根源"进行干预。

上述功能可以在机械通气中的过程中额外使用。在慢性阻塞性肺病中应综合考虑单独或联合应用上述功能。在最后阶段,如果全面采用传统通气方法后,通气和氧合仍然不充分,应尝试上述功能。

# 第九章

视 频 演 示

密闭式吸痰管使用参考视频

气管插管拔管术操作参考视频

高流量鼻塞导管使用操作参考视频

PB840 呼吸机上机操作参考视频

无创呼吸机上机操作参考视频

气囊压力测定操作参考视频

# 后　记

　　机械通气的理论和实践在我国经历了较长的时间。老一辈专家学者们为此付出了大量的努力。然而,不同于其他的专科与技术,以机械通气为主的呼吸治疗专业没有在我国得到适当的确认和标准化。与机械通气相关的培训和认证也一直没有得到标准化,与此同时,工作质量也难以考评。学习和借鉴的方法也许是比较快速见效的一种途径,本书借鉴了不少国际比较成熟的基础培训教材,着眼于基本知识与技能的培训。与此同时,也把近年来临床研究的循证依据和国际及国内专业学会的相关指南意见融入其中。希望达到以基础培训为主要目的,同时也对以往存在争议的问题给出有依据的解答,可以对不断推广普及、同时也与时俱进的为机械通气治疗提供更好的帮助。

　　《新机械通气手册》包含了视频教学,在编辑过程中得到了国内很多专家的关心与支持,他们在百忙中抽时间为本书撰稿。王启星、景欣、朱正方、秦欣、孔蓉蓉、郑嘉瑶呼吸治疗师,他们在本书的编辑工作中付出了大量的辛勤劳动和宝贵的时间。感谢他们,也感谢所有参加撰稿的专家。

　　近年来,国产的呼吸机与其他呼吸治疗器材已经开始进入到临床应用。这是一个巨大的进步,是值得庆祝的里程碑。

　　机械通气临床实践与科学研究在国际上不断得到理论上

的更新和器材的完善。我们国内的临床实践与各种研究也得到持续的普及与提高,同时也有更多的专业人士关注并投入到其中。我们相信能够最终为患者提供更科学和更有效的临床治疗。

张翔宇

2019 年 4 月